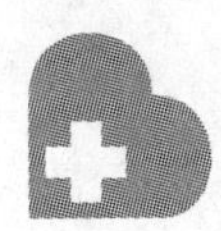

国家卫生职业教育创新教材
供护理、助产等专业使用

儿科护理学

REKE HULIXUE

主编　孙玉凤

郑州大学出版社
郑　州

图书在版编目(CIP)数据

儿科护理学/孙玉凤主编. —郑州:郑州大学出版社,2014.1(2020.1 重印)
国家卫生职业教育创新教材
ISBN 978-7-5645-1456-3

Ⅰ.①儿… Ⅱ.①孙… Ⅲ.①儿科学-护理学-中等专业学校-教材 Ⅳ.①R473.72

中国版本图书馆 CIP 数据核字 (2013)第 114963 号

郑州大学出版社出版发行
郑州市大学路 40 号　　邮政编码:450052
出版人:孙保营　　发行电话:0371-66966070
全国新华书店经销
郑州市诚丰印刷有限公司印制
开本:787 mm×1 092 mm　1/16
印张:20.25
字数:506 千字
版次:2014 年 1 月第 1 版　　印次:2020 年 1 月第 4 次印刷

书号:ISBN 978-7-5645-1456-3　　定价:37.00 元

国家卫生职业教育创新教材

编审委员会

作者名单

主　编　孙玉凤

副主编　黄　梅　刘素萍

编　者　（以姓氏笔画为序）

卜　枫　王　莉　刘素萍

孙玉凤　李　兰　邢志芳

庞　攀　黄　梅

前　言

为了适应卫生职业教育的发展，体现以服务为宗旨、以岗位需求为导向的职业教育办学方针，结合中等职业学校人才培养模式改革的要求，我们对护理岗位(群)进行工作任务与职业能力做了调查分析，与行业专家共同编写了《儿科护理学》。

本教材编写是以三年制中专护理专业教学计划及《儿科护理学》教学大纲为依据，坚持以就业为导向、以能力为本位的指导思想，结合中职学生的特点，紧密围绕现代护理岗位(群)人才培养目标，根据思想性、科学性、先进性、启发性和适用性相结合的原则，按照护理专业的特点将原有的课程进行有机重组。从教学实施和适应临床护理的角度考虑教材结构、栏目的设计，改变传统的以课堂为中心、以讲授为主线的教学模式，引导理论与实践一体化教学的实施，突出“做中学，做中教”。

本教材考虑到学科特点，贯彻少而精的原则，重实用、重实践、突出重点，以培养适应市场需要的技能型高素质的儿科护理人才为目的，以学生为中心，注重学生思维能力和实践技能的训练。教学任务以个案情景导入课程内容，按护理程序展开描述，通过链接形式插入相关专业知识，建构并拓展学生学习思路，以求得理论与临床相结合，培养学生的临床护理观察、分析和解决问题的能力。

本教材坚持“学历文凭”与“职业资格证书”并重，兼顾护士职业资格考试的要求。每项工作任务分为疾病的认知和护理实践能力知识两部分，适于护理资格证考试的需求和对知识的划分。并逐渐形成了专业课程内容与职业标准对接、教学过程与生产过程对接、学历证书与职业资格证书对接、职业教育与终身学习对接的职业教育教学改革新思路。

本教材分3个模块、14个项目、50个任务领域。每个任务领域由数个教学活动引领完成，内容涵盖学科认知、儿科护理基础知识认知和住院儿童护理等。并在每个任务之后附以自测题，供学生复习、讨论和实践操作，以便师生开展教学活动。

本教材在编写过程中参考国内护理专业各层次的教材与相关资料，在此，向各位原著作者表示衷心的感谢！更感谢各位参编老师为教材编写所付出的辛勤努力！

由于编写时间有限，编写经验不足，难免存在不少瑕疵，恳请广大师生和护理工作者提出宝贵意见，以便再版时修订、完善。

编者

2013 年 5 月

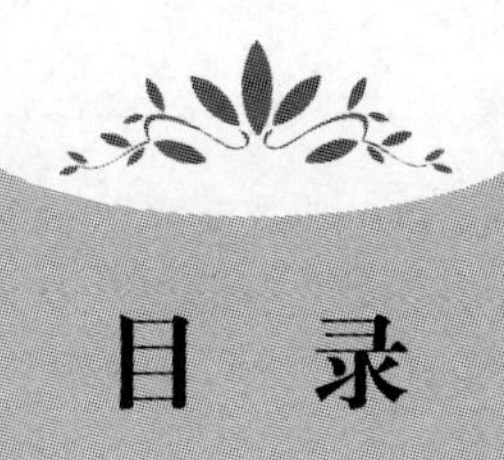

目 录

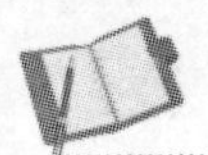

模块一 学科认知

项目一 绪 论

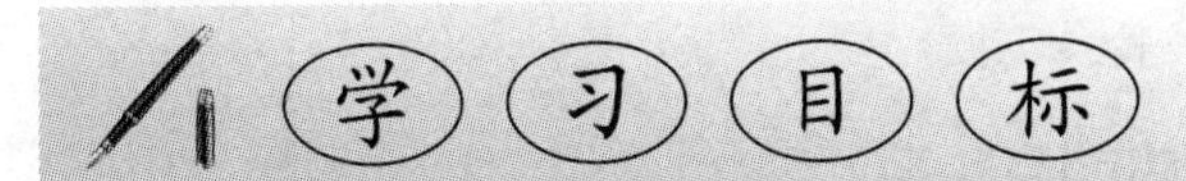

知识与技能目标

1. 解释儿科护理学概念。

2. 说出儿科护理学研究的对象，识记儿科护理学的任务及儿科护理学的特点。

3. 全面分析儿科护士所担任的角色和应具备的素质要求。

4. 应用沟通技巧与患儿沟通，利用护理程序对儿童实施整体护理。

过程与方法目标

提出问题，通过自主合作、讨论探究等方法对本项目内容进行学习。

情感态度与价值观目标

1. 培养学生认真学习的态度和探究新知的兴趣。

2. 培养学生关心体贴儿童的态度、爱护伤患意识及实际工作中的团队合作精神。

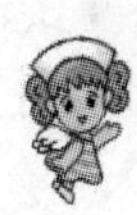

项目分析

本项目主要介绍儿科护理学的任务和范围，儿科护士的角色与素质要求和儿科护理学的特点。目的是让学生了解儿科护理的特点，明确护士在儿科护理中的作用与角色。重点为儿科护士的角色与素质要求；难点为儿科护理学的任务和范围。

任务一　儿科护理学认知

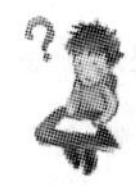

问题导学

1. 解释儿科护理学概念。
2. 儿科护理的任务有哪些？
3. 儿科护理的范围有哪些？

儿科护理学是一门研究小儿生长发育规律及其影响因素、儿童保健、疾病防治和护理，以促进儿童身心健康的护理学科。儿科护理学的服务对象为身心处于不断发展中的小儿，他们具有不同于成人的特征及特殊需要。

活动　儿科护理学的任务和范围认识

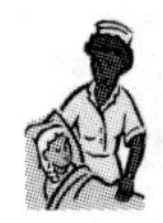

活动引入

问题：

1. 儿科护理的任务有哪些？
2. 儿科护理的范围是什么？
3. 毛毛，12 岁，身高 160 cm。有一天毛毛“感冒”，妈妈带她来看医生，来到医院，导医看看毛毛，让她去看内科，一会她们又去了儿科。你知道为什么吗？

【儿科护理学的任务】

现代儿科护理发展模式是“以家庭为中心的健康护理”。随着医学模式的转变，儿科护理学的任务已由单纯的疾病护理发展为身心的整体护理。任务如下：①研究小儿的生长发育特点、疾病防治和小儿保健规律。②促进健康小儿的体格、智能、行为等各方面的发展，增强小儿体质，降低发病率和死亡率，提高疾病的治愈率。③根据各年龄阶段小儿的体格、智力发育和心理行为特点实施整体护理。④帮助残障小儿有效地利用其残留功能康复。⑤使垂危的患儿减少痛苦，给予临终关怀，让其平静地离开人世。⑥开展育儿方面的健康教育咨询与指导及儿童护理研究工作。保障和促进小儿的身心

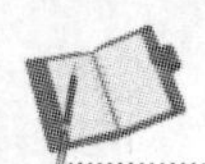

健康,提高人类的整体健康素质。

随着社会的进步、医学知识的普及,有关小儿免疫接种、先天遗传性疾病的筛查及小儿康复等内容将会占据越来越重要的地位。

【儿科护理学的范围】

凡涉及小儿时期健康和卫生问题都属于儿科护理学的范围,包括小儿身心方面的保健以及小儿疾病的临床护理、预防和护理科学研究等。

1. 年龄范围　①临床研究对象:从精卵细胞结合起至青少年时期(约 18 周岁);②临床服务对象:我国一些儿童医院以初生至 14 周岁作为儿科的服务范围。

2. 儿科护理学的内容　①基础儿科护理学:包括小儿生长发育、营养与喂养、儿童保健、小儿用药等护理;②临床儿科护理学:按系统研究疾病的发生、临床表现、防治及护理。

任务二　小儿护理的特征认知

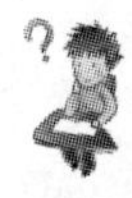

问题导学

1. 你知道小儿与成人有什么不同吗?
2. 儿科护理与成人护理有什么不同?
3. 目前儿科的护理模式与传统的护理模式有什么不同?

活动　儿科护理学特点

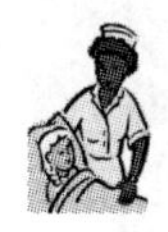

活动引入

问题:

1. 你能运用所学过的基础知识解释小儿与成人有什么不同?
2. 小儿患病有什么特点?
3. 儿科护理的特点和原则是什么?

儿科护理学研究及临床服务的对象是小儿。小儿从生命开始直到长大成人,整个阶段体格和智能都处于不断的生长发育过程中,在解剖、生理、病理、疾病的诊治、心理护理方面与成人不同,且不同年龄时期的小儿之间也存在差异,在护理方面具有其特殊性。因此,学习儿科护理学时绝不可将小儿视为成人的缩影。所以,儿科护理人员应根据小儿的特点提供相应护理。

【解剖生理特点】

1. 解剖特点　随着体格生长发育的进展,小儿外观不断变化,但不同的器官系统生

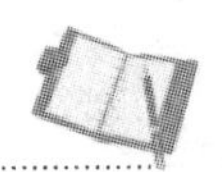

长的速度不同，如身长、体重、头围、胸围以及骨骼、牙齿的发育和脏器的位置均有其年龄特点，与成人有明显的差别。如婴儿头长为整个身长的1/4，头部较重，颈部肌肉较软弱，在抱婴儿时应注意保护头部；小儿皮肤薄嫩，骨骼柔软而富有弹性，长期受外力影响易变形，关节附近的韧带较松弛，某些关节的臼窝较浅，各项护理操作时动作应轻柔，避免皮肤擦伤及过度牵拉而导致骨折或关节脱臼；小儿的器官发育不成熟，如呼吸道狭窄，易堵塞，在护理工作中注意保持呼吸道的通畅；婴儿贲门括约肌松弛，易呕吐，须耐心喂养。

2. 生理特点　小儿处于不断的生长发育过程中，各年龄期小儿有不同的生理、生化正常值，如心率、血压、呼吸频率、尿量、外周血象等，熟悉这些特点，才能对小儿做出正确的护理评估，从而指导护理计划的制订和实施护理。

3. 免疫特点　小儿皮肤、黏膜娇嫩易破损，淋巴系统发育不成熟，体液免疫和细胞免疫不如成人健全，防御能力差；胎儿时期可从母体获得抗体IgG，出生后小婴儿对某些传染病（如麻疹）具有一定的免疫力，但在6个月以后逐渐消失，而自身合成IgG的能力一般到6～7岁时才达到成人水平；母体IgM不能通过胎盘，故新生儿的IgM含量低，易患革兰氏阴性菌感染；婴幼儿时期分泌型IgA（SIgA）缺乏，易发生呼吸道、消化道感染。在护理中应特别注意清洁卫生和消毒隔离以预防感染，同时做好儿童计划免疫的宣教与实施，预防各种传染病。

【小儿患病特点】

1. 病理特点　由于小儿机体各方面发育不成熟，机体的反应性不同，小儿与成人对同样致病因素的反应也不同，导致疾病的病理改变与临床表现不同。如肺炎链球菌所致的肺部感染，婴幼儿常发生小叶性肺炎（支气管肺炎），而年长儿与成人则发生大叶性肺炎；同样是维生素D缺乏，小儿引起的是佝偻病，而成人则引起的是骨质软化症。

2. 疾病特点

（1）疾病种类方面　①小儿与成人有较大的区别，如循环系统疾病小儿以先天性心脏病多见；②小儿年龄不同而有差异，护理评估时应考虑年龄因素，如新生儿惊厥首先考虑缺氧缺血性脑病、颅内出血，6个月以内婴儿的无热惊厥首先考虑低钙血症，有热惊厥要考虑高热惊厥和颅内感染等，年长儿的无热惊厥则以癫痫为主；③婴幼儿在疾病的种类上以先天性疾病、遗传性疾病和感染性疾病多见。

（2）患病后临床表现与成人不同　如感染性疾病多起病急，变化快，表现不典型，病灶局限能力差，易发生败血症及多器官衰竭等严重表现。

3. 预防特点　尽管小儿的患病率高，但小儿的多数疾病是可以预防的。如小儿常见的营养性疾病、感染性疾病、各种传染病等均可采取有效的措施预防。①开展计划免疫使小儿传染病的发病率和死亡率明显下降；②及早筛查先天性、遗传性疾病，早加干预和矫正，可防止发展为严重残障；③科学喂养和体格锻炼，可预防成年后的冠心病等。

4. 预后特点　小儿患病时起病急，变化多端，但如诊治及时有效，护理恰当，好转恢复也快。由于小儿各脏器组织修复及再生能力较强，后遗症一般较成人少，预后大多较好。若患儿年幼、体弱，或治疗不及时，则病情恶化快，死亡率较高。

【心理行为发育特点】

小儿的心理处于不断的发育过程中，每一年龄阶段都表现出不同的心理特征，且易

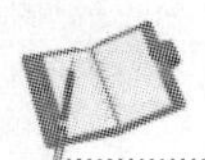

受环境、家庭、社会等因素的影响，表现为情绪不稳定、容易冲动、依赖性强、适应能力差等，因此，护理人员应根据小儿的心理特点，与家长、学校配合，因人施护，满足小儿的生理及心理需求。

【小儿护理特点】

由于小儿处于不断的生长发育过程中，所需护理的时间和内容都比成人多，在护理工作中必须针对其具有的特殊性实施整体护理。

1. 儿科护理的特点

（1）护理评估难度大　①健康史资料收集较困难，婴幼儿健康史多由家长代述，所提供资料是否完整、可靠，与他们的观察能力和接触患儿的密切程度有关，年龄较大患儿可以让其自述病情经过，但应注意其表达的准确性，有的患儿因惧怕打针而隐瞒病情，因不愿上学而谎说头痛、腹痛等，对这些必须加以分析判断；②护理体检时不配合，会影响体检的进行和结果；③标本采集及其他辅助检查多数不会配合，如小婴儿血、尿标本留取较困难。

（2）病情观察任务重　由于小儿不能准确地表达自己的痛苦，且病情变化快，要求儿科护士有高度的责任心和敏锐的观察力，认真、仔细观察病情变化，及时报告医生，否则会危及生命。

（3）护理项目多　由于小儿生活自理能力较差，护理过程中护理人员需要承担大量的生活护理和教养内容，同时，小儿好奇、好动、缺乏自我防护能力，容易发生意外伤害。因此，要加强安全管理，防止发生意外事故。

（4）护理操作要求高　由于小儿认知水平有限，护理时多数不能配合，操作难度大，对儿科护士的操作技术提出更高的要求。

2. 儿科护理的一般原则

（1）以儿童及其家庭为中心　以满足儿童需要为宗旨，以方便儿童和其家属为前提，为儿童及其家属提供支持，包括预防保健、健康教育、疾病护理。

（2）减少和预防儿童身心伤害　患儿因病住进医院，由于疾病本身以及各种检查、治疗带来的痛苦和不良刺激，加上环境陌生，增加了病儿的精神负担，使之产生不安和恐惧心理。这不仅要求病房环境舒适，而且要求护士热情、主动关怀患儿，使患儿像在家中一样受到重视和爱护，消除陌生感和焦虑感，帮助患儿把他们机体及心理的痛苦减少到最低程度。

（3）实施整体护理　身心是统一的整体，儿科护理不仅要挽救患儿的生命，同时还必须考虑到疾病的过程对儿童生理、心理发展的影响。掌握各年龄组儿童对疾病的心理及情绪的不同反应，注意观察身心两方面客观征象及主观症状，给以全面的护理。使之精神、心理行为和社会环境适应能力处于良好的状态。

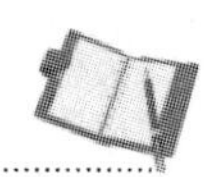

任务三　儿科护士的角色和素质要求

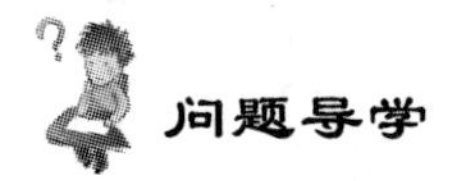

1. 假如你是一名儿科护士，工作中应该扮演什么样的角色？
2. 你知道一名优秀儿科护士的标准是什么吗？

【儿科护士的角色】

随着医学模式的转变和护理学科的发展，儿科护士的角色发生了很大的转变，已由单纯的疾病护理角色转变为具有专业知识技能的多元角色。

1. 护理活动执行者　儿科护士的首要角色是为小儿和其家庭提供直接的照顾，以护理程序为框架，评估小儿及其家庭对疾病和伤害的反应；以小儿的身心需求为基础，并根据生长发育不同阶段的特点，制订护理计划，实施护理措施，评价护理效果，用自己的知识和技能为小儿提供最佳的护理，这一系列护理活动的目的是满足小儿及其家属生理、心理及社会需要。

2. 护理计划者　为促进小儿身心健康发展，护士必须运用专业知识和技能，收集小儿的生理、心理、社会等方面资料，全面评估小儿的健康状况，找出健康问题，并根据小儿生长发育不同阶段的特点，制订系统全面的、切实可行的护理计划，以有效的护理措施减轻小儿的痛苦，帮助小儿适应医院、社区、家庭的生活。

3. 健康教育者　健康教育与疾病预防和家庭支持密切联系，包括帮助不同年龄、不同理解能力的小儿和父母了解疾病治疗和护理过程；向小儿及其家庭宣传卫生保健知识，传递健康知识，提供适当的促进小儿身心健康的各项服务，帮助小儿建立自我保护意识和养成良好的卫生、生活习惯。

4. 健康协调者　为促进健康，儿科护士应与其他专业人员进行协调与合作，成为小儿和其他卫生保健人员的桥梁，维持一个有效的沟通网，使儿童保健工作与有关的诊断、治疗、营养、救助等工作相互协调配合，保证小儿获得最适宜的全方位医护照顾。

5. 健康咨询者　儿科护士应鼓励小儿及其家庭咨询有关小儿身体和心理方面的问题，通过倾听他们的倾诉，关心小儿及其家长在医院环境中的感受、接触和陪伴小儿、解答他们的问题，向他们提供有关治疗和护理的信息，并给予有效的健康指导。

6. 患儿的代言者　儿科护士有维护小儿权益的责任，当小儿不会表达或表达不清自己的意愿和要求时，护士应主动代替小儿提出，了解患儿和其家属的需求、家庭的资源情况，以及他们可从医院及社区得到的健康服务保障，护士应该把这些服务事项告诉其家长，关心并帮助患儿享用这些服务。

7. 护理研究者　儿科护士在护理工作中，应积极进行护理研究工作，通过研究来验证、扩展护理理论和知识，发展护理新技术，指导、改进护理工作，提高儿科护理质量，促进专业发展。

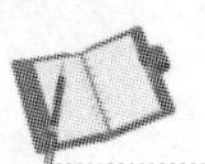

【儿科护士的素质要求】

1. 思想道德素质

(1)热爱护理职业,具有良好职业道德及高度的责任心和奉献精神。

(2)热爱儿童,具有爱心及同情心,对所有患儿一视同仁,以理解、热情、和蔼、亲切、友好的心态为小儿及其家庭提供帮助。

(3)具有正视现实、面向未来的目光,追求崇高的理想,忠于职守,救死扶伤,廉洁奉公,实行人道主义。

(4)工作作风严谨,一丝不苟,实事求是。

2. 科学文化素质

(1)具备一定的文化素养和自然科学、社会科学、人文科学等多学科知识。

(2)掌握一门外语及现代科学发展的新理论、新技术。

3. 专业素质

(1)具有从事护理工作的护士(资格)执照。

(2)具有比较系统的专业理论知识和较强的实践技能,操作技术精湛,动作轻柔、敏捷。

(3)具有良好的语言表达及沟通能力,与小儿及其家长建立良好的关系,能帮助并指导患儿,助其康复。

(4)具有熟练运用护理程序对患儿实施整体护理的能力。

(5)具有细致敏锐的观察能力、综合分析的判断能力、快速敏捷的反应能力,树立整体护理观念,能用护理程序准确、有效、及时地解决患儿的健康问题。

(6)具有开展护理教育和护理科研的能力,勇于创新进取。

4. 身体、心理素质

(1)具有健康的身体,健康的身体是护士完成其工作职能的基本保证。

(2)具有健康的心理,保持乐观开朗、情绪稳定、心胸宽广和良好的言行举止。

(3)具有强烈的进取心,积极向上,不断汲取知识,丰富和完善自己。

(4)具有较强适应能力,良好的忍耐力及自我控制力,灵活敏捷。

(5)儿科护士要善于与小儿及其家属进行人际沟通,交流信息,全面了解患儿的生理心理和社会情况。掌握病情及特殊生活需要,促使儿童身心健全。

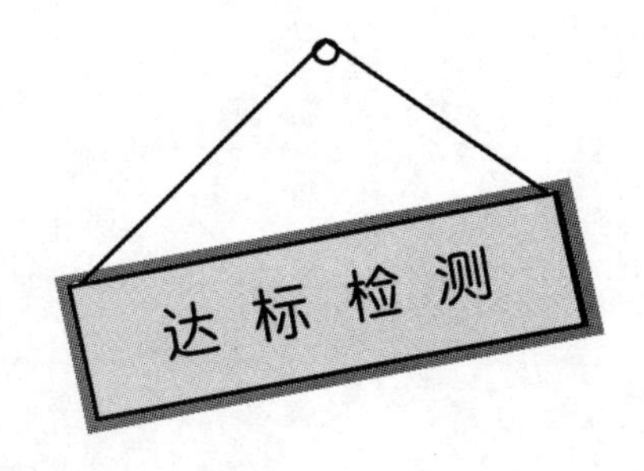

知识拷贝

【A1 型题】

1. 儿科护理学服务的对象是(　　)

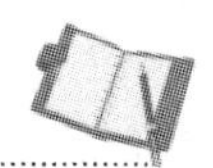

A. 从妊娠28周至青春期
B. 从胎儿至青春期
C. 从出生至14周岁
D. 从出生至青春期
E. 从新生儿至青春期

2. 不属于儿科护士角色内容的是(　　)
A. 直接护理者
B. 患儿及家长的批评监督者
C. 健康与预防的指导者
D. 患儿的代言人
E. 合作与协调者

3. 婴儿易患革兰氏阴性细菌感染的主要原因是体内缺少(　　)
A. IgA
B. IgG
C. IgM
D. 白细胞
E. 补体

4. 随着医学模式的转变,儿科护理学的范畴已转变为以(　　)
A. 疾病为中心
B. 患儿为中心
C. 小儿为中心
D. 小儿及其家庭为中心
E. 社区为中心

5. 关于儿科护理学的特点,下列说法不正确的是(　　)
A. 小儿外观不断变化
B. 小儿基础代谢较成人旺盛
C. 小儿起病急,变化快
D. 小儿各器官发育遵循一定规律
E. 新生儿期易患革兰氏阳性细菌感染

6. 小儿疾病的发展与成人有许多不同之处,下列说法不正确的是(　　)
A. 诊治及时、护理合理,疾病恢复也快
B. 小儿疾病发展不典型,病情进展较慢
C. 小儿起病急,变化快
D. 小儿患病临床表现不典型
E. 小儿修复和再生力强,后遗症少

知识应用

1. 儿科护理的任务有哪些?
2. 儿科护理的范围有哪些?
3. 儿科护理与成人护理有什么不同?

(孙玉凤)

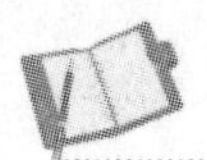

模块二

儿科护理基础知识认知

项目二

儿科护理基础知识

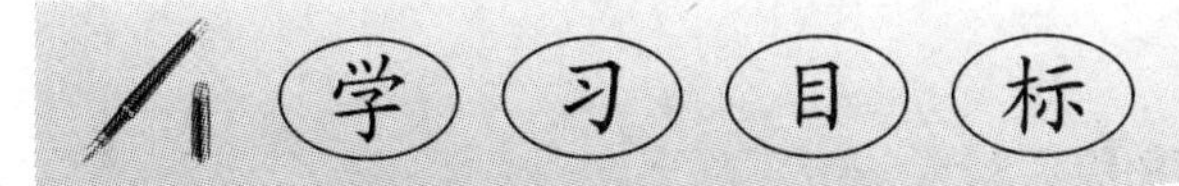

知识与技能目标

1. 说出小儿年龄分期的界限，各期的保健特点，体格发育评价指标及测量方法。

2. 能进行合理的婴儿喂养。

3. 归纳小儿生长发育的规律及影响因素。

4. 说出小儿体格发育的常用指标及测量方法。

5. 能运用所学知识对各期小儿进行合理的保健指导，并按时进行计划免疫。

过程与方法目标

1. 案例导学、情景设置、问题探讨，尝试通过各种途径（课本、互联网、图书阅览室等）查阅资料，对所学内容进行预习。

2. 通过小组合作，教师精讲共同完成儿科基础知识的学习。

情感态度与价值观

1. 锻炼学生的沟通能力，培养爱心，时刻关注小儿的身心健康。

2. 培养学生关心体贴儿童的态度及实际工作中的团队合作精神。

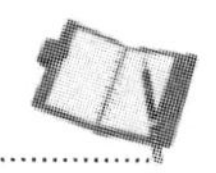

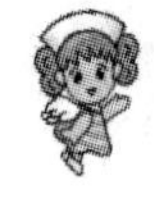

项目分析

本项目主要介绍小儿年龄分期及各期特点和保健重点；小儿生长发育，营养与喂养，住院儿童的护理，儿童医疗机构的设置。重点为各年龄期儿童的保健特点；体格发育各项指标正常值，测量方法及临床意义；母乳喂养；住院小儿的心理反应与护理，计划免疫程序。难点为生长发育评价，人工喂养方法，儿童健康促进及小儿用药护理。

任务一　小儿年龄分期及各期特点

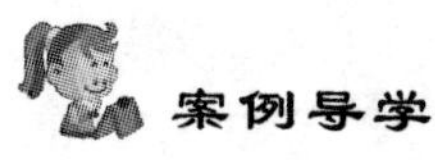

案例导学

宝宝，男，2月5日出生，第一胎，足月顺产，人工喂养，营养发育正常，体重8 kg，身高75 cm，前囟已闭，头围46 cm，乳牙4颗，会翻身，能独坐，听不懂单词，不会发复音，会伸手取物，两手不会传递。

案例思考：

1. 请综合分析推测宝宝属于哪个年龄段？
2. 这一期的护理重点是什么？

活动　不同阶段小儿年龄分期认知

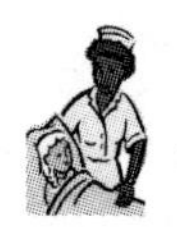

活动引入

问题：

小儿年龄是怎样进行分期的，分期的依据是什么？各期的特点是什么？

小儿生长发育是一个连续的过程，又具有一定的阶段性。根据儿童各年龄时期的生理、心理、生长发育及疾病的发生规律，将小儿时期分为七个年龄阶段或分期。了解各年龄期的特点，将有助于掌握小儿的健康、疾病特点，从而采取相应的护理措施。

【胎儿期】

从受精卵的形成到小儿出生统称为胎儿期，约40周。此期生长发育迅速，营养完全依赖母体，孕母的健康、营养、情绪状况对胎儿的生长发育影响极大。护理重点是做好孕期保健和胎儿保健工作。

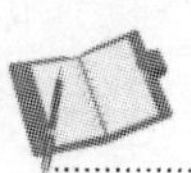

【新生儿期】

自胎儿娩出脐带结扎开始至出生后满 28 d 称新生儿期(胎龄满 28 周至出生后 7 d 又称围生期)。此期特点:胎儿脱离母体开始独立生存,环境发生巨大变化,各系统尚未发育成熟,其生理调节和适应能力差,免疫功能低下,易患出血、窒息、感染等疾病,发病率、死亡率均高(占婴儿死亡率的 1/2 ~2/3),尤其以新生儿早期(生后第 1 周)死亡率最高。新生儿时期护理重点:注意保暖、合理喂养、清洁卫生、消毒隔离等,使之尽快适应外界环境。

【婴儿期】

从出生至满 1 周岁为婴儿期(又称乳儿期)。此期特点:小儿生长发育最迅速的时期,是小儿生后第一个生长高峰期,对营养素及热量的需要量相对较多,因小儿的消化吸收功能尚不够完善,易发生消化功能紊乱和营养缺乏。6 个月以后从母体获得的免疫抗体逐渐消失,而自身免疫力尚未成熟,易患感染性疾病。护理重点:提倡母乳喂养,按时添加辅食,进行科学的喂养指导;有计划地接受预防接种,完成基础免疫程序。

【幼儿期】

从 1 周岁到满 3 周岁为幼儿期。此期特点:①体格发育速度较婴儿期减缓,乳牙出齐,前囟闭合;②活动范围加大,与外界事物接触增多,语言、思维和社会适应能力逐渐增强,智力发育加快;③好奇心强,但识别外界危险能力不足,容易发生意外创伤和中毒,因机体免疫功能仍低,易患感染及传染性疾病;④饮食从乳类逐渐过渡到普食。护理重点:合理营养,按时预防接种,加强体质锻炼,预防各种疾病的发生。

【学龄前期】

3 周岁到入小学前(6 ~7 岁)为学龄前期。此期特点:①体格发育稳步增长,智能发育更趋成熟。求知欲强,好问,模仿力强;②活动范围进一步扩大,防范意识差,仍易发生意外;③免疫功能逐渐增强,感染性疾病发病率减低,免疫性疾病开始增多。护理重点:培养良好的生活习惯和道德品质,加强安全管理,防止意外事故的发生,做好学前期教育。

【学龄期】

从入小学(6 ~7 岁)开始到进入青春期之前为学龄期(相当于小学阶段)。此期特点:①小儿体格发育稳步增长,除生殖系统外其他系统已接近成人水平;②智力发育完善,理解、分析、综合等能力增强;③感染性疾病的发病率较前降低,而近视、龋齿、脊柱弯曲的发病率增高。护理重点:注意安排有规律的生活、学习及锻炼,保证充足的营养和休息,防治精神、情绪和行为等方面的问题。

【青春期】

女孩从 11 ~12 岁开始到 17 ~18 岁,男孩从 13 ~14 岁开始到 18 ~20 岁称为青春期(相当于中学阶段)。此期特点:①体格发育明显加速,呈现第二个生长高峰,生殖系统迅速发育;②神经和内分泌系统调节不稳定,易引起心理、生理、行为、精神等方面异常。护理重点:保证充足的营养,加强体格锻炼,及时注意生理、心理卫生和性知识方面的教育,培养良好的思想道德品质。

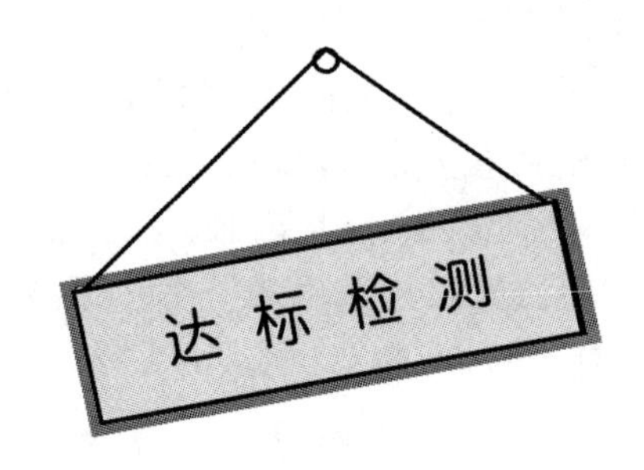

知识拷贝

【A1 型题】

1. 新生儿期是指从出生断脐至生后满(　　)
   A. 7 d　　B. 18 d
   C. 28 d　　D. 30 d
   E. 40 d
2. 婴儿期是(　　)
   A. 出生至 28 d　　B. 出生到满 1 周岁
   C. 出生到满 2 周岁　　D. 1 ~ 2 岁
   E. 1 ~ 3 岁
3. 新生儿期特点错误的是(　　)
   A. 常因分娩带来产伤和窒息　　B. 易发生适应环境不良综合征
   C. 发病率高,死亡率也高　　D. 免疫功能差,感染性疾病多见
   E. 生理调节功能发育好
4. 幼儿期的特点不包括(　　)
   A. 智力发育较婴儿期突出　　B. 体格发育速度较婴儿期慢
   C. 前囟闭合,乳牙出齐　　D. 语言、动作及心理发展较慢
   E. 能控制大小便
5. 小儿生长发育第一个高峰期是(　　)
   A. 新生儿期　　B. 婴儿期
   C. 幼儿期　　D. 学龄期
   E. 青春期

知识应用

1. 何谓新生儿期,有什么特点?
2. 何谓婴儿期,有什么特点?

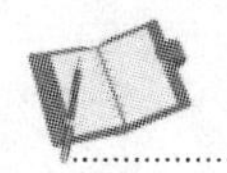

任务二　小儿生长发育的认知

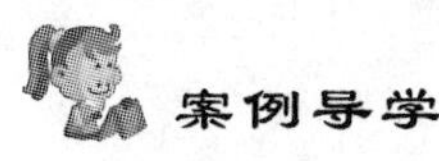

案例导学

宝宝，女，体重6.5 kg，身长60 cm，前囟约2 cm×2 cm，刚开始出牙，能发单音，可以独坐片刻，能辨认陌生人与熟人，能伸手取玩具。

案例思考：

1. 请综合分析推测宝宝的年龄？
2. 宝宝的发育是否正常？

活动1　小儿生长发育规律及其影响因素认知

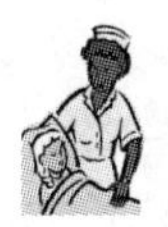

活动引入

问题：

1. 生长发育的顺序规律是什么？
2. 孕母出现营养不良，对小儿的生长发育有影响吗？影响小儿生长发育的因素有哪些？

生长是指小儿身体各器官、系统的长大和形态变化，是量的变化；发育是指细胞、组织、器官的分化完善与功能上的成熟，是质的改变，生长和发育两者紧密相关。

【生长发育规律】

1. 连续性和阶段性　小儿生长发育是一个从量变到质变连续的过程，贯穿于整个小儿时期，但各年龄段生长发育的速率差异很大，具有阶段性。就体格发育而言，出生后6个月内生长最快，尤其是头3个月，出现生后第一个生长高峰，后半年生长速度逐渐减慢，至青春期又迅速加快，出现第二个生长高峰。

2. 各系统器官发育不均衡性　各系统发育有先后、快慢的不同，神经系统发育较早而生殖系统发育较晚，淋巴系统则先快而后回缩，皮下脂肪发育在年幼时较发达，肌肉组织到学龄期才开始加速(图2-1)。

3. 生长发育的顺序性　生长发育遵循一定的顺序规律。①由上而下：先抬头，后抬胸，再会坐、立、行；②由近到远：从臂到手，从腿到脚的活动；③由粗到细：手拿物品先用全掌握持，以后发展到能以手指端摘取；④由简单到复杂：先会画直线，进而能画圆，画人；⑤由低级到高级：先学会观看和感觉事物，认识事物，再发展到记忆、思维、分析、判断。

4. 生长发育的个体差异性　由于遗传、性别、环境、营养等方面的因素对小儿生长

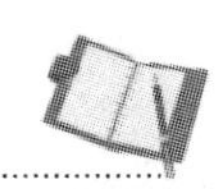

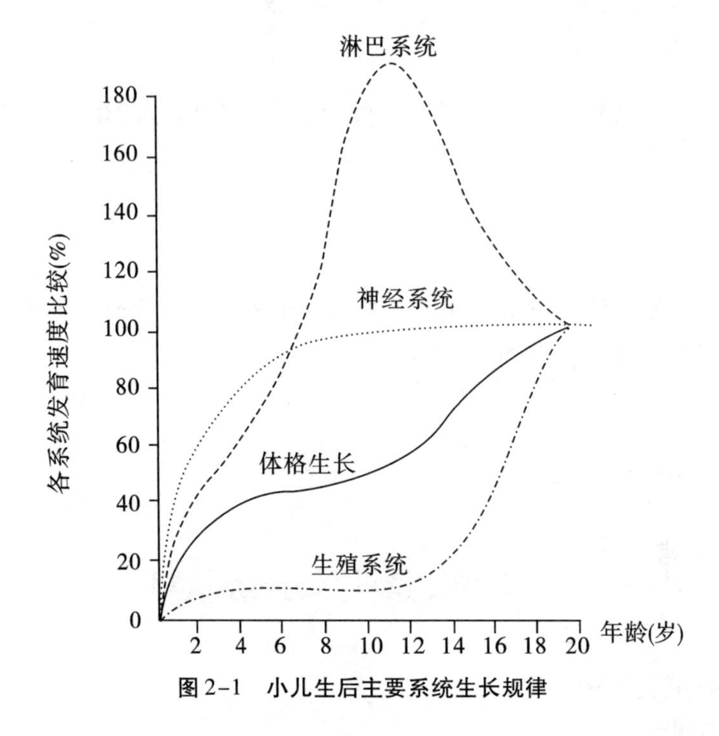

图 2-1　小儿生后主要系统生长规律

发育的影响，存在较大的个体差异。因此，小儿生长发育指标的正常值或标准不是绝对值，而是一个范围。一般年龄越小，个体差异越小，青春期个体差异较显著。

【影响小儿生长发育的因素】

1. 遗传　小儿生长发育的潜力、特征、限度、趋向等不仅受父母双方遗传因素的影响，还受到种族和家族影响，如皮肤和头发的颜色、面型特征、身材高矮、性成熟的迟早等。

2. 性别　男女孩生长发育各有特点，女孩青春期开始较男孩约早 2 年，此时体格生长剧增，其身高、体重超过男孩，男孩青春期虽开始较迟，但生长时间比女孩长，其最终平均身高、体重还是超过女孩。因此在评价小儿生长发育时男女标准应分开。

3. 营养　合理的营养是小儿生长发育的物质基础。年龄越小受营养的影响越大，长期营养不足可导致体重不增，甚至下降，最终会影响身高的增长和导致机体的免疫、内分泌、神经调节等功能低下。

4. 孕母情况　胎儿在宫内的发育受孕母生活环境、营养、情绪、疾病等各种因素的影响。妊娠早期如患病毒性感染、X 射线照射、环境毒物污染等可导致胎儿畸形；孕母患严重营养不良可引起胎儿体格生长以及脑的发育迟缓。

5. 疾病　疾病对生长发育的干扰作用十分明显，如急性感染常使体重减轻，长期慢性疾病则同时影响体重和身高的增长；内分泌疾病对体格和神经系统发育均有影响，其中以生长激素、甲状腺素和性激素尤为重要。先天性疾病对小儿体格和精神神经发育均不利，如唐氏综合征、先天性心脏病等对生长发育的影响作用更为明显。

6. 生活环境　良好的居住环境能促进小儿生长发育；反之，则带来不良影响。

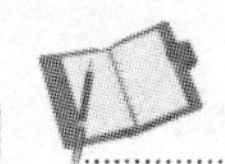

活动2　小儿体格发育的评估

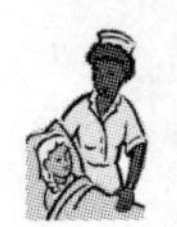

活动引入

1. 情景：

宝宝，身长75 cm，头围与胸围相等，能听懂自己的名字，能说简单的单词，开始独立行走。

2. 问题：

(1) 宝宝的年龄是多大？

(2) 按标准体重公式计算，该小儿的体重应是(　　)。

(3) 该小儿的头围可能是(　　)。

【体格生长常用指标和测量方法】

1. 体重　体重是指身体器官、系统、体液的总量。是反映小儿体格发育，尤其是营养状况的最重要的指标，常作为临床计算药量、静脉输液量的依据。

小儿体重的增长不是匀速的，年龄越小增长的越快。正常新生儿出生平均体重是3 kg，生后前半年平均每月增长约700 g，后半年平均每月增长约400 g。生后3个月时体重约为出生时的2倍(6 kg)，1岁时为出生时的3倍(9 kg)，2岁时为出生时的4倍(12 kg)，2～12岁体重平均每年增长2 kg。为便于日常应用，可按岁以下公式计算：

1～6个月　体重(kg)＝出生体重+月龄×0.7

7～12个月　体重(kg)＝6+月龄×0.25

2～12岁　体重(kg)＝年龄×2+8

体重测量(图2-2)应在晨起空腹排便后，只穿内裤进行，衣服不能脱去时应除去衣服的重量。新生儿和婴儿用婴儿磅秤精确读数至10 g；幼儿用载重20～30 kg的坐式杠杆秤测量，儿童用载重50 kg的立式杠杆秤，精确读数至50 g。体重可以受多种因素影响，如营养、辅食添加、疾病等。

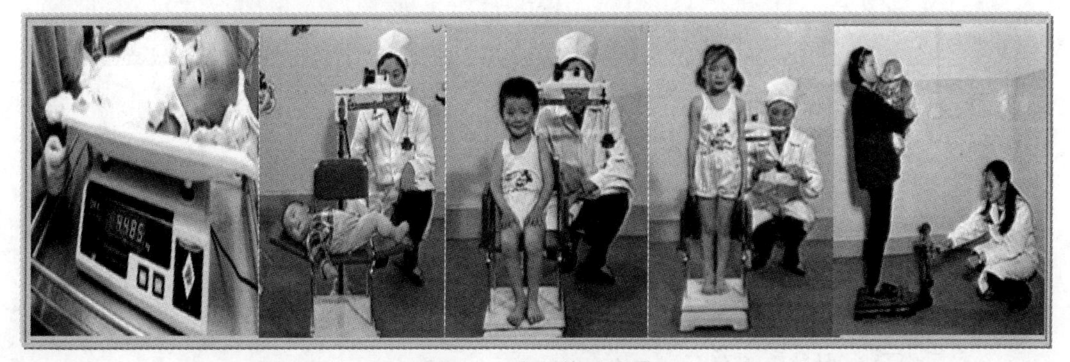

图2-2　小儿体重测量

由于个体差异，小儿体重的正常波动范围为±10%，当体重超过同年龄同身高小儿正常标准的20%，或低于标准的15%时，应考虑是否为病理现象，如肥胖症或营养

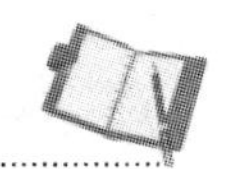

不良。

2. 身高(长)　是指头顶到足底的全身长度,是发育反映骨骼的重要指标。身长的增加同体重一样,年龄愈小增长越快,正常新生儿出生时身长平均为 50 cm,1 岁时约为 75 cm,2 岁时约为 85 cm。2 岁以后身高平均每年增长 5 ~ 7 cm。2 ~ 12 岁小儿身高可按下列公式计算:

身高(cm)= 年龄×7+70,进入青春早期出现身高第二个增长加速期,12 岁以后不能按上式计算。

身高测量时,3 岁以下小儿用卧式测量板,小儿仰卧于量板中线上,面部向上,两腿伸直,头顶接触头板,测量者一手按直小儿膝部,使两腿伸直紧贴底板,一手移动足板使之紧贴小儿足底,测量测板两端的距离,所得的长度为身长,精确到 0.1 cm。3 岁以上小儿用立位身长计测量。临床上需要分别测量上部量(从头顶至耻骨联合上缘)、下部量(耻骨联合上缘至足底),以计算其比例关系。

身高(长)包括头部、躯干及下肢的长度,三者的发育速度是不平衡,其比例在不同年龄期不断发生变化,头占身长的比例从新生儿的 1/4 减为成人的 1/8(图 2-3)。

身高(长)受遗传、内分泌的影响个体差异较大,正常波动范围为±30% 以内,若低于正常值的 30% 以上则为异常。

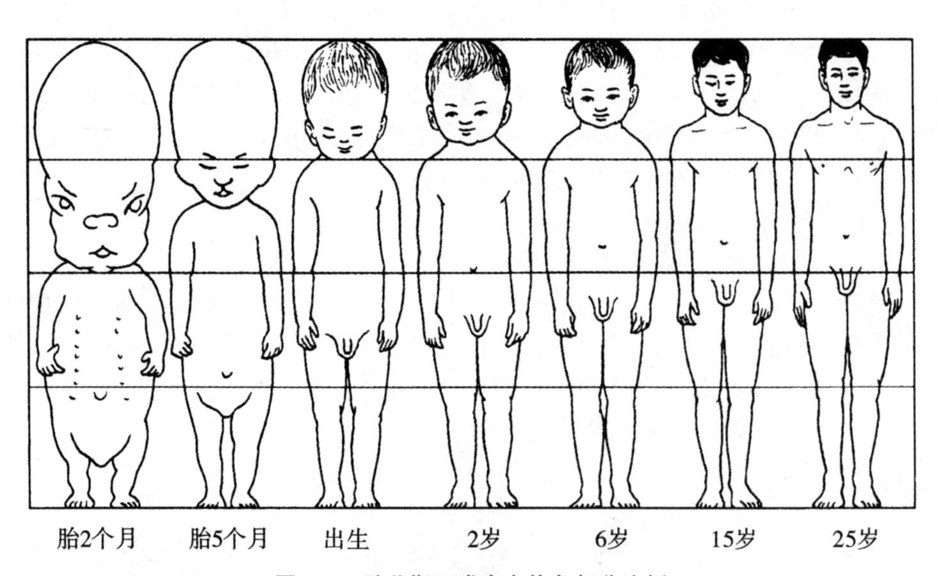

图 2-3　胎儿期至成人身体各部分比例

3. 坐高(顶臀长)　由头顶至坐骨结节的高,其代表头颅与脊柱的发育。婴幼儿卧位测量顶臀长为坐高(图 2-4)。由于下肢增长速度随年龄增加而加快,坐高占身高的百分数即随年龄增长而下降。出生时坐高占身长的 67% ,4 岁时坐高占身长的 60% ,6 ~ 7 岁后坐高小于身长的 60% 。

坐高占身高的百分比可反映肢体的生长情况,如甲状腺功能减退症、软骨发育不良等,其百分比可显示上、下部比例的改变,比例可使坐高绝对值更有意义。

4. 头围　头围指自眉弓上缘经枕骨结节绕头一周的长度。是反映脑、颅骨发育的

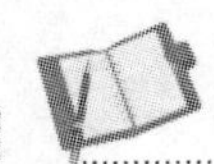

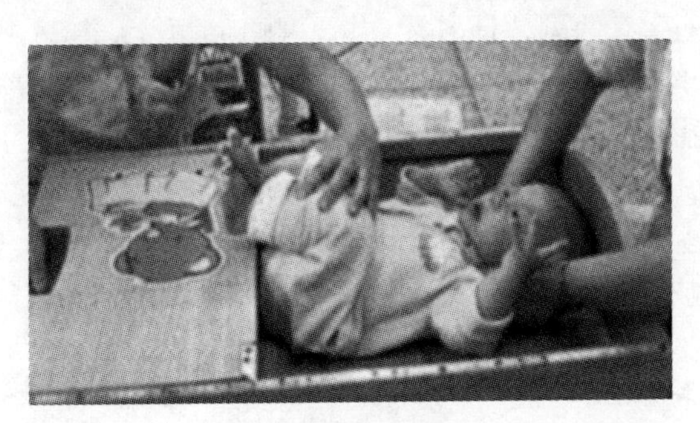

图 2-4　测量顶臀长

一个重要指标。正常新生儿出生时头围平均为 34 cm；1 岁以内小儿头围前 3 个月增长的量（6 cm）约等于后 9 个月增长的量，1 岁时平均 46 cm；2 岁时头围 48 cm；5 岁时为 50 cm；15 岁时头围接近成人，为 54～58 cm。头围过大要考虑有无脑积水、佝偻病；头围过小要考虑脑发育不良、小头畸形等。

5. 胸围　胸围是前经两乳头下缘水平、后经两侧肩胛骨下角下缘水平绕胸一周的长度。胸围反映胸廓、胸背部肌肉、皮下脂肪与心、肺的发育情况。出生时胸围平均为 32 cm，小于头围 1～2 cm，1 周岁时与头围大致相等，以后胸围超过头围。胸围超过头围的厘米数等于年龄减 1。

6. 囟门　小儿颅骨与颅骨交界处形成的间隙为囟门，其中两顶骨与两额骨之间的菱形间隙称前囟，两顶骨和枕骨之间的三角形间隙称后囟（图 2-5）。

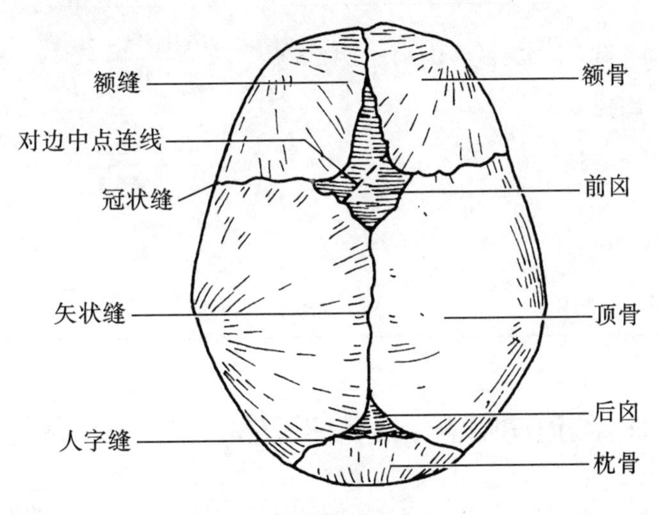

图 2-5　婴幼儿的囟门

正常新生儿出生时，前囟对边中点连线的长度为 1.5～2 cm，而后随颅骨及脑的发育而稍有增大，6 个月后逐渐变小，在 1～1.5 岁闭合。后囟则为顶骨与枕骨边缘形成的三角形间隙，出生时已近闭合，或迟至生后 6～8 周闭合。前囟早闭或过小见于小头畸形，迟闭、过大见于佝偻病、先天性甲状腺功能低下症等；前囟饱满提示颅内压增高，前囟凹陷见于极度消瘦或重度脱水者。

7. 牙齿　人的一生有两副牙即乳牙(共 20 颗)和恒牙(共 28 ~ 32 颗)。乳牙于生后 4 ~ 10 个月乳牙开始萌出(平均 6 个月),乳牙出牙的顺序见图 2-6。若 12 个月尚未出牙可视为异常。乳牙于 2 ~ 2.5 岁出齐,2 岁以内乳牙的数目约为月龄减 4 ~ 6。6 岁左右开始出第一颗恒牙即第一恒磨牙(六龄齿),位于第二乳磨牙之后。7 ~ 8 岁乳牙开始按萌出顺序先后逐个脱落代之以恒牙,12 岁左右出第二恒磨牙,18 岁以后出现第三恒磨牙(智齿),但也有终身不出此牙者,一般 20 ~ 30 岁时出齐。

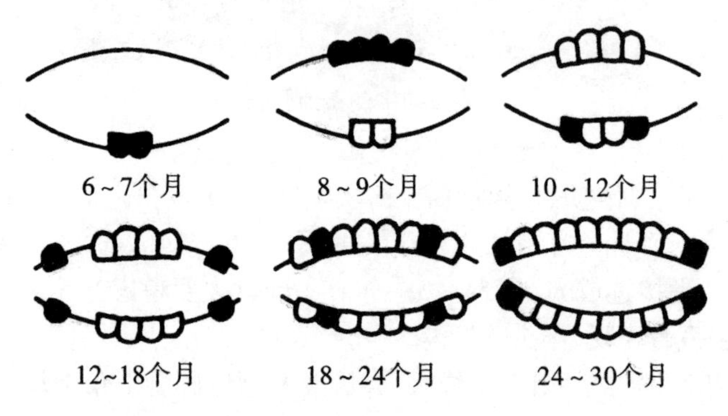

图 2-6　乳牙萌出的顺序

表 2-1　乳牙、恒牙生长特点

名称	出牙时间	计算公式	出齐时间	出牙顺序	换牙	总数
乳牙	4 ~ 10 个月	月龄-(4 ~ 6)	2 ~ 2.5 岁	1 2 3 4 5 / 1 2 4 3 5	7 岁	20 颗
恒牙	6 岁出第一恒磨牙			1 2 3 4 5 6 7 8 / 2 3 5 4 6 1 7 8		28/32 颗
	12 岁出第二恒磨牙					
	18 岁出第三恒磨牙		20 ~ 30 岁			

活动 3　感觉、运动和语言发育的评估

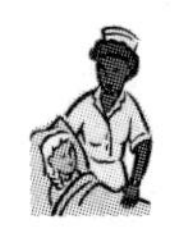

活动引入

情景:

宝宝,2 岁,体重 12.5 kg,身高 83 cm,头围 48 cm,胸围 49 cm,能双脚跳,能说出 2 ~3 个字构成的句子。请判断该小儿的发育是否正常?

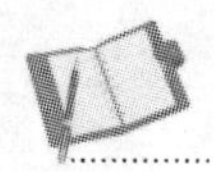

【感知的发育】

1. 视感知的发育　新生儿光觉敏感，对强光刺激可引起闭目，在15～20 cm范围内视觉最清晰，短暂注视和追随近处缓慢移动的物体。2个月头眼协调可注视物体，在眼水平方向90°范围随物移动；3～4个月喜欢看自己的手，追寻活动的人或物体；4～5个月出现眼手协调动作，可追随跌落的物体，认识母亲、奶瓶；6～7个月目光可垂直移动，喜欢红色、黄色、橙色；8～9个月出现视深度感觉，能看小物体；1.5～2岁可注视3 m远处小玩具，能区别形状，喜看图画；2岁能区别垂直线与横线；5岁能区别颜色；6岁深度视觉充分发育，视力1.0。

2. 听感知的发育　新生儿有良好的听觉灵敏度，稍响一点的声音会引起细微的动作改变。1个月时能分辨"吧"和"啪"的声音；3个月出现定向反应，头转向声源；6～7个月能区别父母声音，唤其名有反应；8个月开始区别语言的意义，听懂自己的名字；10个月能听到声音，两眼迅速看向声源；1～2岁能区别不同高低的声音，听懂简单吩咐；3岁能更精细区分不同声音；4岁听觉发育完善。

3. 知觉的发育　知觉为人对事物的综合反映，包括空间知觉和时间知觉。5～6个月已有手眼协调动作，通过看、咬、触、闻等活动了解物体各方面的属性。1岁末开始有空间和时间知觉；3岁能辨上下；4岁能辨前后；4～5岁时能区别早上、晚上、今天、明天、昨天的时间概念；5岁能辨左右；5～6岁时能区别前天、后天、大后天。

【运动功能的发育】

小儿运动功能的发育与脑的发育、神经纤维髓鞘化的时间与程度有关。小儿动作的发育遵循一定的规律（首尾规律）：从泛化到集中（动作由全身泛化到局部，不协调到协调，不精确到精确）、自上到下（动作的发展自头端向足端发展）、由近到远（运动从身体的中部开始向四肢远端）、先正后反（正面动作先于反面动作）。

1. 大运动发育

（1）抬头　新生儿俯卧位时能抬头1～2 s，3个月时抬头较稳，4个月时抬头很稳并能自由转动。

（2）翻身　婴儿5个月时能从仰卧位翻至俯卧位，6个月时能从俯卧位翻至仰卧位。

（3）坐　婴儿6个月时能双手向前撑住独坐，8个月时能坐稳并能左、右转身。

（4）爬　婴儿7～8个月时已能用手支撑胸腹，使上身离开床面或桌面，有时能在原地转动身体；8～9个月时可用上肢向前爬；12个月左右爬时可手、膝并用；18个月时可爬上台阶。

（5）站、走、跳　婴儿5～6个月扶立时双下肢可负重，并上、下跳动；9个月时可扶物站立；11个月时可独自站立片刻；15个月可独自走稳；18个月时能跑及倒退行走；2岁时能双足跳；3岁时能双足交替走下楼梯。

2. 精细运动发育　新生儿两手握拳不易松开，3～4个月可胸前玩手，开始有意识地用双手取物；6～7个月时能用单手抓物，出现换手及捏、敲等探索性动作；9～10个月时可用拇指、示指捏拾物体，能将乳瓶的乳头放入口中；12～15个月时学会用匙，自己用杯子喝水，能叠起2块积木，乱涂画；18个月时会掷球，能叠3～4块方积木；2岁时可

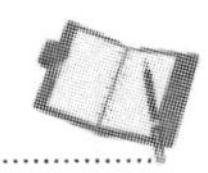

逐页翻书;3 岁时在成人的帮助下会穿衣服,能画圆圈及直线;4 岁会穿衣服、鞋帽,会刷牙;5 岁时可画出人体的六部分,写出自己的名字。

【语言发育】

语言是小儿适应人类社会的重要工具。语言的发展对儿童神经、心理的发展起着重要影响。语言发育受语言中枢管理,还需有正常的听觉和发音器官,与周围人群的语言交往也是促进语言发育必不可少的条件。语言发育要经过发音、理解和表达 3 个阶段。

1. 发音阶段　2 个月发出和谐喉音,如“啊”“咿”“呜”等元音;7 ~ 8 个月无意识叫爸爸、妈妈。

2. 理解语言阶段　9 个月听懂简单词句,10 个月能有意识叫爸爸、妈妈。

3. 表达语言阶段　1 岁能简单叫出常用物品名称,1.5 ~ 2 岁会说 2 ~ 3 字构成的词组;2 岁会说简单的句子;2 ~ 3 岁是语言发展的快速阶段,也是语言表达的关键期,词汇量可达 1000 个左右;3 ~ 4 岁能说短的歌谣,会唱歌;5 岁后说话接近成人,能讲完善的故事。

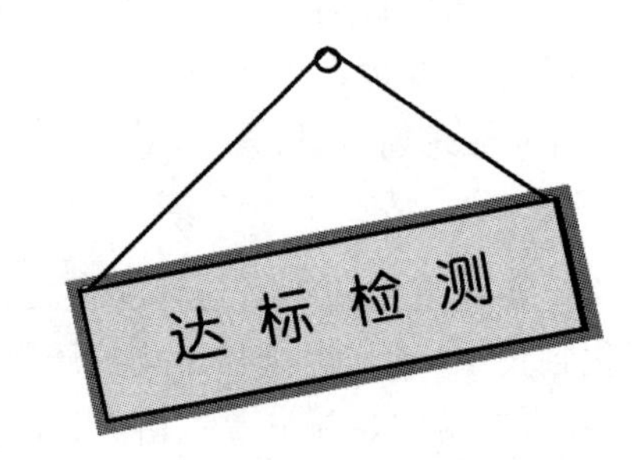

知识拷贝

【A1 型题】

1. 生长发育遵循的规律正确的是(　　)
   A. 自下而上　　B. 由远到近
   C. 由细到粗　　D. 由简单到复杂
   E. 由高级到低级

2. 以下哪个是反映小儿生长发育,尤其是反映营养状况的重要指标(　　)
   A. 身长　　B. 头围
   C. 体重　　D. 胸围
   E. 皮下脂肪

3. 8 月龄小儿的标准体重为(　　)
   A. 6 kg　　B. 7 kg
   C. 8 kg　　D. 9 kg
   E. 10 kg

4. 三岁小儿的平均身长是(　　)
   A. 71 cm　　B. 75 cm

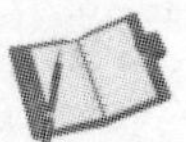

C. 81 cm　　D. 85 cm
E. 95 cm

5. 乳牙萌出延迟是指(　　)
A. 5 个月婴儿未出　　B. 7 个月婴儿未出
C. 9 个月婴儿未出　　D. 10 个月婴儿未出
E. 12 个月婴儿未出

6. 2 岁以内小儿乳牙数可按下列哪个公式计算(　　)
A. 月龄-(2~4)　　B. 月龄-(2~6)
C. 月龄-(2~8)　　D. 月龄-(4~6)
E. 月龄-(4~8)

7. 5 岁小儿的平均身高、体重及头围约是(　　)
A. 身高 90 cm、体重 12 kg、头围 44 cm　　B. 身高 95 cm、体重 14 kg、头围 46 cm
C. 身高 100 cm、体重 16 kg、头围 48 cm　　D. 身高 105 cm、体重 18 kg、头围 50 cm
E. 身高 110 cm、体重 20 kg、头围 54 cm

8. 小儿前囟的正常闭合时间是(　　)
A. 3~4 个月　　B. 4~6 个月
C. 6~12 个月　　D. 1~1.5 岁
E. 2~2.5 岁

【A2 型题】

9. 一健康小儿，前囟约 2 cm×2 cm，开始出牙，身长 65 cm，体重 7 kg，可辨认熟人和陌生人，可独坐片刻，发出单音节，其年龄大约是(　　)
A. 1~2 个月　　B. 3~4 个月
C. 6 个月　　D. 8~9 个月
E. 12 个月

10. 一个健康小儿，体重 7.8 kg，身长 67 cm，会翻身，能独坐，不会爬，能认识熟人和陌生人，能发出“ba、ba”“ma、ma”等复音，但无意识，能听懂自己的名字，其最可能的月龄是(　　)
A. 3 个月　　B. 5 个月
C. 7 个月　　D. 9 个月
E. 11 个月

【A3 型题】

(11~13 题共用题干)

某小儿，营养发育中等，身长 75 cm，头围与胸围相等，能听懂自己的名字，能说简单的单词，两足贴地能独站数秒，不能独立行走。

11. 该小儿的年龄可能是(　　)
A. 4 个月　　B. 6 个月
C. 8 个月　　D. 12 个月
E. 18 个月

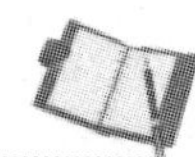

12. 该小儿的体重应是( )

A. 6 kg　　B. 8 kg

C. 9 kg　　D. 12 kg

E. 15 kg

13. 该小儿的头围可能是( )

A. 34 cm　　B. 36 cm

C. 40 cm　　D. 44 cm

E. 46 cm

知识应用

1. 何谓生长发育？影响小儿生长发育的因素有哪些？

2. 小儿生长发育有哪些规律？

3. 前囟什么时间闭合？前囟有何临床意义？

4. 体重是反映小儿________和________的灵敏指标，也是临床计算________、________和________的主要依据，正常新生儿出生时的平均体重为________kg。

5. 身长是指从________到________的全身垂直长度，是反映________的重要指标，正常新生儿出生时平均身长为________cm。

任务三　小儿营养与喂养的认知

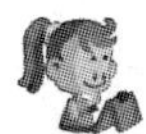

案例导学

宝宝，男，3 个月，体重 5 kg，前囟 2 cm×2 cm，头围 36 cm，会抬头。因其母亲有病，不能继续实施母乳喂养，请你指导家属正确为宝宝进行人工喂养。

案例思考：

1. 宝宝现在选择什么样的乳制品合适？每日的乳量是多少？每次给多少毫升？

2. 喂奶中间需要加喂水吗？若需要应给多少？

3. 人工喂养宝宝时应注意什么？

活动 1　能量与营养素需要的评估

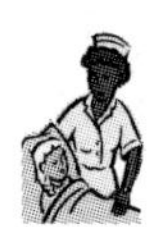

活动引入

问题：

1. 小儿能量需求包括哪几方面？哪项是小儿特有的？

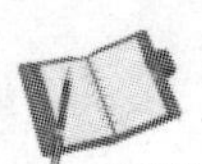

2. 小儿每日所需要的能量，均来源于什么物质呢？

3. 婴儿期每日每千克体重所需的能量和水分别是多少？

4. 你知道小儿生长发育过程需要哪些营养素吗？哪些食物中含有这些营养素？（举例说明）

营养是小儿生长发育的物质基础，年龄越小，生长发育越快，代谢越旺盛，对营养的需要相对越多，但其消化功能越差，喂养不当易发生消化功能紊乱、营养不良、发育迟缓等。所以，对小儿实施合理的营养具有重要意义，做好小儿的营养与喂养指导是儿童保健的重要措施。

【能量的需要】

能量是维持机体新陈代谢的基础，主要由食物中的碳水化合物、脂肪和蛋白质供给，1 g 蛋白质产生能量 17 kJ，1 g 脂肪产生能量 38 kJ，1 g 碳水化合物产生能量 17 kJ。小儿每日需要能量包括以下五个方面：

1. 基础代谢　是指在安静状态下维持机体最基本的生命活动所需要的能量。小儿基础代谢所需的能量比成人多，且年龄越小所需越多。婴儿期占总能量需要的 50% ~ 60%，以后逐渐减少，12 岁时与成人需要量接近。

2. 生长发育　是小儿特有的能量需要，并与生长发育的速度成正比。婴儿期此部分能量需要最多，占总能量需要的 25% ~30%，以后逐渐减少，进入青春期，此项需要又增加。

3. 食物的特殊动力作用　是食物在消化、吸收及其在体内代谢的过程中所需要的能量。在蛋白质、脂肪和碳水化合物三大营养素中，蛋白质的特殊动力作用最大，其次为脂肪与碳水化合物。婴儿期饮食中蛋白质含量较高，此项能量消耗较多，占总能量需要的 7% ~8%，混合膳食的年长儿约占 5%。

4. 活动需要　小儿活动所需能量与其活动的类型、强度及持续时间有关。一般年龄越小，活动所需要的能量越少，婴儿期占总能量需要的 15% ~20%，以后逐渐增加，但此项能量需要个体差异较大，爱哭闹、爱活动的小儿与同年龄安静小儿相比，活动所需的能量可多 3 ~4 倍。

5. 排泄损失　指每日摄入的供能食物中未经消化、吸收与利用就被排泄于体外的部分。一般不超过摄入总能量的 10%。呕吐、腹泻时，该项损失明显增加。

以上五个方面能量需要的总量就是小儿总的能量需要量。婴儿期平均需要 460 kJ/(kg·d)，以后逐渐减少，每增长 3 岁减少 42 kJ/(kg·d)，15 岁时为 250 kJ/(kg·d)。婴儿每日所需总能量中，50% ~60% 来自糖类，35% ~50% 来自脂肪，10% ~15% 来自蛋白质。

【营养素的需要】

1. 蛋白质　是构成人体细胞、组织的重要物质，也是酶、激素、抗体等不可缺少的成分。小儿生长发育迅速，需要的蛋白相对较多。母乳喂养儿需要 2 g/(kg·d)，牛乳喂养儿需要 3.5 g/(kg·d)，混合喂养儿需要 3 g/(kg·d)。主要来源于乳类、蛋、瘦肉、鱼和豆类。长期缺乏蛋白质可发生营养不良、生长发育障碍、免疫力低下及水肿等；蛋

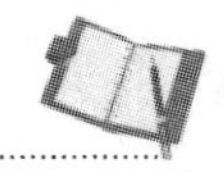

白质过量又可造成便秘、消化不良。

2. 脂肪　是人体细胞和组织的重要成分。参与细胞膜和细胞核的构成，提供并促进脂溶性维生素的吸收，具有保暖和保护脏器的作用。来源于食物中的乳类、肉类、植物油或由体内糖类和蛋白质转化而来，必需脂肪酸（如亚麻油酸）必须由食物供给。婴幼儿脂肪需要量为 4～6 g/(kg·d)。长期缺乏脂肪可致小儿体重不增，发生营养不良及脂溶性维生素缺乏等；脂肪过多又影响食欲，发生腹泻。

3. 碳水化合物　是人体最重要的供能物质。来源于乳类、谷类、水果、糖类、豆类、蔬菜等。婴儿 10～12 g/(kg·d)，儿童 10 g/(kg·d)，成人 4～6 g/(kg·d)。

4. 维生素　维生素构成体内某些辅酶成分，参与和调节体内各种代谢过程，是维持人体正常生理活动和生长发育所必需的营养素。每日需要量很少，大多数体内不能合成，必须从食物中获得。根据溶解性可分为脂溶性（维生素 A、维生素 D、维生素 E、维生素 K）和水溶性（维生素 B 族和维生素 C）两大类。各种维生素的需要量及来源见表 2-2。

表 2-2　维生素的需要量及来源

种类	每日需要量	来　源
维生素 A	2000～4500 IU	肝、牛乳、奶油、鱼肝油、番茄、胡萝卜
维生素 D	400～800 IU	皮肤合成；鱼肝油、肝、蛋黄
维生素 K	1～2 mg	肝、蛋、豆类；肠内细菌合成
维生素 B_1	0.5～1.5 mg	米糠、麦麸、豆类、花生；肠内细菌合成
维生素 B_2	1～2 mg	肝、蛋、乳类、蔬菜、酵母
维生素 B_6	1～2 mg	各种食物；肠内合成
维生素 B_{12}	1 μg	肝、肾、肉类
叶酸	0.1～0.2 mg	绿叶蔬菜、肝、肾、酵母
维生素 C	30～50 mg	各种新鲜蔬菜、水果

5. 矿物质　矿物质在电解质代谢、维持渗透压及酸碱平衡、骨骼的生长、造血、内分泌激素的合成、免疫系统和神经的发育方面起着非常重要的作用。包括常量元素（每日需要量在 100 mg 以上，如钾、钠、氯、钙、镁、磷等）和微量元素（每日需要量少，如铜、锌、硒、碘、铁等）。婴幼儿期最易缺乏的是钙、磷、铁。各种矿物质的需要量及来源见表 2-3。

6. 水的需要　水是体液的主要组成成分，参与机体的一切代谢和生理功能，是维持生命所必需的物质。小儿年龄越小，新陈代谢越旺盛，水的需要量也相对越多。婴儿期约需 150 mL/(kg·d)，以后每增长 3 岁减去 25 mL/(kg·d)，成人期约需 50 mL/(kg·d)。

7. 膳食纤维　来自植物细胞壁，不被肠道消化酶所水解，可吸收水分，使粪便体积增加，促进排便，虽无营养素的功能，但对肠道的排便有重要的调节作用。膳食纤维包

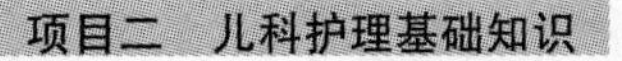

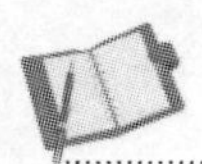

括纤维素、半纤维素、木质素及果胶。小儿摄入量为20～35 g/d,可从谷类、新鲜蔬菜、水果中获得。

表2-3　矿物质的需要量及来源

种类	每日需要量	来　源
钾	1～2 g	豆类、谷类、鱼类、禽类、肉类、乳类
钠、氯	0.5～3 g	食盐、乳类
钙	约1 g	乳类、蛋类
磷	约1.5 g	乳类、肉类、豆类、谷类
铁	5～15 mg	肝、蛋黄、血、豆类、肉类、绿叶蔬菜、杏、桃
铜	1～3 mg	肝、肉、鱼、牡蛎、全谷、坚果、豆类
锌	5～15 mg	肝、蛋、肉、全谷、豆类、酵母
镁	200～300 mg	谷类、豆类、坚果、肉类、乳类
碘	40～100 μg	海带、紫菜、海鱼

活动2　小儿喂养认知

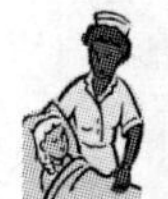

活动引入

问题:

1. 为什么要提倡母乳喂养?
2. 正确的母乳喂养方式是什么?
3. 如何为婴儿正确断奶?
4. 何谓人工喂养?人工喂养的婴儿怎样给予护理?
5. 鲜牛乳如何配制合适婴儿使用?

【婴儿喂养】

婴儿喂养的方法分为母乳喂养、混合喂养和人工喂养三种,其中以母乳喂养最为理想。

1. 母乳喂养　母乳是婴儿最理想的天然食品,应积极指导母亲实施母乳喂养。一般健康母亲的乳汁分泌量可以满足4～6个月婴儿营养需要。

(1)母乳成分　母乳的成分受产后的不同时间、每次哺乳时泌乳先后的影响。可分为初乳、过渡乳、成熟乳和晚乳。

1)初乳　产后5 d以内的乳汁,量少,内含脂肪较少而以免疫球蛋白为主的蛋白质多,维生素A、牛磺酸和矿物质的含量较丰富,有利于新生婴儿的生长及抗感染。

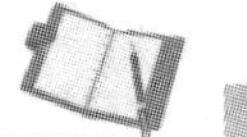

2)过渡乳　产后5～10 d的乳汁,总量增多,脂肪含量增高,蛋白质及矿物质逐渐减少。

3)成熟乳　产后11 d～9个月的乳汁,总量达高峰,泌乳总量每天可达700～1000 mL,随泌乳量的增加,所含蛋白质则更少。

4)晚乳　产后10个月后的乳汁,量和成分均不能满足小儿的需要。

(2)母乳的优点

1)营养价值和消化吸收率高　母乳中蛋白质、脂肪、糖的比例适宜(1∶3∶6)能充分消化吸收。①蛋白质以乳清蛋白为主,遇胃酸时凝块较小,有利于婴儿消化,生物利用率高;②脂肪含不饱和脂肪酸较多,可供给丰富的必需脂肪酸,脂肪颗粒小,含有脂肪酶,易于消化、吸收;③含乙型乳糖多,可促进双歧杆菌生长,从而抑制大肠杆菌生长,减少腹泻的发生;④矿物质含量较低,对胃酸的缓冲力小,有利于消化,同时减轻了婴儿的肾负担,且钙磷比例适宜(2∶1),有利于钙的吸收;⑤母乳中含有较多的消化酶,有利于食物的消化、吸收;⑥母乳中含有各种维生素及微量元素,适合婴儿生长发育的需要。

2)增强婴儿免疫力　母乳中免疫成分较多,如含有丰富的ZA、多乳铁蛋白、溶菌酶、双歧因子、巨噬细胞、中性粒细胞、T和B淋巴细胞等,可提高婴儿肠道局部和全身的抗感染能力,减少感染的发生。

3)促进智力的发展　母乳中含有较多的优质白蛋白、必需氨基酸、乳糖、卵磷脂、不饱和脂肪酸及调节因子等,可以促进神经系统发育。同时哺乳时,母子之间通过抚摸、拥抱、对视、语言等接触,给婴儿以安全、舒适、满足和愉快感,有利于母婴之间情感的建立,促进婴儿智能和心理的发展。

4)母乳喂养卫生、简便　母乳量随小儿的生长而增加,温度适宜,不易污染,方便、经济、卫生、安全。

5)母乳喂养有利于乳母产后的恢复和健康　哺乳时婴儿吸吮乳头的刺激能促进催乳素分泌,可促使产后子宫的复旧,减少产后出血、产褥感染,推迟月经复潮,有利于计划生育,还可以减少乳腺癌、卵巢癌的发病率。

(3)母乳喂养的护理

1)鼓励母乳喂养,积极宣传母乳喂养的优点。

2)合理营养,适量活动,充足睡眠促进乳母健康。

3)指导正确哺乳

▲哺乳时间　正常新生儿出生后30 min内开奶;1～2个月不定时,按需供给;3～4个月时可2～3 h喂哺1次;3～4个月以后逐渐延长至3～4 h喂哺1次,午夜停1次,每日喂哺5～6次。每次哺乳持续时间15～20 min。

▲促进乳汁分泌　为保证乳汁正常分泌,乳母应有充足的睡眠和休息,保证心情愉快,避免紧张、焦虑等不良心理状态。乳母应摄入足够的营养。避免进食辛、辣刺激性食物及吸烟、饮酒等,避免滥用药物。

▲喂哺技术指导　①喂哺前:先给婴儿更换尿布,洗净双手,用温水清洗乳头;②哺乳时:母亲怀抱婴儿,使婴儿头、肩部枕于母亲哺乳侧肘弯部,使口含乳头及乳晕大部分而不致堵鼻(图2-7),可采取“剪刀式”或“拇四指托乳房法”喂哺姿势(图2-8);③喂哺后,将婴儿抱直,头部靠在母亲肩上,轻拍背部(图2-9),使胃内空气排出,然后保持右侧卧位,以防溢乳。

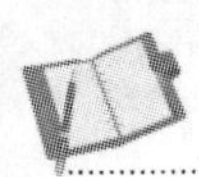
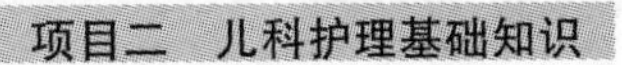

▲注意事项　乳母患严重全身性疾病如慢性肾炎、糖尿病、恶性肿瘤、癫痫、心功能不全、急慢性传染病(如肝炎、结核)等不宜哺乳;若患乳腺炎则暂不哺患侧,但仍要定时将乳汁排空,并积极治疗。

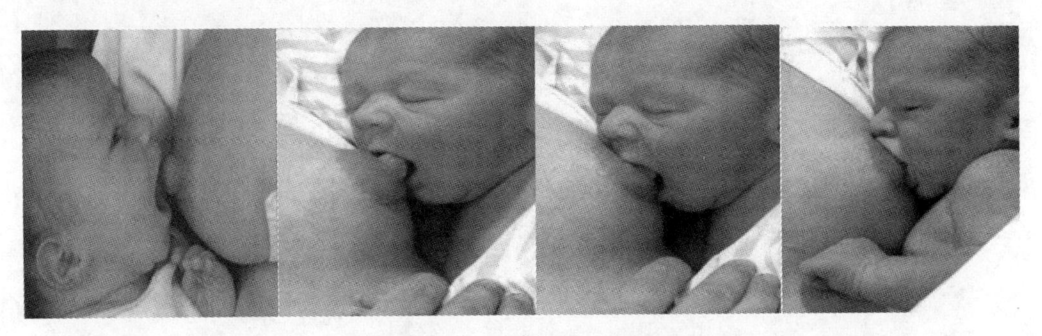

图2-7　喂哺含乳示意图

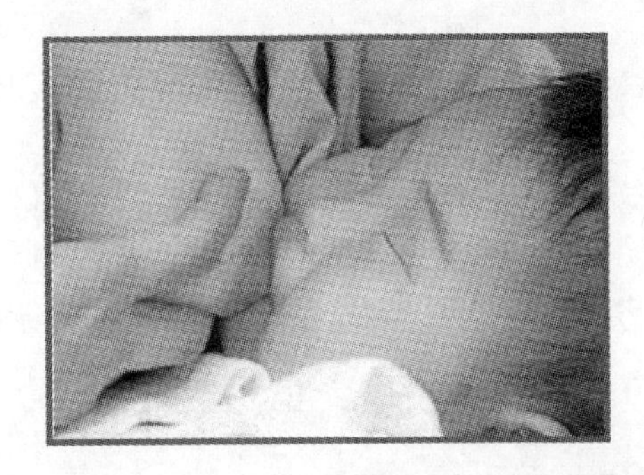

(1)"剪刀式"

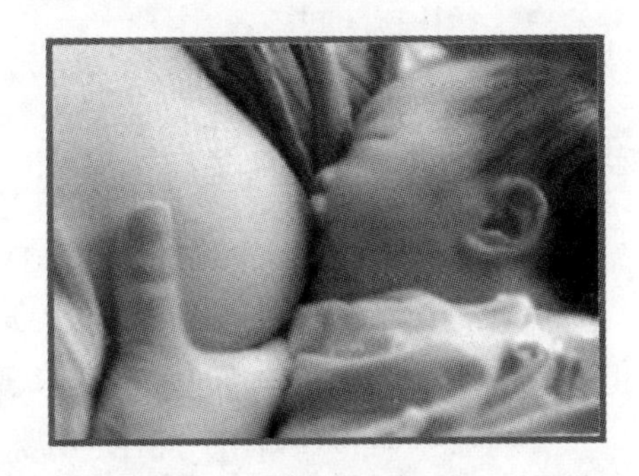

(2)拇四指托乳房法

图2-8　哺喂法

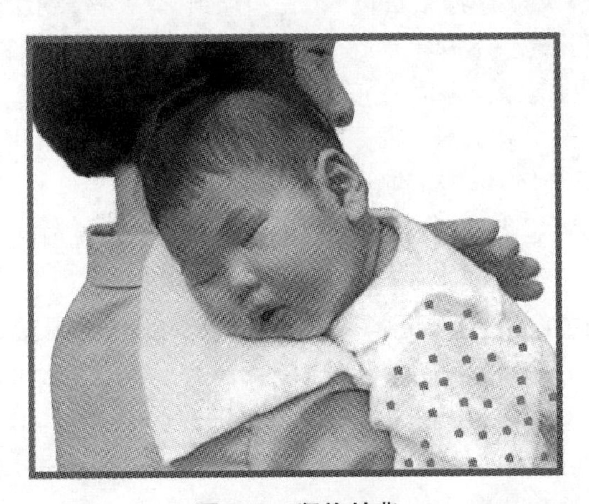

图2-9　竖抱拍背

4)指导断奶:随着小儿月龄的增长,母乳的分泌量和各种营养成分已不能满足婴儿的营养需要;同时乳牙逐渐萌出,消化功能不断增强,婴儿可逐渐适应其他种类、非流质性食物,一般从4~5个月开始逐渐添加辅食,8个月后减少母乳次数,为断奶做准备,10~12个月可完全断乳。但遇小儿生病、夏季天气炎热时,可暂缓断乳,乳量充足

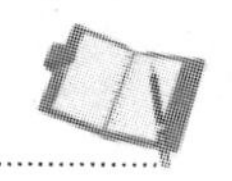

者可适当推迟断乳，最迟断乳时间不宜超过1岁半。

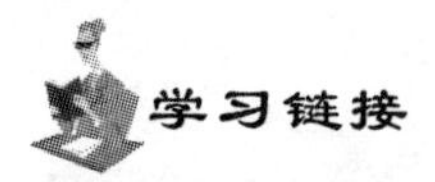

学习链接

婴儿乳量充足表现

①婴儿吃奶后的表现能安然入睡，且一次睡眠时间可达3 h左右；② 喂奶时能听到宝宝咽奶的声音，有时奶汁从嘴角边溢出；③婴儿每天大便3～4次，色泽金黄，呈黏糊状；④乳量充足的婴儿，一昼夜至少排尿6～8次(即更换6次以上湿尿布)。

2. 混合喂养　指母乳与牛乳或其他代乳品混合喂养的方法，又称部分母乳喂养。分补授法和代授法两种：

(1)补授法　母乳分泌量不足时，每次先喂母乳，将乳房吸空，不足部分再以其他乳品补充，称补授法。

(2)代授法　乳汁足够，但因特殊原因不能按时哺喂，在两次母乳喂哺之间，用乳品或代乳品代替一至数次母乳喂养者称代授法。

3. 人工喂养　6个月以下婴儿，因母乳缺乏或其他原因，不能采用母乳喂养，而用牛乳、羊乳或其他代乳品喂养者称人工喂养。

(1)常用乳品及代乳品

1)牛乳　①蛋白质含量较母乳高，其中酪蛋白占总蛋白的80%(而人乳中仅占20%)；②脂肪含量与人乳相似，但脂肪颗粒大、缺乏脂肪酶、所含的不饱和脂肪酸较低，仅为2%(人乳含8%)；③乳糖含量少，主要为甲型乳糖，利于大肠杆菌生长；④矿物质较多，可降低胃酸浓度，不利于消化，并可增加肾的溶质负荷，且含磷高，钙磷比例不适，不利于钙的吸收；⑤缺乏各种免疫因子，且容易被细菌污染。

2)羊乳　其成分与牛乳大致相同，蛋白质凝块较牛乳细而软，但维生素B_{12}、叶酸含量少，长期哺羊乳易致巨幼红细胞性贫血。

3)其他代乳品　如豆浆、豆浆粉等，适用于对牛乳蛋白过敏的婴儿。

(2)牛乳制品

1)鲜牛乳的配制　鲜牛乳经过稀释、加糖、煮沸而改变性质，使之能适宜于婴儿营养需要和消化能力。①稀释：为降低牛乳中酪蛋白和矿物质的比例，可加水或米汤进行稀释；②加糖：一般每100 mL牛乳中加5～8 g糖，以弥补能量不足的缺点；③煮沸：一般煮沸3～4 min，达到灭菌目的，同时使蛋白质变性，在胃中的乳凝块变小易于吸收；④加维生素：添加果汁，弥补牛乳加工之后的维生素不足。

2)全脂奶粉：由鲜牛奶经加工处理后，制成干粉，较鲜牛乳易消化并减少过敏的可能性。按重量1∶8(1份奶粉加8份水)或按容量1∶4(1勺奶粉加4勺水)配成全牛奶，其成分与鲜牛奶相似。

3)婴儿配方奶粉　是以牛乳为基础进行改造，使其营养成分尽量接近母乳的奶制品。在不能进行母乳喂养时，婴儿配方奶粉是优先选择的乳品。

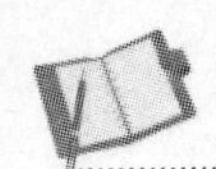

(3)人工喂养的护理

1)乳量计算　应根据婴儿每日总能量和水的需要量进行计算。婴儿每日需要能量460 kJ/kg,水量150 mL/kg。每100 mL全牛乳供能270 kJ,水分约100 mL,若在100 mL牛乳中加入8 g糖,能再提供能量136 kJ,故8%的糖牛乳每100 mL供能达410 kJ,供给婴儿8%的糖牛乳110 mL/(kg·d),基本上能满足其能量与蛋白质的需要。故计算公式为:

每日牛乳需要量(mL)=体重(kg)×110(mL/kg)

每日补水量(mL)=体重(kg)×(150-110)(mL/kg)

=体重(kg)×40(mL/kg)

每日乳中加糖量(g)=总牛乳量×8%

例如:3个月婴儿,体重5 kg。计算每日需配牛乳多少量?牛乳中需加多少糖?除牛乳外每日尚需供水多少?每天喂哺几次、每次喂多少?两次喂乳间另外喂多少水?

牛乳量:110 mL/kg×5 kg=550 mL;牛乳中加入糖的量:550 mL×8%=44 g;另需供水量:40×5 kg=200 mL。若每日喂哺7次,每次喂牛乳量(550 mL÷7)≈70 mL,两次喂乳间另外喂(200 mL÷6)≈35 mL。

2)喂哺方法　①喂哺技术同母乳喂养,须注意的是奶瓶倾斜程度应使奶头充满乳汁,以避免小儿在吸奶同时吸入空气;②选择适宜的奶瓶和奶头(正常儿按月龄选择);③哺喂前先将乳汁滴在喂哺者前臂内侧中下1/3交界处测试温度,以不烫手为宜;④每3~4 h喂一次,随月龄增加,增加牛奶量,减少喂奶次数;⑤每次喂养所用奶瓶和奶头及配乳所用食具、用具等均应清洗煮沸消毒。

4.辅助食品的添加

(1)辅食添加目的　补充乳类中营养素的不足,如维生素B_1、维生素C、维生素D,微量元素铁、锌等,并为断乳做好准备。

(2)辅食添加原则　应在小儿健康、消化功能正常时添加。应循序渐进,由少到多、由稀到稠、由细到粗、由一种到多种。

(3)辅食添加顺序　各种辅食添加的时间和顺序见表2-4。

表2-4　辅食添加的顺序

月龄	食物性状	食物种类	供给的营养素
1~3个月	液体	水果汁、菜汤 鱼肝油制剂	维生素C和矿物质 维生素A、维生素D
4~6个月	泥状	水果泥、菜泥、米汤、蛋黄、动物血	维生素、纤维素、矿物质、铁、动物蛋白质、铁
7~9个月	沫状	水果、菜末、粥、烂面、饼干、豆腐、植物油、蛋、鱼泥、肝泥、肉末	维生素、纤维素、矿物质、植物蛋白、脂肪、维生素、动物蛋白质、铁
10~12个月	碎食	水果、碎菜、软饭、挂面、面包、豆制品、蛋、鱼肉、碎肉	维生素、纤维素、矿物质、蛋白质

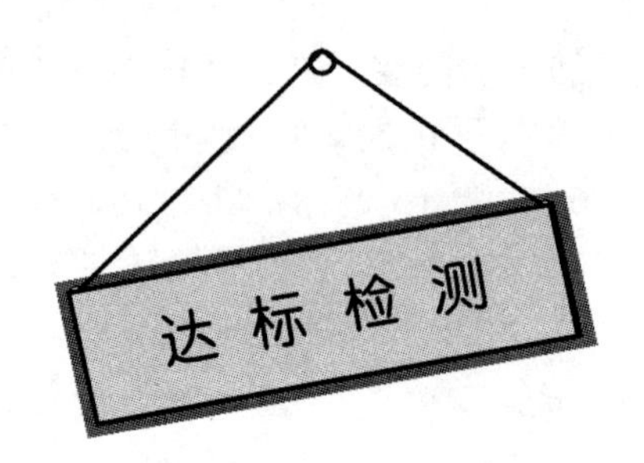

知识拷贝

【A1 型题】

1. 小儿热量需要与成人最主要不同之处是（　　）
   A. 基础代谢所需　　B. 活动所需
   C. 生长发育所需　　D. 食物的特殊动力
   E. 排泄损失
2. 婴儿合理膳食中，蛋白质、脂肪、糖占总能量的（　　）
   A. 15%、50%、35%　　B. 35%、15%、50%
   C. 50%、35%、15%　　D. 35%、50%、15%
   E. 15%、35%、50%
3. 初乳的特点是（　　）
   A. 分泌量较多　　B. 脂肪含量较多
   C. 免疫球蛋白含量多　　D. 蛋白质含量少
   E. 缺乏矿物质
4. 能随乳汁分泌的免疫球蛋白是（　　）
   A. sIgA　　B. IgD
   C. IgG　　D. IgM
   E. IgE
5. 母乳喂养指导不当的是（　　）
   A. 出生后 30 min 开奶　　B. 每次哺乳后喂水
   C. 固定 2～3 h 喂 1 次　　D. 每次哺乳 15～20 min
   E. 10～12 个月完全断奶
6. 关于母乳喂养的时间及次数，下列哪项不正确（　　）
   A. 生后半小时内喂哺
   B. 1～2 个月定时喂哺，每 3 h 喂 1 次
   C. 3 个月后夜间可停喂哺 1 次，每日 6～7 次
   D. 每次 15～20 min
   E. 哺乳次数及时间依小儿吸吮能力及生活能力而定
7. 婴儿哺乳结束后，应竖抱婴儿，轻拍其后背的目的是（　　）
   A. 预防感染　　B. 增强食欲

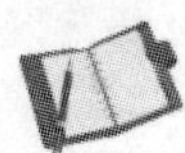

C. 镇静　　D. 促进哺乳
E. 防止溢乳

8. 5 kg 婴儿每日需要 8% 糖牛乳量为（　　）
A. 100 ~ 110 mL　　B. 200 ~ 220 mL
C. 400 ~ 440 mL　　D. 500 ~ 550 mL
E. 600 ~ 660 mL

【A2 型题】

9. 患儿，男，6 个月，母乳喂养，每日 6 ~ 7 次，为了保证小儿的营养摄取，护士对其家长进行辅食添加的健康指导，正确的是（　　）
A. 由粗到细　　B. 由稠到稀
C. 由少到多　　D. 由多到少
E. 由多种到一种

【A3 型题】

（10 ~ 12 题共用题干）
有一 4 个月健康婴儿，因无母乳，寻求喂养指导。

10. 喂养该婴儿应宜选用的乳品是（　　）
A. 鲜牛奶　　B. 鲜羊奶
C. 酸牛奶　　D. 全脂奶粉
E. 婴儿配方奶粉

11. 该婴儿每天的乳配方是（　　）
A. 乳量 600 mL，水 210 mL　　B. 乳量 650 mL，水 230 mL
C. 乳量 700 mL，水 250 mL　　D. 乳量 750 mL，水 270 mL
E. 乳量 800 mL，水 290 mL

12. 该婴儿暂时不宜进食的食物是（　　）
A. 米糊　　B. 鱼肝油
C. 饼干　　D. 菜泥
E. 水果泥

知识应用

1. 为什么要提倡母乳喂养？
2. 牛乳有何缺点？如何矫正？
3. 如何为婴儿正确断奶？

任务四　儿童保健认知

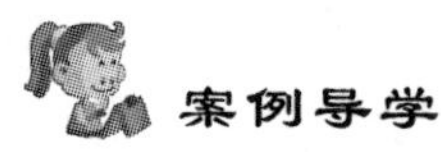

案例导学

宝宝,女,体重6.5 kg,身长60 cm,前囟约2 cm×2 cm,刚开始出牙,能发单音,可以独坐片刻,能辨认陌生人与熟人,能伸手取玩具。

案例思考:

1. 请综合分析推测宝宝的年龄期特点是什么?
2. 这一期的保健重点是什么?

活动1　不同年龄期小儿的保健认知

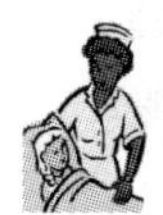

活动引入

问题:

1. 不同年龄期小儿的保健特点是什么?
2. 新生儿保健如何进行家庭访视?

【胎儿期及围生期保健】

1. 产前保健　避免不良因素影响,预防先天畸形;保证充足营养,预防先天性营养缺乏症;注意劳逸结合,保证孕母良好的生活环境;定期产前检查,防止难产、围生期缺氧等异常产发生。

2. 产时保健　提高助产技术,预防产伤和防止产时感染、缺氧、损伤等。

3. 产后感染　预防及处理新生儿各种疾病,做好围生期监护,以降低异常产、早产、窒息、缺氧和感染发生率。

【新生儿期保健】

建立新生儿家庭访视制度是新生儿期保健的重点,其包括:

1. 初访　指新生儿出院回家后1～2 d内访视。了解出生情况、生后基本状况、母乳分泌情况、详细体检(观察新生儿呼吸、面色、睡眠、哭声、皮肤、黏膜与脐部等),指导母乳喂养及护理。

2. 周访　指生后5～7 d内访视。主要了解新生儿吸吮、哭声、大小便情况及喂养和护理过程中出现新的问题,检查新生儿黄疸程度和脐带是否脱落。

3. 半月访　指生后10～14 d内访视。检查黄疸消退情况,体重是否恢复至出生体重。

4. 满月访　指生后27～28 d内访视。重点了解喂养、护理情况,进行全面体格检查。

【婴儿期保健】

1. 合理喂养　6个月以内婴儿提倡母乳喂养，按时添加辅食。

2. 日常护理　每日早晚清洗面部，晚上清洗臀部，有条件者每日沐浴。保持会阴部清洁，大便后会阴部清洁护理；衣着应简单，宽松易脱穿，选择柔软、纯棉质地吸水性能较好的面料；培养良好的睡眠习惯，睡前应避免过度兴奋，保持身体清洁、干爽，舒适；增加户外活动，呼吸新鲜空气和晒太阳，进行皮肤抚触、温水浴和擦浴锻炼。

3. 防止意外　婴儿期常见的意外事故有异物吸入、中毒、窒息、跌伤、触电、烧伤等。应指导家长预防意外损害的发生。

4. 预防疾病和促进健康　根据年龄特点定期进行体格检查，监测生长发育。指导家长按计划免疫程序完成基础免疫，预防急性传染病的发生。

5. 早期教育　训练大小便，训练视、听能力，促进动作的发展及语言的培养。

【幼儿期保健】

1. 合理喂养　加强膳食管理，指导家长掌握合理的喂养方法和技巧；食物多样化，注意培养幼儿良好的进食和饮食习惯；强调三餐二点制。

2. 日常护理　幼儿衣着应保暖、宽松、轻便，利于自己穿脱与活动；颜色应鲜艳，有利于识别；保证每日12～14 h睡眠时间，睡前应避免过度兴奋；保持牙齿清洁，早期可用软布清洁幼儿牙齿表面，以后逐渐改用软毛小牙刷在家长的指导下训练自己刷牙。少吃易致龋齿的食物尤其是晚寝。可进行空气浴、日光浴、水浴或游泳和被动体操。

3. 培养良好卫生习惯　1.5～2岁的幼儿训练良好的排便习惯；培养幼儿养成饭前便后洗手的良好习惯；不随地大小便、乱扔果皮纸屑；不吃生冷和未洗的瓜果，不吃掉在地上的食物。

4. 预防疾病和意外　加强免疫接种；每3～6个月健康检查一次，监测生长发育；防止意外发生：如异物吸入、烫伤、跌伤、中毒、电击伤、交通事故等。

5. 早期教育　动作的发展；语言的发展；加强道德品质教育，学习与他人分享，互助互爱，尊敬长辈，讲文明、讲礼貌等。3岁左右的小孩应学习穿脱衣服，培养小儿的自理能力。

6. 心理行为问题　幼儿常见的心理行为包括违拗言行、发脾气和破坏行为等，家长应针对原因采取有效措施。

【学龄前期保健】

1. 合理营养　学龄前小儿饮食接近成人，食物制作要多样化，粗、细、荤、素要搭配合理。

2. 日常护理　学龄前儿童已有部分自理能力，如进食、洗脸、刷牙、穿衣、如厕等，但其动作缓慢，不协调，常需要他人协助，成人应给予鼓励，使能尽快独立完成；应培养其良好的睡眠习惯，在孩子睡眠之前进行一些轻松、愉快的活动，或听些轻柔音乐以促进其睡眠，保证每日11～12 h睡眠时间；继续进行户外活动，保证“三浴”锻炼。

3. 预防疾病和意外　继续生长发育监测，每年进行1～2次健康检查，加强计划免疫；进行安全教育，预防溺水、外伤、误服药物和中毒等意外发生。

4. 早期教育　培养独立生活能力和学习能力，加强学前教育，培养小儿关心集体、遵守纪律、团结协作，热爱劳动的好品质。

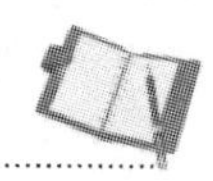

5. 心理行为问题　针对吮拇指和咬指甲、遗尿、攻击性行为等，应针对原因采取有效措施。

【学龄期与青春期保健】

1. 加强营养　培养良好饮食习惯，不挑食、不偏食、保证营养摄入，满足学习、活动和生长发育的需要。

2. 日常护理　培养良好的卫生习惯，培养学习习惯，注意用眼卫生；加强少女的经期卫生指导；保证每日 9 ~ 10 h 睡眠时间；开展各项体育活动，加强体育锻炼，增强体质。

3. 加强教育　做好智力开发与思想品德教育，学习必要的科学文化知识，树立正确的人生观、价值观和世界观。开展心理、生理卫生教育，避免青春期生理、心理问题发生。

4. 预防疾病和意外　每年进行 1 次健康检查，积极预防龋齿、肠道寄生虫病、各种传染病、急性肾炎、风湿热等常见疾病。进行安全教育，预防车祸、外伤、溺水及活动时发生擦伤、挫伤、扭伤或骨折等意外发生。

5. 心理行为问题　学龄期儿童常不适应上学，表现为焦虑、恐惧和拒绝上学。应查明原因，采取有效措施，帮助孩子适应学校生活。

活动 2　小儿计划免疫认知

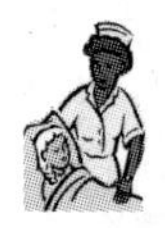

活动引入

1. 情景：

今天是预防接种日，李女士来到社区咨询，宝宝，5 个月，前两天发热，体温 38.5 ℃，现体温正常，问题：能否打预防针？若可以，应该打什么预防针？

2. 问题：

(1) 什么是计划免疫？

(2) 正确区分主动免疫和被动免疫。

(3) 列表简明儿童计划免疫程序。

(4) 预防接种的反应有哪些？

【基本概念】

1. 计划免疫　是根据小儿的免疫特点和传染病的发生情况，有计划地将具有特异性抗原性的生物制品接种于易感者机体，使其自动产生免疫力，提高儿童群体的免疫水平，达到控制和消灭传染病的目的。

2. 主动免疫　指给易感者接种特异性抗原，以刺激机体产生特异性抗体，从而产生免疫力，预防相应的传染病。主动免疫又分为两种：

(1) 自然主动免疫　患某种传染病或隐性感染后获得对该病的免疫，如麻疹、水痘等。

(2) 人工主动免疫　依靠接种疫苗、菌苗、类毒素而获得的免疫。

常用的有：①死疫苗：此类疫苗较稳定、安全、易于保存和运输，如百日咳、乙脑、伤寒疫苗等；②活疫苗：此类菌苗有效期短，须冷藏保存，如卡介苗、麻疹疫苗、脊髓灰质炎

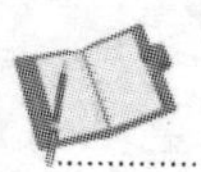

疫苗、腮腺炎疫苗等；③类毒素：如破伤风和白喉类毒素；④基因重组疫苗：如乙肝疫苗。

3. 被动免疫　指未接受主动免疫的易感者在接触传染源后，被给予相应的抗体而立即获得免疫力。被动免疫抗体在体内停留时间短，一般约 3 周，故只能作为暂时预防和用于治疗。

被动免疫常用制剂有：抗毒素、抗菌血清、丙种球蛋白、特异性免疫球蛋白等。

【计划免疫程序】

按照我国卫生部规定，婴儿必须在 1 岁内完成卡介苗（BCG），乙型肝炎病毒疫苗，脊髓灰质炎三型混合疫苗，百日咳，白喉、破伤风类毒素混合制剂，麻疹减毒疫苗的接种，以预防儿童的七种传染病（即“五苗”防“七病”）。根据流行地区和季节进行乙型脑炎疫苗、流行性脑脊髓膜炎疫苗、腮腺炎疫苗、风疹疫苗、甲肝疫苗、流感疫苗等的接种。儿童计划免疫程序见表 2–5。

表 2–5　儿童计划免疫程序

年龄	接种疫苗	
出生	卡介苗	乙肝疫苗
1 个月		乙肝疫苗
2 个月	脊髓灰质炎三价混合疫苗	
3 个月	脊髓灰质炎三价混合疫苗、百白破混合制剂	
4 个月	脊髓灰质炎三价混合疫苗、百白破混合制剂	
5 个月	百白破混合制剂	
6 个月		乙肝疫苗
8 个月	麻疹疫苗	
1.5 ~ 2 岁	百白破混合制剂	
4 岁	脊髓灰质炎三价混合疫苗	
7 岁	麻疹疫苗复种、百白破混合制剂复种、卡介苗复种	

【预防接种的注意事项】

1. 严格执行无菌操作制度，做到一人一针一管一消毒的办法，以免交叉感染。局部消毒用 2% 碘酊及 75% 乙醇或 0.5% 碘伏消毒皮肤，待干后注射；接种活疫苗、菌苗时只用 75% 乙醇消毒，以免影响接种效果。

2. 仔细核对儿童姓名、年龄以及疫苗名称，应详细询问儿童健康状况，严格按照规定的接种剂量、次数、部位接种，按规定完成全程和加强免疫。

3. 严格检查制品标签，包括名称、批号、有效期及生产单位，并做好记录；凡疫苗过期、标签不清、有裂纹、发霉、变色、异物或摇不散的凝块，均不得使用。

4. 接种前按照规定方法稀释、溶解、摇匀后使用。制品启开后，活疫苗限半小时内

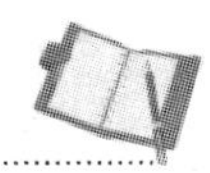

用完，死疫苗限1 h内用完。

【预防接种的禁忌证】

1. 急性传染病患者或有急性传染病接触史而未过检疫期者。

2. 发热，严重心、肝、肾疾病及活动性结核病患儿。

3. 自身免疫性疾病、免疫缺陷病患者，或应用免疫抑制剂治疗期间的患儿。

4. 接种局部皮肤化脓性感染者。

【预防接种的反应及处理】

1. 一般反应

(1)局部反应　接种后24 h左右，注射部位出现红、肿、热、痛，偶有局部淋巴结肿大。弱反应红晕直径<2.5 cm，中反应红晕直径在2.6～5 cm，强反应红晕在5 cm以上，局部反应一般持续2～3 d。如接种活菌疫苗，则局部反应出现较晚、持续时间较长。

(2)全身反应　一般于接种后24 h内出现不同程度的体温升高，多为中低度发热，持续1～2 d，弱反应者体温在37.5 ℃左右，中反应者体温在37.5～38.5 ℃，强反应者体温>38.6 ℃，有时伴有寒战、头痛、恶心、呕吐、腹泻等症状。

正常免疫反应一般无须特殊处理，经适当休息后1～2 d内即可恢复正常，对反应较重者，可做对症处理。

2. 异常反应

(1)过敏性休克　预防接种后数秒或数分钟后发生。表现为烦躁不安、面色苍白、口周青紫、四肢湿冷、呼吸困难、脉搏细速、恶心、呕吐、惊厥、大小便失禁以至昏迷。若不紧急处理，可在短期内危及生命。此时应将患儿平卧，头低位，注意保暖，立即皮下或静脉注射1∶1000肾上腺素0.5～1 mL，必要是可重复注射，并给予吸氧。

(2)晕针　儿童在空腹、疲劳、室内闷热、紧张或恐惧等情况下，在预防接种时或几分钟内，出现头晕、心慌、面色苍白、出冷汗、手足冰冷、心跳加快等症状，重者呼吸心跳减慢，血压下降，知觉丧失。此时应立即将患儿平卧，头稍低，保持安静，饮少量热开水或糖水，短时间内即可恢复正常。

(3)过敏性皮疹　以荨麻疹最为多见，一般于预防接种后几小时至几天内出现，经服用抗组胺药物后可痊愈。

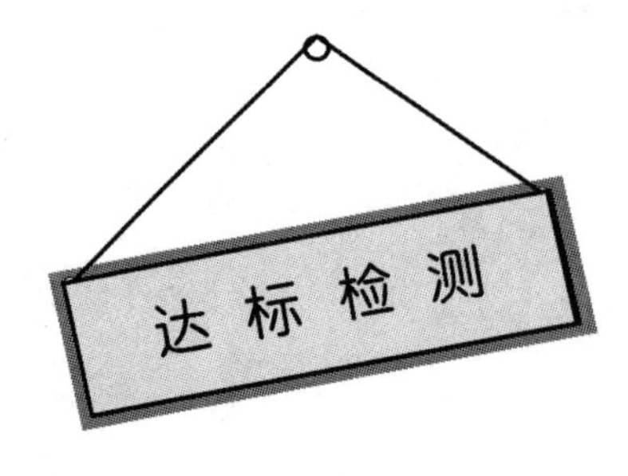

知识拷贝

1. 新生儿保健的重点在(　　)

A. 出生后1 h　　B. 出生后第1天

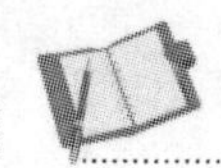

C. 出生后1周内　　D. 出生后2周内

E. 出生后1个月内

2. 新生儿期早期教育的重点是(　　)

A. 排便训练　　B. 动作训练

C. 语言训练　　D. 抚触训练

E. 视听训练

3. 接种百白破混合制剂下列哪项是错误的(　　)

A. 出生3个月初种　　B. 基础免疫需3次

C. 接种方法为皮下注射　　D. 只须在7岁加强注射一次

E. 初种剂量0.2～0.5 mL

4. 婴儿期小儿护理最重要的是(　　)

A. 预防窒息　　B. 合理喂养

C. 防止摔伤　　D. 早期教育

E. 体格锻炼

5. 美美,女,出生第2天,应指导家长做哪种疫苗预防接种(　　)

A. 卡介苗、乙肝疫苗　　B. 百白破混合制剂

C. 麻疹疫苗　　D. 乙脑疫苗

E. 脊髓灰质炎疫苗

6. 需要加强安全看护,防止意外伤害的重要时期主要是(　　)

A. 新生儿期　　B. 婴儿期

C. 幼儿期　　D. 学龄前期

E. 学龄期

7. 出生2个月内必须完成的基础免疫是接种(　　)

A. 脊髓灰质炎疫苗　　B. 卡介苗

C. 乙肝疫苗　　D. 百白破混合疫苗

E. 麻疹减毒疫苗

知识应用

1. 胎儿期的保健,对小儿的一生有何影响?

2. 什么是“五苗防七病”?

3. 案例:宝宝,女,体重6.5 kg,身长60 cm,前囟约2 cm×2 cm,刚开始出牙,能发单音,可以独坐片刻,能辨认陌生人与熟人,能伸手取玩具。

思考问题:

(1)请综合分析推测宝宝的年龄期特点是什么?

(2)宝宝目前已经完成哪些基础免疫接种?

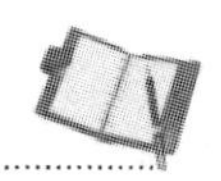

任务五　住院患儿的护理

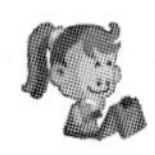

案例导学

宝宝,3岁,与奶奶在公园游玩时,不慎摔伤致右手臂骨折。住院时奶奶一再表示“都是我没有看好孙子才会这样的”,住院后患儿一直哭闹“我要回家!”,不肯配合进行治疗并拒绝任何食物、玩具。

案例思考:

1. 宝宝受伤后应怎样就诊?
2. 儿科病房的设置和成人病房相同吗?怎样设置能适合孩子的需要。
3. 患儿及家属的反应属于哪种心理反应?你应当如何对其进行护理?

活动1　儿童医疗机构的设置认知

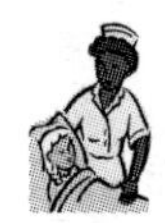

活动引入

问题:

1. 儿科医疗机构一般由几部分组成?
2. 设置预检分诊处的目的是什么?
3. 儿科抢救室应怎样设置适合小儿急救的需要?
4. 儿科病室应怎样设置适合小儿急救的需要

【儿科门诊设置】

1. 预诊室　儿科门诊设置预诊室的主要目的是及时检出传染病患儿,是儿童医疗机构的重要部门之一。儿童医院的预诊处应设在医院内距大门最近处,综合性医院应设在儿科门诊的入口处,并设有两个出口:一个通向门诊候诊室,一个通向隔离诊室。

预诊采取“一问、二看、三检查、四分诊”的简单扼要的评估方式,在较短的时间内迅速做出判断,当遇到急需抢救的危重患儿时,预诊护士要立即护送至抢救地点。因此预诊人员要求责任心强、经验丰富、决断能力强、动作敏捷。

2. 门诊部　门诊部设有导医咨询处、体温测量处、候诊室、诊查室、化验室、治疗室、饮水处等。各室布置要符合小儿心理特点,营造使小儿愉快的氛围,并配备一些玩具,以减轻或消除患儿就诊时的不安情绪。

【儿科急诊设置】

儿科急诊部基本设置有诊查室、抢救室、治疗室、观察室、隔离观察室。儿童医院内的急诊科应设有各科急诊室,小手术室、药房、化验室、收费处等,形成一个独立的单位,

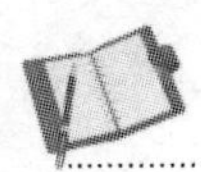

以保证24 h工作的连续进行。危重患儿须经急诊抢救,待病情稳定后才能转入病房。

1. 抢救室　抢救室内应设病床2~3张,并备有远红外线辐射式抢救台,以供小儿抢救使用。配有人工呼吸机、心电监护仪、气管插管用具、供氧设备、吸引装置、雾化吸入器等,抢救车1台,治疗用具(如各种穿刺包、导尿包、切开包等)。

2. 观察室　观察室的设备与病房相似,除床单位用品外,备有医嘱本、护理记录单及病历记录,如有条件可装备监护仪器。

3. 小手术室　小手术室除一般手术的基本设备外,应准备清创缝合小手术、大面积烧伤的初步处理、骨折固定、紧急胸或腹部手术等器械用具及抢救药物。

【儿科病房设置】

1. 病室　儿科病房一般根据小儿年龄、病种及身心特点合理安排。每个病区以收治30~40名患儿为宜。小病室设病床1~2张,大病室设病床4~6张,每张床位占地至少2 m^2,床间距、床与窗台相距各为1 m。病室之间采用玻璃隔开,便于医护人员观察患儿及患儿间彼此交流。病室内设有洗手间及夜间照明装置,窗外设有护栏,病床两侧设有床档,可以上下拉动。病房适宜温度18~20 ℃,相对湿度50%~60%。

病室内还应设有危重病室,室内设有各种抢救设备,方便抢救和观察病情危重患儿。患儿病情稳定后方可转入普通病室。

2. 医护人员办公室　应设在病房中部,靠近危重患儿病室,以便随时观察患儿,及时发现病情变化,及时处理。

3. 治疗室　治疗室最好分内外两间,外间可进行各种注射及输液的准备,内间则可进行换药及各种穿刺,有利于无菌操作,同时也减少其他患儿的恐惧。室内设治疗台、治疗车、药柜、器械柜等。并备有各种注射、输液、穿刺用物及常用药品等。

4. 配膳(奶)室　设在病房的入口处。内设配膳桌、消毒锅、配膳及配乳用具、冰箱及分发膳食的小车等。由配膳员按医嘱将膳食分发到患儿床前。

5. 游戏室　供住院患儿游戏、活动时使用,可设在病房的一端。室内宜宽敞,阳光充足,地面采取木板或塑料等防滑材料,以免患儿跌倒受伤。布局应体现小儿身心发展的特征,备有小桌、小椅、玩具柜及适合不同年龄小儿的玩具及连环画等。

6. 厕所及浴室　各种设备应适合各年龄儿童使用,注意安全。浴室要宽敞,便于小儿出入及护士协助患儿沐浴。厕所应有门,但勿加锁,以防发生意外。

此外,病房须设有库房、值班室、仪器室等。

活动2　进行住院患儿的护理

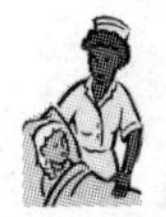

活动引入

情景:

宝宝需要住院治疗。儿科病房的护士接到住院处通知后应做什么准备?宝宝到病房后病房护士应提供怎样的护理?

【入院护理】

1. 迎接新患儿　接到患儿入院通知后，根据病情安排好床位，暖箱调节好温度与湿度。同时准备病历一份，填写住院病案及有关表格、入院登记本、诊断卡、床头卡等。患儿进入病房后，护士应以热情的态度、亲切的语言接待患儿及家属。

2. 进行入院护理评估　按护理程序收集患儿的健康资料，并向患儿及其家属进行健康史的采集。将获取的健康资料进行综合分析，确定护理诊断，拟订护理计划。

3. 进行清洁护理　病情允许的患儿，在 24 h 内完成卫生处置工作，如洗头、沐浴或擦浴、剪指(趾)甲、更换衣服等。

4. 环境介绍　向患儿及其家属介绍病房环境，引导其熟悉病区环境，如厕所、浴室、护士站、治疗室及有关人员，帮患儿尽快适应医院的环境。向患儿及其家属介绍床单位的设备及使用方法，如呼叫系统的使用等。介绍探视制度和病房有关规章制度。

5. 急重症患儿入院护理　接到住院处通知后，尽量安置在靠近护士站的病室准备好床单位。备好急救器材和药品，通知有关医生，做好抢救准备。患儿进入病室后，密切观察病情变化，并积极配合医生抢救，做好护理记录。

【住院护理】

1. 清洁卫生护理　病室定时通风换气，每日 3 次，每次 30 min。根据患儿年龄、病情保持室内适宜的温湿度。做好患儿个人卫生护理，保持床单位整洁，有污物者随时更换。

2. 饮食护理　根据医嘱正确发放饮食，观察进食情况，保证每日入量，可在护士协助下集体进餐，以促进食欲。

3. 休息护理　患儿休息可根据病情及恢复情况，按医嘱允许的范围内活动，除病情危重外，勿过分限制患儿活动，要为患儿制订生活日程，保证充足的睡眠。

4. 给药护理　正确按医嘱用药，严格查对制度，对静脉给药的患儿加强观察，以及时处理出现的问题。

5. 基础护理　观察生命体征，新入院患儿每 4 h 测体温 1 次，连续 3 d，如体温正常，自第 4 天起改为每日测体温 2 次。体重每周测量 1 次，早产儿及 3 个月以下患儿每周测体重 2 次，重症患儿除外。严格执行床边交接班制度，认真观察并做好记录，遇有病情变化及时报告医生。

6. 病室消毒护理　一般病室每周紫外线消毒 1 次，新生儿病室、危重病室每日 1 次，治疗室则每日 2 次。按时用消毒液清洁台面、床档及地面。

7. 心理护理　对患儿进行心理护理，使患儿主动配合治疗和护理。

【出院护理】

1. 办理出院手续　执行出院医嘱，填写出院通知单、结账及指导家长办理出院手续。

2. 健康指导　根据不同疾病向患儿及家长介绍居家的护理方法，如用药方法、饮食调整及休息、病情观察、复诊的日期及时间、出院后自己可实施的护理技术等。

3. 记录和整理有关文件　填写出院护理评估表及有关的登记表和卡片，整理病历顺序，注销各种卡片和诊断卡、床头卡等。

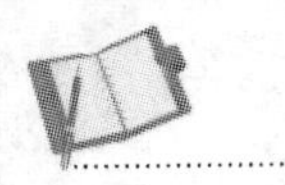

4. 床单位消毒　清理床单位，进行终末消毒。

活动3　住院患儿的心理护理认知

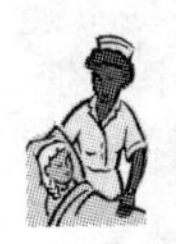

活动引入

情景：

住院后宝宝一直哭闹“我要回家！”，不肯配合治疗并拒绝任何食物、玩具。患儿及家属的反应属于哪种心理反应？你应当如何对其进行护理？

患病住院无论对小儿生理还是心理都会造成很大的影响。疾病的痛苦、陌生的环境、有限的活动空间与时间、服药注射等一系列的治疗，使小儿处于生理、心理、社会的应激状态，护理人员要了解每个住院患儿的心理反应，有的放矢地进行护理，帮助小儿尽快适应医院生活。

【不同年龄阶段住院小儿的心理护理】

小儿住院后的心理反应，与其个人的年龄、所患的疾病及生活经历(散居、入托或上学等)都有密切的关系。现将住院患儿的心理特点及护理，按不同年龄期分述如下：

1. 婴儿期

(1)心理反应　6个月以下小儿住院后如能满足其生理需要就能安静，但此时婴儿与母亲建立的信任感将被中断，且因住院减少了外界有益的刺激，对感知觉和运动方面的发育有一定的影响。6个月以上小儿对母亲的依恋性越来越强，表现出分离性焦虑，患儿住院后反应强烈，哭闹不止，寻找母亲，拒绝陌生人。

(2)护理要点　护士首次接触患儿，要了解患儿的生活习惯，关心爱护患儿，同时呼唤其乳名，让患儿对护士有一个熟悉和适应的过程并产生好感。尽量固定的护士对患儿进行连续护理，在治疗和护理的同时，应尽其可能多与患儿接触，多抚摸、拥抱、亲近患儿，以满足患儿的情感需求，并对护士建立起信任感。

2. 幼儿期

(1)心理反应　幼儿住院后产生的心理变化比婴儿更为强烈，会对住院后父母不能陪伴认为是对自己的惩罚，担心遭到父母的抛弃而产生分离性焦虑；对医院环境、生活等各方面均不熟悉，担心自身安全受到威胁；受言语发育程度的影响，在表达需要、与他人交往方面出现困难，感到苦恼；对住院限制其活动产生不满，拒绝接触医护人员。幼儿分离性焦虑具体表现为三个阶段：①反抗，患儿表现为侵略性、攻击性行为；②失望，患儿表现出抑郁、不爱说话、悲伤、对周围的一切事物不感兴趣；③否认，表现出克制自己的情绪，接受护士对自己的照顾、治疗和护理，能与周围人交往，以满不在乎的态度对待父母的来院探望和离去。

(2)护理要点　多与患儿交谈，认真倾听患儿述说，了解患儿表达需要的方式，使其获得情感上的满足，缓解焦虑情绪。对患儿入院后出现的反抗、哭闹等行为给予理解，允许其发泄不满。为患儿创造表现其自主性的机会，如能自己吃饭、穿衣或参与个人清洁等，以满足其独立行动的愿望。如发现患儿有退行性行为时，不当众指责患儿，

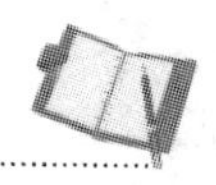

给予抚摸、拥抱，以提示和循循善诱的方法帮助患儿疏泄其内心郁积的压抑，激发其情绪释放，帮助其恢复健康。

3. 学龄前期

(1)心理反应　学龄前期小儿住院后出现分离性焦虑表现较温和，如悄悄哭泣、难以入睡等，能把情感和注意力更多地转移到游戏、看书、绘画等活动中。由于对陌生环境不了解、对住院治疗限制活动不理解不情愿而产生恐惧、焦虑心理。

(2)护理要点　应关心、爱护、尊重患儿，用患儿容易理解的言语介绍病房的环境、相关医护人员和及同病室的其他小病友。说明住院的原因、各种操作的必要性，为患儿提供自我选择的机会。鼓励患儿参加力所能及的活动及自我护理，尽量使患儿表达感情、发泄恐惧和焦虑情绪，给予发泄情绪的机会。

4. 学龄期

(1)心理反应　患儿住院后因与同学、伙伴分离而感到孤独；担心学习成绩落后而产生焦虑；由于对疾病缺乏了解而产生焦虑；因住院给家庭造成沉重的经济负担而感到内疚；因害羞而不愿配合体格检查；对各种检查和治疗带来的创伤和痛苦而心存恐惧。由于对环境和医护人员的陌生，以及上述感受不能充分表达而压抑在心里，可导致抑郁、睡眠障碍、悲观、失望、痛苦等心理反应，这些心理反应长期存在将严重影响小儿正常心理发育。

(2)护理要点　向患儿介绍医院环境、有关病情、治疗和住院的目的及疾病的预后，解除患儿的顾虑，增加信任感和安全感，积极配合治疗。鼓励其与伙伴、同学保持联系，允许他们来院探望，如病情允许可帮助患儿补习功课。进行体格检查及各项操作时，要做好解释工作，保护患儿的隐私。及时帮助患儿调整情绪，创造轻松愉快的环境，使患儿保持积极、乐观、稳定的心理状态。

【住院临终患儿的心理护理】

临终患儿心理反应与其对死亡的认识有关。影响因素包括：对疾病的理解、家长的情绪和举动、目前身体痛苦的程度、年龄、性格等。

1. 心理反应　婴幼儿尚不理解死亡。学龄前小儿对死亡的概念仍不清楚，常与睡眠相混淆，只要父母在身边就会感到安全；学龄儿童(10 岁以后)开始认识死亡，逐渐懂得死亡是生命的终结，对死亡有了和成人相似的概念，惧怕死亡及死亡前的痛苦。

2. 护理要点　帮助患儿正确面对死亡，尽量满足患儿需要，减少临终患儿的痛苦，允许家长守护在身边，鼓励父母搂抱、抚摸患儿，认真回答患儿提出的死亡问题，但避免给予预期死亡的时间，随时观察患儿情绪变化，提供必要的支持和鼓励。患儿死后，要理解、同情家长的痛苦，给予安慰，尽量满足他们的要求，允许他们在患儿身边停留一些时间，并提供家长发泄痛苦的场所。

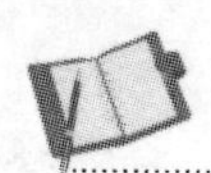

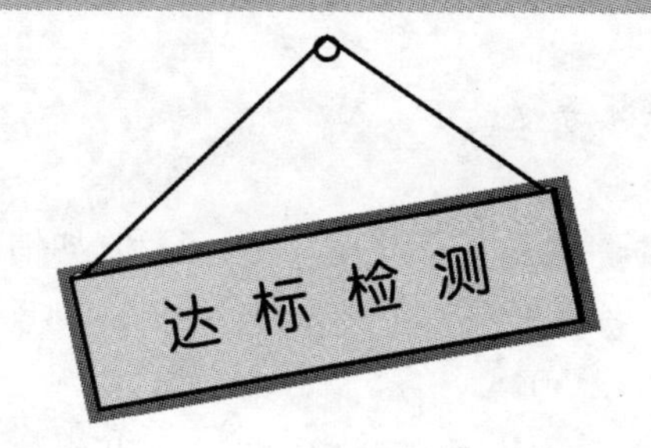

知识拷贝

【A1 型题】

1. 儿科门诊的设置不包括(　　)
   A. 候诊室　　B. 检查室
   C. 化验室　　D. 治疗室
   E. 配膳室
2. 儿科病房设置正确的是(　　)
   A. 大病室设病床 8 张　　B. 医护人员办公室应设在病区入口处
   C. 床距为 3 m　　D. 病室之间采用玻璃隔壁
   E. 配膳室最好设在病房的中部
3. 小儿就诊时如体温达到多少以上者,应优先安排处理,以防热性惊厥(　　)
   A. 37.5 ℃　　B. 38.5 ℃
   C. 39 ℃　　D. 40 ℃
   E. 40.5 ℃
4. 预诊检查的方法主要为(　　)
   A. 血常规检查　　B. 问诊、望诊和简单的体格检查
   C. 胸透　　D. 尿常规检查
   E. 心电图
5. 下列哪项是儿科病房特有的设置(　　)
   A. 设有洗澡间、卫生间　　B. 病室之间有玻璃隔墙
   C. 设有配餐室、配膳用具　　D. 设有床头柜、床旁椅
   E. 设有医、护办公室
6. 下列哪项不属于儿科抢救室须配置的设备(　　)
   A. 心电监护仪　　B. 人工呼吸机
   C. 供氧设备　　D. 玩具柜
   E. 喉镜
7. 对危重患儿的就诊程序应是(　　)
   A. 先抢救　　B. 先挂号
   C. 先预诊　　D. 先量体温
   E. 先化验血常规
8. 儿科门诊设置预诊室,预诊的主要目的是(　　)

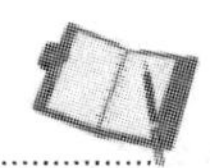

A. 测量体温,为就诊做预备
B. 及时检出传染病患者,避免和减少交叉感染
C. 给患儿及家属进行咨询服务
D. 遇危重患儿,可及时护送急诊室抢救
E. 对须住院者,可由值班人员及时护送入院

9. 住院儿童常见的身心反应不包括(　　)
A. 焦虑　　B. 坦然接受
C. 退行性行为　　D. 言语上的攻击行为
E. 态度和情绪上的改变

10. 入院护理常规的内容不包括(　　)
A. 根据病情安排好床位　　B. 按护理程序进行入院评估
C. 介绍病区规章制度　　D. 告诫患儿不许将玩具带入病房
E. 24 h 内完成患儿的卫生处置工作

11. 住院幼儿分离性焦虑具体表现的三个阶段为(　　)
A. 反抗-失望-否认　　B. 失望-反抗-否认
C. 反抗-否认-失望　　D. 否认-失望-反抗
E. 否认-反抗-失望

知识应用

1. 儿科病房设置有哪些特点?
2. 怎样对患儿进行心理护理?

任务六　小儿用药的护理

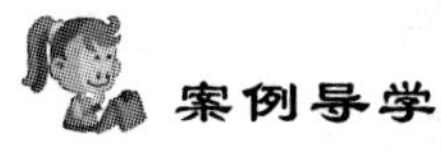

毛毛,男,1.5 岁,体重 14 kg,因发热入院,测得体温 40 ℃,既往有高热惊厥发作史。入院后给予苯巴比妥肌内注射预防,说明书给定儿童用药剂量为按体重一次 3 ~ 5 mg/kg,125 mg/m^2,成人一次 100 ~ 200 mg。

案例思考:

1. 患儿使用苯巴比妥时应注意什么?
2. 护士在给毛毛进行肌内注射时应怎样进行?
3. 请问对患儿应用此药物的给药剂量为多少? 怎样计算的?

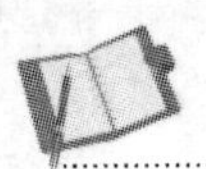

活动　小儿用药护理认知

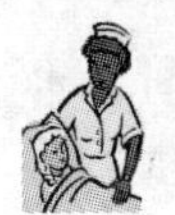

活动引入

问题：

1. 小儿用药的特点是什么？

2. 常用的给药方法有哪些？那种给药方法效果最好，为什么？

3. 不同的给药计算方式适用于哪些种类的药物？计算公式是什么？

小儿正处于生长发育阶段，肝、肾功能不成熟，不同年龄期药物在体内的吸收、分布、代谢及排泄过程各有差异，故小儿用药在药物的选择、剂量等方面须慎重、准确、针对性强，做到合理用药。

【药物选择】

根据不同年龄、病种、病情及一般情况慎重选用，不能滥用，合并使用药物不宜过多，注意药物配伍禁忌。

1. 抗生素　小儿容易患感染性疾病，常用抗生素控制感染。在使用过程中应严格掌握适应证，针对感染部位及可能的病原菌，正确选择药物种类、剂量和疗程，注意其毒副作用。如氯霉素可抑制造血功能，引起灰婴综合征；卡那霉素、链霉素引起听神经和肾损害。长时间应用抗生素，易造成肠道菌群失调，甚至引起真菌感染等。

2. 退药热　发热是小儿常见症状，可选用对乙酰氨基酚类药物，剂量不可过大，急需降温时可用安乃近滴鼻（图 2–10）。

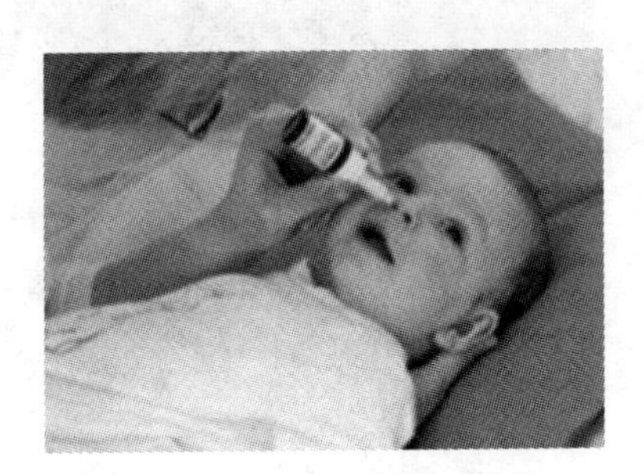

图 2–10　安乃近滴鼻

3. 镇静止痛药　患儿发生烦躁不安、剧咳不止、频繁呕吐及惊厥等可用水合氯醛、苯巴比妥、地西泮、氯丙嗪、异丙嗪等镇静止惊药。因吗啡可抑制呼吸，婴幼儿一般禁用。

4. 祛痰、镇咳、平喘药　婴幼儿支气管较窄，又不会咳痰，炎症时易发生阻塞，引起呼吸困难。一般常用祛痰药超声雾化吸入，使分泌物稀释，易于咳出。

5. 止泻药与泻药　腹泻的患儿不宜首选止泻药，以免加重中毒症状，小儿便秘多采用饮食调整或用栓剂，很少应用泻药。

6. 肾上腺皮质激素　糖皮质激素有抗炎、抗过敏、抗毒和抗纤维组织增生等作用。

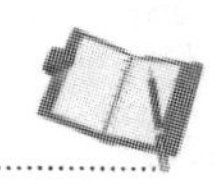

是临床应用较广的一类药物，但要防止滥用。水痘患儿禁用激素，以防加重病情。

【给药方法】

1. 口服法　此法简单易行，是儿科最常用的给药方法。药物剂型有水剂、片剂及冲剂。婴儿可将片剂研成细末溶化加糖调匀后喂服，喂药时应防止呛咳或将药物吐出。若用药匙喂药，应从婴儿的口角处顺口颊方向将药液慢慢倒入，待药液咽下后再将药匙拿开，若小儿一时不吞咽，则用拇指和示指轻捏小儿双颊，使之吞咽。年长儿可用片剂、丸剂或胶囊直接口服，并监督用药保证用量。昏迷患儿也可采用鼻饲法给药。

2. 注射法　用于急重症患儿或不宜口服药物的患儿。常用肌内注射、静脉推注及静脉滴注法。特点是起效快，易造成患儿恐惧，宜在注射前做适当解释，注射中给予鼓励。肌内注射一般选择臀大肌外上方，对哭闹挣扎的婴幼儿，可采取“三快”的注射技术，即进针快、注药快、拔针快，以缩短时间，防止意外发生。静脉推注多用于抢救，在推注时速度要慢，并密切观察，勿使药液外渗。静脉滴注不仅用于给药，还可补充水分及营养，供给热量等，需根据年龄大小、病种、病情严重程度控制滴速，避免短时间内进液过多。

3. 外用药　外用药如水剂、粉剂、膏剂等，以软膏最常用。小儿皮肤、黏膜娇嫩，血管丰富，外用药容易吸收，故应用时注意掌握药物的浓度、剂量，以防过量中毒。同时应用时可根据用药部位的不同，对患儿进行适当约束，以免因患儿抓摸使药物误入眼、口而发生意外。

4. 其他方法

(1)雾化吸入　较常应用，雾化吸入主要用于呼吸系统疾病的患儿(图 2-11)。

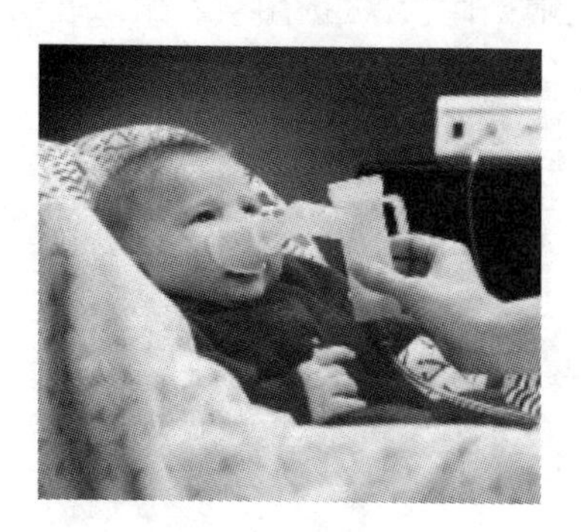

图 2-11　雾化吸入

(2)鼻饲法　一般用于患儿神志不清、昏迷不能吞咽药物时，用胃管将药物注入。

(3)灌肠给药、含剂、漱剂　在小儿时期使用不便，应用较少，主要用于年长儿。

【给药剂量】

1. 按体重计算法　此法简单易行，临床常用。

每日(次)剂量＝体重(kg)×每日(次)每千克体重所需药量

体重应按患儿实际所测结果，使药物剂量更加准确。若计算结果超出成人剂量，则以成人量为限。

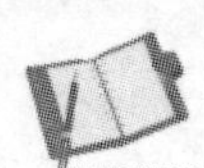

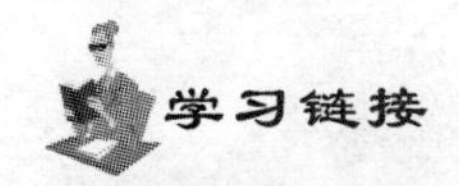

临床常用药量换算

临床上若为注射用药物，护士还须准确地将医嘱的药量换算为抽取注射药液量，如地西泮针剂规格为每支10 mg/2 mL，若注射剂量为4 mg，注射量=4 mg÷10 mg×2 mL=0.8 mL。若注射药物为瓶装粉剂，护士应先计算好溶化粉剂的液量，并计算出抽取的药液量，如苯巴比妥针剂规格为0.1 g，注射剂量为0.08 g，用生理盐水2 mL溶解，注射液量=0.08 g÷0.1 g×2 mL=1.6 mL。无论采取何种计算方法，都须认真计算、仔细核对，防止出现差错。

2. 按年龄计算法　剂量幅度大、无须十分精确的药物，如止咳糖浆、复合B溶液、营养类药物等可按年龄计算，比较简单易行。

3. 按体表面积计算法　此法计算更准确、合理，但比较复杂，尚未推广使用。

每日剂量=体表面积(m^2)×每平方米面积每日需要量

>30 kg小儿体表面积(m^2)=[体重(kg)−30]×0.02+1.05

≤30 kg小儿体表面积(m^2)=体重(kg)×0.035+0.1

4. 按成人折算法　此法仅用于小儿剂量不能明确的药物，所得剂量一般偏小，故不常用。

小儿剂量=成人剂量×小儿体重(kg)/50

采用以上各种方法计算的结果，要结合小儿的具体情况，定出较为确切的药物用量。新生儿肾功能不足，一般用药剂量应偏小。同一种药在治疗不同疾病时的剂量可有较大差异，如用青霉素治疗化脓性脑膜炎时其剂量较一般感染时的用量要大几倍。

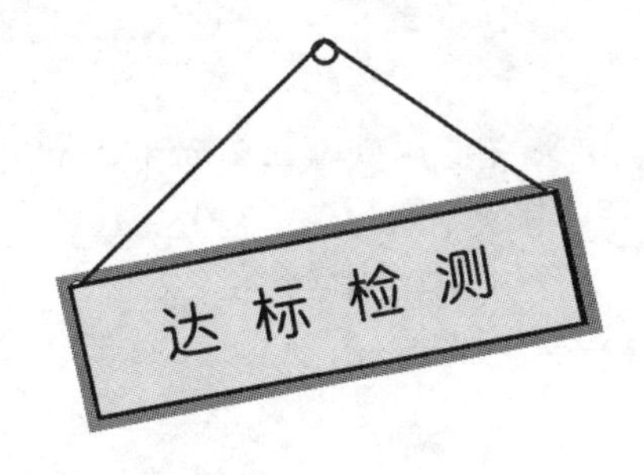

知识拷贝

【A1型题】

1. 可造成新生儿“灰婴综合征”的药物是(　　)

A. 氨茶碱　　B. 氯霉素

C. 维生素K　　D. 庆大霉素

E. 肾上腺皮质激素

2. 小儿用药正确的是(　　)

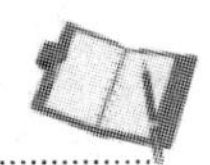

A. 可多次大量应用退热药
B. 咳嗽患儿应用镇咳药
C. 巴比妥类药物用量较大
D. 腹泻时尽早应用止泻药
E. 便秘患儿可应用泻药

3. 小儿用药剂量计算方法主要是根据(　　)
A. 体重
B. 年龄
C. 体表面积
D. 成人剂量
E. 大致估算

【A2 型题】

4. 宝宝,2 岁。因患高热惊厥,按医嘱即用地西泮肌内注射。已知其针剂规格为 10 mg/2 mL,小儿剂量为每次 0.1 ~0.3 mg/kg,应抽取注射液量为(　　)
A. 0.2 mL
B. 0.6 mL
C. 1 mL
D. 1.4 mL
E. 1.8 mL

【A3 型题】

(5 ~7 题共用题干)

1 岁小儿呕吐、腹泻 5 d,今日病情加重,反应差、面色发白、四肢湿冷、无尿,故急送医院就诊。

5. 此时护士应安排患儿就诊地点是(　　)
A. 诊查室
B. 候诊室
C. 治疗室
D. 危重病房
E. 抢救室

6. 应立即采取的措施是(　　)
A. 挂号
B. 认真查体
C. 化验
D. 抢救
E. 摄片

7. 按医嘱应用阿米卡星控制感染,若阿米卡星剂型为 0.2 g,用 2 mL 注射用水稀释,用量为每次 80 mg,每日 2 次,护士每次抽取的注射液量是(　　)
A. 0.8 mL
B. 1.0 mL
C. 1.2 mL
D. 1.5 mL
E. 2.0 mL

知识应用

说出小儿用药特点。

(黄　梅)

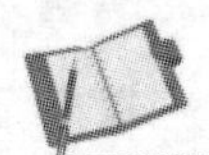

项目三
常用儿科护理技术

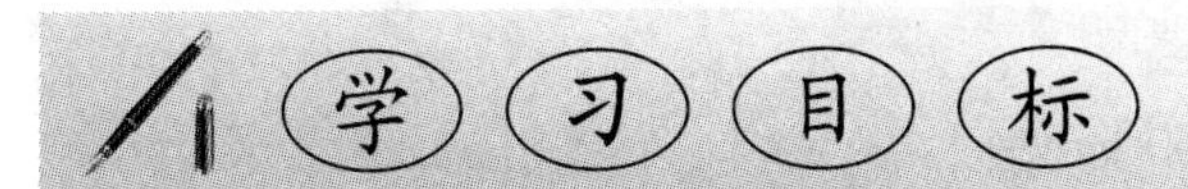

知识和技能目标

1. 列出小儿头皮静脉的特点。

2. 能进行小儿更换尿布法、盆浴法、约束法、婴儿抚触法的护理操作。

3. 学会护理婴儿臀红。

4. 能正确评估小儿血管情况进行小儿头皮静脉输液法。

5. 会正确的使用暖箱和蓝光箱。

过程与方法目标

案例导学、情景设置、问题引领,通过小组合作学习,体验团队合作过程,学会自主学习。

情感态度与价值观

1. 锻炼学生的沟通能力,培养爱心,时刻关注婴儿的身心健康,

2. 培养学生关心体贴儿童的态度及实际工作中的团队合作精神。

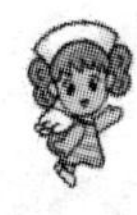

项目分析

本项目主要介绍儿科常用护理技术操作。要求学生掌握小儿体重和身高的测量法、更换尿布法、盆浴法、约束法、婴儿抚触法的操作方法及目的,臀红护理;熟悉暖箱的使用和蓝光疗法。本项目重点为小儿体重和身高的测量方法、盆浴的方法、婴儿抚触法、红臀护理,难点为暖箱的使用、蓝光疗法、小儿头皮静脉输液法。

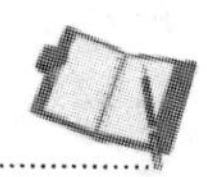

任务一　儿科护理基础操作项目认知

活动1　学会体重、身高(长)测量法

(一)体重测量

【实验目的】

1. 测量患儿身体重量,以作为用药依据及治疗评估。

2. 评估患儿的生长发育。

【物品准备】

1. 用物准备　7岁以上小儿用100 kg站立式磅秤、3～7岁用50 kg站立式磅秤、1～3岁用30 kg坐式杠杆秤、1岁以下用20 kg婴儿磅秤、尿布、衣服、洗手液等。

2. 护士准备　衣帽整齐、洗手、戴口罩、修剪指甲。

【操作流程】

1. 核对小儿,并向小儿及家属解释。

2. 协助小儿脱下外套及鞋子,只穿内衣裤,衣服不能脱去时应除去衣服重量,以求准确测量值　①小婴儿用婴儿磅秤测量(图3-1):磅秤放置平稳,并垫上一次性治疗巾再校零。将婴儿轻轻放于磅秤上,当磅秤的指标呈稳定时读数,准确读数至10 g,再将婴儿抱起穿上衣服、兜尿布。②1～3岁的幼儿用坐式杠杆秤测量(图3-2),准确读数至50 g。③3岁以后用站立式杠杆秤测量(图3-3),准确读数至100 g。

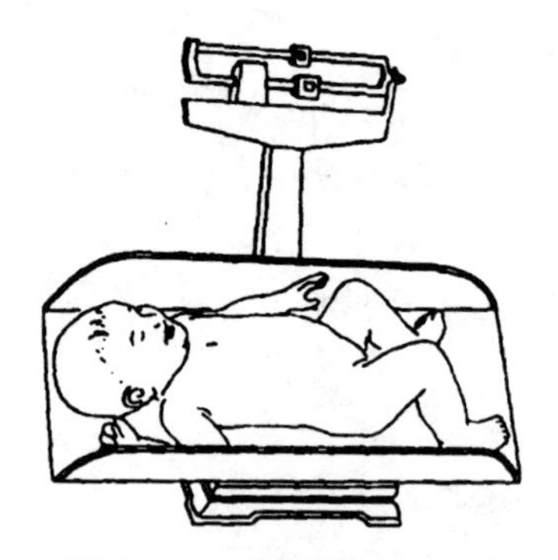

图3-1　盘式磅秤测量体重

3. 整理用物。

4. 洗手。

5. 记录。

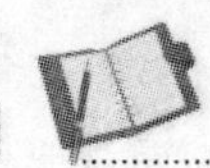

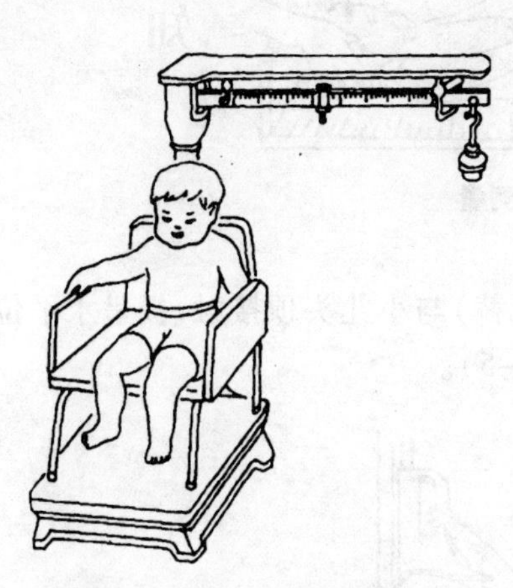

图 3-2　坐式杠杆秤测量体重

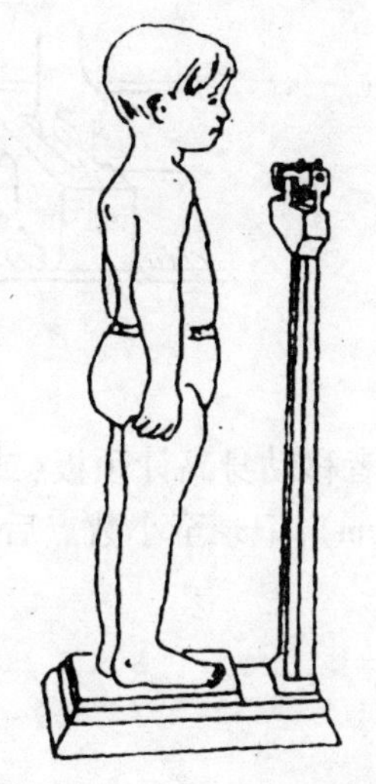

图 3-3　站立式磅秤测量体重

【注意事项】

1. 称前必须校零。

2. 注意保暖，同时需要在同等条件下（同一时间、同一秤）测量。

3. 称量时小儿不可接触其他物体或摇动。

4. 晨起空腹排尿后或进食后 2 h 称量为佳。

（二）身高（长）测量

【实验目的】

1. 测量患儿身体长度，以评估小儿骨骼发育的情况。

2. 评估患儿的生长发育。

【物品准备】

1. 用物准备　测量板或测床、身高计或皮尺、修剪指甲、洗手液、清洁布。

2. 护士准备　衣帽整齐、洗手、戴口罩。

【操作流程】

1. 核对小儿，并向小儿及家属解释。

2. 婴儿身长测量法：3 岁以下小儿用测量床卧位测身长。

（1）小儿脱帽、鞋、袜及外衣，仰卧于测量板中线上。

（2）助手将小儿头扶正，使其头顶接触头板，测量者一手按压小儿膝部，使两下肢伸直紧贴底板；一手移动足板使其紧贴小儿两侧足底并与底板相互垂直。

（3）当量板两侧数字相等时读数，记录至小数点后一位数（图 3-4）。

3. 身高测量法：3 岁以上小儿可用身高计或将皮尺钉在平直的墙上测量身高。

（1）小儿脱鞋、帽，直立，背靠身后的立柱或墙壁，两眼正视前方，挺胸抬头，腹微收，两臂自然下垂，手指并拢，脚跟靠拢脚尖分开约 60°，使两足后跟、臀部及肩胛间同时接触立柱或墙壁。

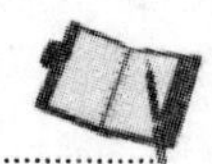

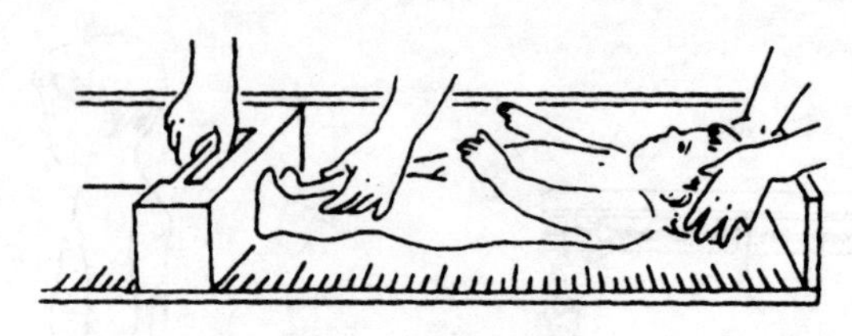

图 3-4 身长测量

(2)测量者移动身高计顶板(或用一木板代替)与小儿头顶接触,板呈水平位时读立柱上数字(cm),记录至小数点后一位数(图 3-5)。

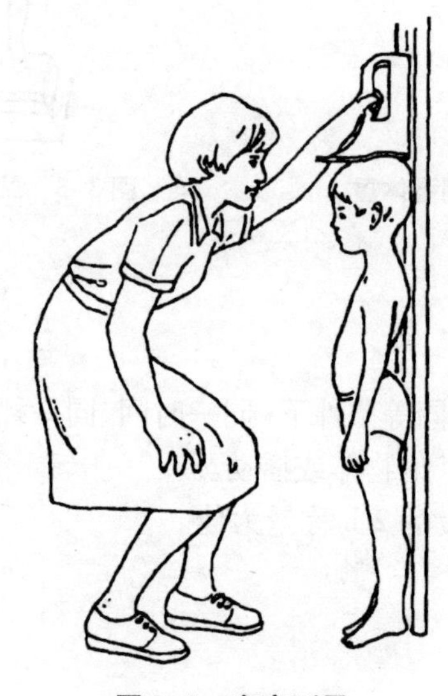

图 3-5 身高测量

4. 整理用物。
5. 洗手。
6. 记录。

【注意事项】

1. 婴儿易动,推动滑板时动作要轻、快,并准确读数。
2. 测量姿势正确,保证读数准确。

活动 2 学会更换尿布法

【操作目的】

1. 保持小儿皮肤清洁、舒适,预防臀部发生尿布性皮炎。
2. 保持病室床铺整洁。

【操作准备】

1. 环境准备 室内温度、湿度适宜,避免对流风。
2. 物品准备 清洁尿布、松紧带或布带(使用一次性尿布除外)、温水及盆、软毛

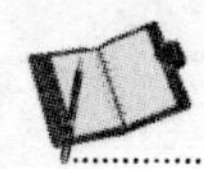

巾、爽身粉或消毒植物油、棉签、尿布桶。

3. 护士准备　按护士素质要求做好自身准备。

【操作步骤】

1. 携用物至床旁，拉下一侧床档，将尿布折成合适的长条形，放床边备用。

2. 轻轻掀开被盖下端，暴露小儿下半身，解开被污湿的尿布。

3. 操作者一手握住患儿两脚并轻轻提起，露出臀部，若有粪便，另一手将污湿尿布洁净的上端由前向后擦净会阴及臀部(图 3-6)，取下污湿尿布，将污湿部分卷折在里面，放入尿布桶内。抱起婴儿(一手托住婴儿大腿根部及臀部，并以同侧前臂及肘部护住婴儿的腰背部)，用温水洗净小儿的会阴及臀部，尤应注意腹股沟及阴囊下部。然后用软毛巾轻轻擦干，将婴儿放回。

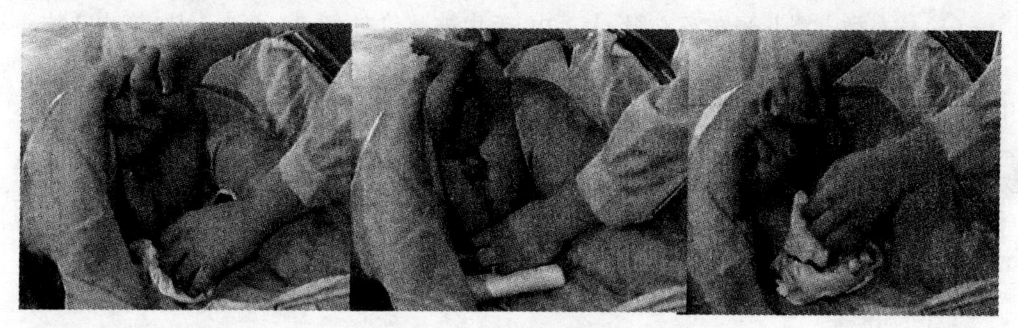

图 3-6　污湿尿布处理

4. 操作者一手握小儿两脚并轻轻提起，抬高腰骶部，另一手将清洁尿布的一端垫于小儿腰骶下，用爽身粉或消毒植物油涂于臀部，放下两足，尿布另一端折到小儿腹部，系上松紧带或布带(若使用一次性尿布应将两边胶布粘平)(图 3-7)。

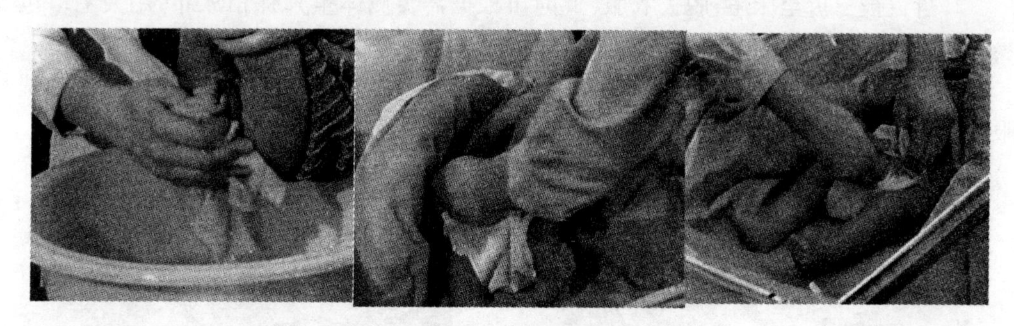

图 3-7　更换尿布

5. 整理衣服，盖好被子，拉上床档，取走污湿尿布，洗手。

【注意事项】

1. 选择质地柔软、透气性好、吸水强的棉质品做尿布。

2. 尿布的长短和系带松紧应适宜，过短、过紧易擦伤外生殖器；过长、过松大小便易溢出。

3. 更换尿布时，动作要轻快，尽量少暴露小儿身体，注意保暖。

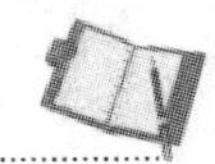

4. 男婴将尿布前端加厚层放于会阴部,女婴则将尿布加厚层垫于臀下。

活动3　学会婴儿盆浴法

【操作目的】

1. 使患儿舒适、皮肤清洁。

2. 促进血液循环,协助患儿皮肤的排泄和散热,活动肌肉和肢体。

3. 观察全身(尤其是皮肤)表现。

【操作准备】

1. 环境准备　调节室温在27 ℃左右。

2. 物品准备

(1)棉布类　婴儿尿布及衣服、大毛巾、毛巾被及包布、系带、面巾1块、浴巾2块。

(2)护理盘　内备梳子、指甲刀、棉签、液体石蜡、50%乙醇、爽身粉、中性沐浴液或中性肥皂。

(3)浴盆　内备温热水(2/3满),洗时水温在冬季为38～39 ℃,夏季为37～38 ℃,备水时温度稍高2～3 ℃,另外,可在一水壶内放50～60 ℃热水备用。

(4)其他　必要时准备床单、被套、枕套、磅秤等。

3. 患儿准备　沐浴应于喂乳前或喂乳后1 h进行,以免呕吐或溢乳。

4. 护士准备

(1)按护士素质要求做好自身准备　洗手。

(2)测量体温　检查全身皮肤情况。

【操作步骤】

1. 携用物至床旁并按顺序摆好,浴盆置于床旁凳上(有条件时放操作台或床上)。

2. 折盖被三折至床尾,脱去衣服(此时可根据需要测体重),保留尿布,用大毛巾包裹小儿全身(图3-8)。

3. 擦洗面部(图3-9):用小毛巾的四个角,由眼→鼻→额→脸→耳,依序清洗。洗眼时宜由内眦向外眦擦拭眼睛;用棉签清洁鼻孔;擦时禁用肥皂。

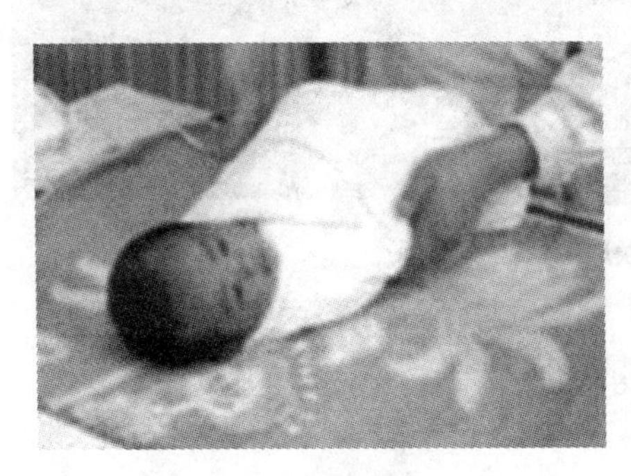

图3-8　大毛巾包裹小儿

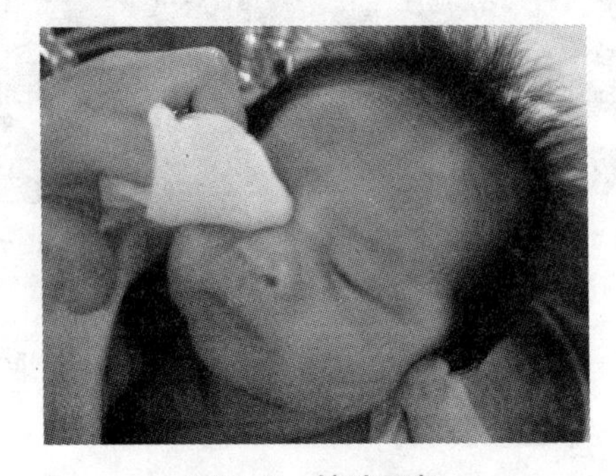

图3-9　擦洗面部

4. 擦洗头部:抱起小儿,以左手托住小儿枕部,腋下夹住小儿躯干(图3-10),左手拇指和中指分别向前折小儿耳郭以堵住外耳道口,防止水流入耳内。右手将肥皂涂于

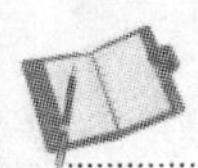

手上，洗头、颈、耳后，然后用清水冲洗后吸干（图 3–11）。

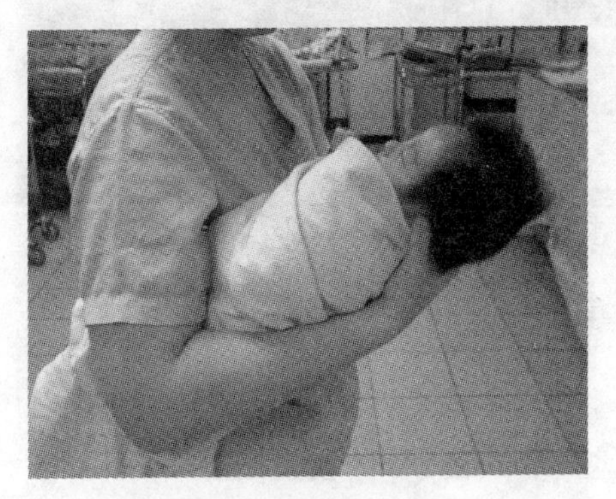

图 3–10　托抱小儿

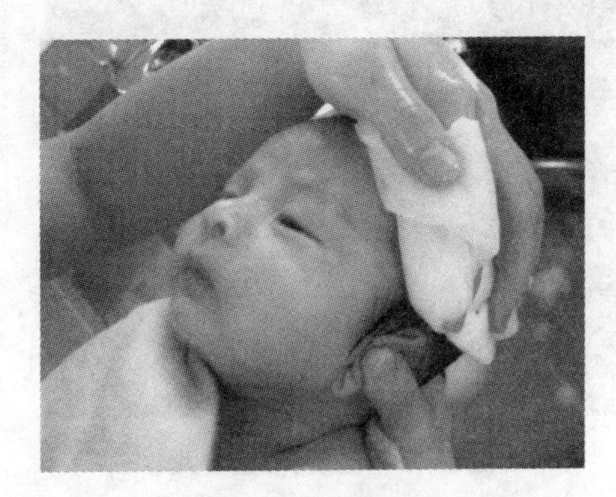

图 3–11　擦洗头部

5. 擦洗身体：（图 3–12）

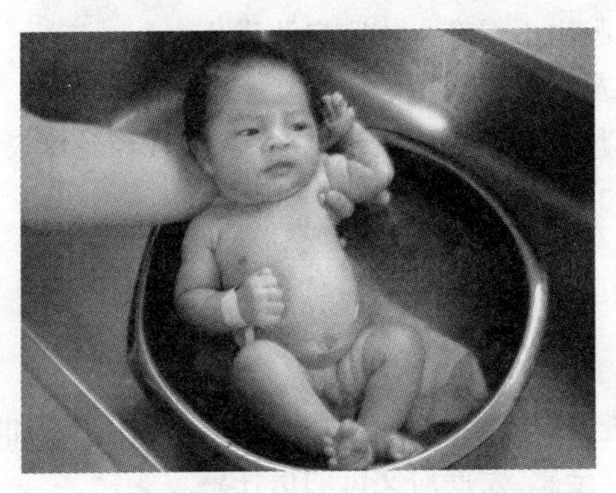

图 3–12　擦洗身体

（1）于浴盆底部铺垫一块浴巾，以免小儿在盆内滑跌。移开大毛巾及尿布，以左手握住小儿左臂近肩处使其颈枕于护理人员手腕处，再以右前臂托住小儿双腿，右手握住小儿左腿近腹股沟处使其臀部位于护理人员手掌上，将小儿轻放于水中。

（2）松开右手，用另一浴巾淋湿小儿全身，抹肥皂按顺序洗颈下、臂、手、胸、背、腿、脚、会阴、臀部，随洗随冲净。在清洗过程中，护理人员左手始终将小儿握牢，只在洗背部时，左、右手交接小儿，使小儿头靠在护理人员手臂上，洗净皮肤皱褶处，如颈部、腋下、腹股沟、手及足的指（趾）缝等。同时，观察皮肤有无异常情况。

6. 洗毕，迅速将患儿依照放入水中的方法抱出，用大毛巾包裹全身并将水分吸干，对全身各部位从上到下按顺序检查（图 3–13），给予相应的处理。必要时用液体石蜡棉签擦净女婴大阴唇及男婴包皮处的污垢。

7. 更换衣服、尿布（图 3–14），必要时修剪指甲，更换床单等。

8. 整理床单位，用物归还原处，洗手，记录。

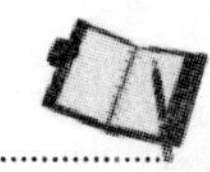

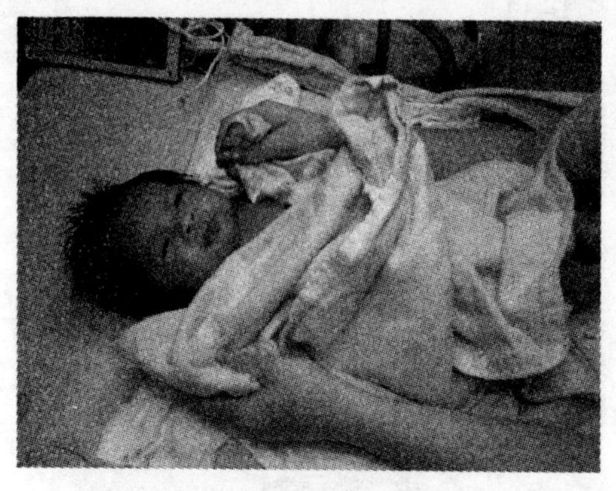

图 3-13　包裹、检查婴儿

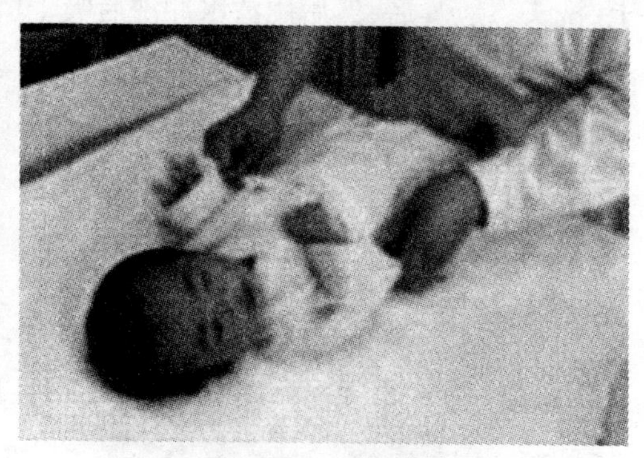

图 3-14　更换衣服

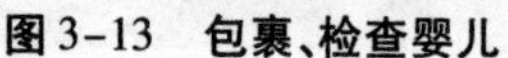

【注意事项】

1. 患儿沐浴于喂乳前或喂乳后 1 h 进行，以免呕吐和溢乳。

2. 减少暴露，注意保暖，动作轻快。耳、眼内不得有水或肥皂沫进入。

3. 注意观察全身皮肤情况，如发现异常及时报告医生。

4. 对患儿头顶部的皮脂结痂不可用力清洗，可涂液体石蜡浸润，待次日轻轻梳去结痂后再予洗净。

活动 4　探究婴儿抚触的方法

【操作目的】

促进婴儿的生长发育，增强免疫力，增进食物的消化和吸收，减少婴儿哭闹，增加睡眠；增强婴儿与父母的交流，帮助婴儿获得安全感，发展对父母的信任感。

【操作准备】

1. 护士准备　按护士要求做好自身准备。

2. 物品准备　清洁尿布、小毛巾、婴儿润肤油、替换的衣物、背景音乐等。

3. 环境准备　室内适宜的温度、湿度。

【操作步骤】

1. 操作者洗净双手，将用物放置在床旁。

2. 选择合适的姿势，可以采取坐姿、跪姿、盘膝坐姿，最常用的是站立姿势。操作者双肩放松，背部挺直。

3. 倒少量婴儿润肤油于操作者手掌内，涂抹均匀，按头、胸、腹、四肢、手足及背部等依次进行抚触。

4. 头部抚触：①双手拇指指腹从眉间向两侧滑动，逐次上移到发际；②双手拇指从小儿下颌中央向两侧外上方滑动；③一手托住小儿的头，用另一只手的指腹从前额发际向上、向后滑动，至后、下发际，止于两耳后乳突处（图 3-15）。

5. 胸部抚触：两手分别从胸部的外下侧向对侧的外上方交叉推进滑动（图 3-16）。

6. 腹部抚触：用左手固定婴儿的右侧大腿，右手四指并拢，指腹轻柔地依次从右下腹至上腹向左下腹移动，呈倒“U”字形，然后回到右下腹重复按摩几次（图 3-17）。

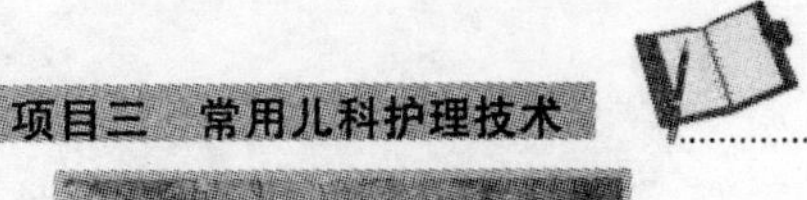

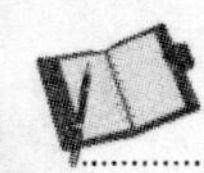

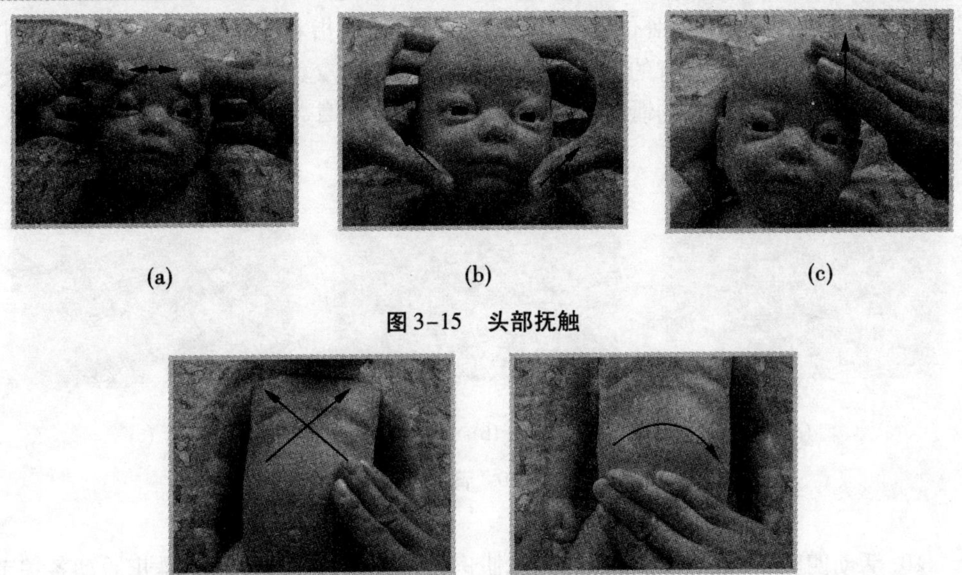

(a)　(b)　(c)

图 3-15　头部抚触

图 3-16　胸部抚触　　图 3-17　腹部抚触

7. 四肢抚触：涂上润肤油后，将两手示指和拇指环成圈状，套在婴儿手臂上由上向下滑动，揉捏肌肉关节，以同样的方法揉捏下肢肌肉和关节(图 3-18)。

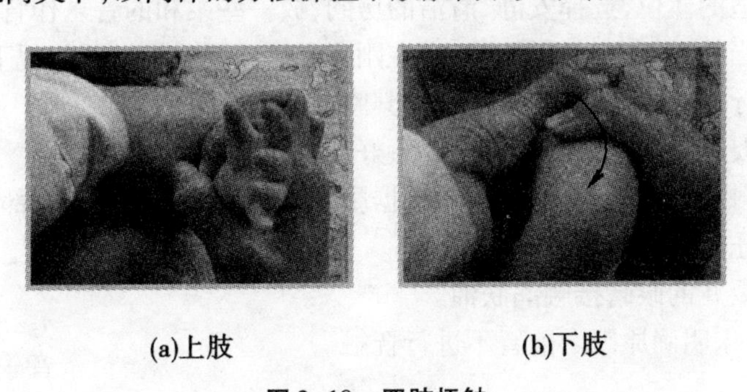

(a)上肢　(b)下肢

图 3-18　四肢抚触

8. 手、足抚触：涂上润肤油后，拖住婴儿的小手，用拇指从婴儿的掌根部滑向指尖，伸展婴儿的手掌，并从指根到指尖揉捏每一个手指，提捏各手指关节。重复操作几次。用同样的方法抚触婴儿的小脚(图 3-19)。

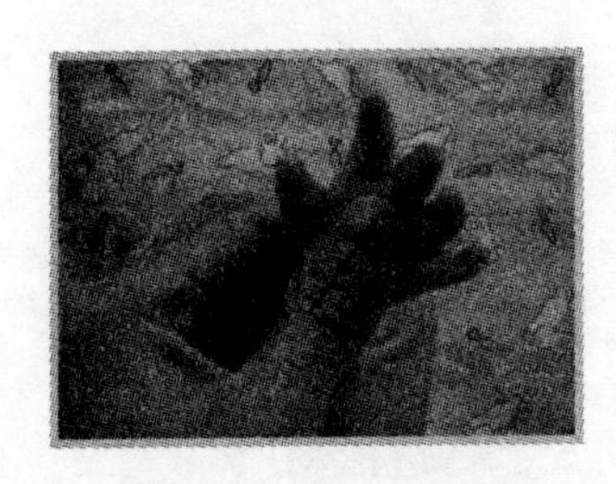

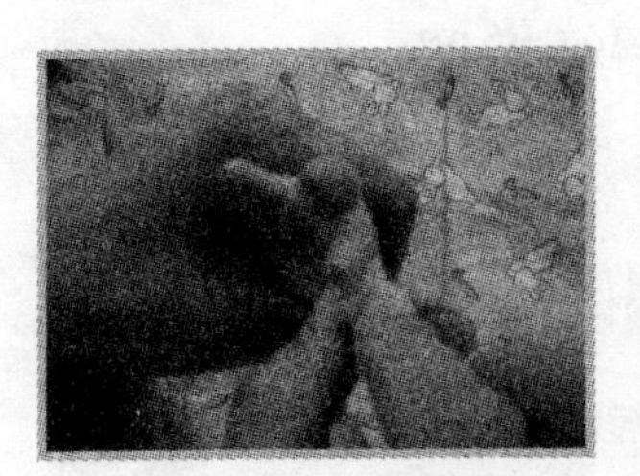

图 3-19　手、足抚触

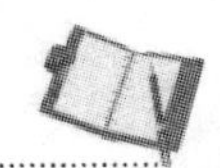

9. 背部抚触:婴儿成俯卧位,涂上润肤油后,双手示指和中指分别从脊柱向两侧滑动按摩。双手横放在婴儿背的上方靠近肩部,从上往下交叉滑动到对侧臀部。将一手掌放于婴儿的臀部正上方的骶尾凹陷处,顺时针方向按摩数次(图 3-20)。

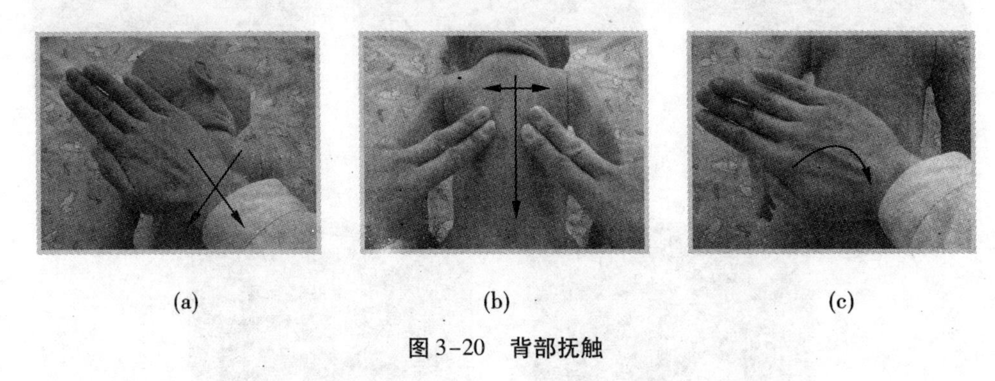

(a)　　(b)　　(c)

图 3-20　背部抚触

10. 活动四肢:在做完全身抚触、婴儿肌肉已完全放松时,可帮助婴儿活动各关节。伸展婴儿的四肢。主要动作为上肢的伸展和交叉,下肢的伸展和交叉。

【注意事项】

1. 保持适宜的房间温度(25 ℃左右)和抚触时间(15 ~20 min)。
2. 采用舒适的体位,选择安静、清洁的房间,放一些柔和的音乐作背景。
3. 选择适当的时候进行抚触。不宜在刚喂乳后或婴儿饥饿的情况下抚触。
4. 婴儿出牙时,面部抚触和亲吻可使其脸部肌肉放松。
5. 开始时要轻轻抚触,逐渐增加压力,好让婴儿慢慢适应起来。
6. 每次抚触不一定要做整套动作,根据婴儿情况选择进行抚触的部位,一旦婴儿哭得很厉害应停止抚触。
7. 不要让婴儿的眼睛接触润肤油。
8. 发热时,未明确原因之前暂不进行抚触。

任务二　儿科护理技能操作项目认知

活动 1　探究婴儿臀红护理

【操作目的】

减轻患儿疼痛,促进受损皮肤康复。

【操作准备】

1. 护士准备

(1)按护士要求做好自身准备。

(2)评估患儿的臀红表现。

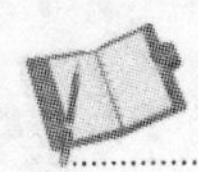

2. 物品准备　清洁尿布、尿布桶、面盆内盛温开水、小毛巾、棉签、弯盘、药物(0.02%高锰酸钾溶液、紫草油、3%～5%鞣酸软膏、氧化锌软膏、鱼肝油软膏、康复新溶液、硝酸咪康唑霜)。若用灯光照射法,须准备红外线灯或鹅颈灯。

3. 环境准备　室内适宜的温度、湿度。

【操作步骤】

1. 轻度臀红的护理

(1)一般护理法　及时更换污湿尿布,保持臀部皮肤清洁干燥。每次大便后用温水洗净臀部,用小毛巾吸干,然后涂一薄层紫草油或鞣酸软膏(图3-21)等保护皮肤。

(2)暴露法　在气温或室温条件允许时,可仅垫尿布于臀下,使臀部暴露于空气或阳光下,每次10～20 min。

(3)灯光照射法(图3-22)　①先用温水洗净小儿臀部,然后将清洁尿布垫于臀下,并用尿布遮挡男婴阴囊;②使婴儿侧卧位,盖好被,只露出臀红部位;③将灯光照射于臀部皮炎处,灯泡距臀部30～40 cm,操作者前臂内侧测试有温热感即可使用;④照射10～15 min后,关闭光源;⑤照射后用鞣酸软膏涂于臀红部位皮肤,给患儿盖好被,整理床单位,将用物归还原处;⑥记录。

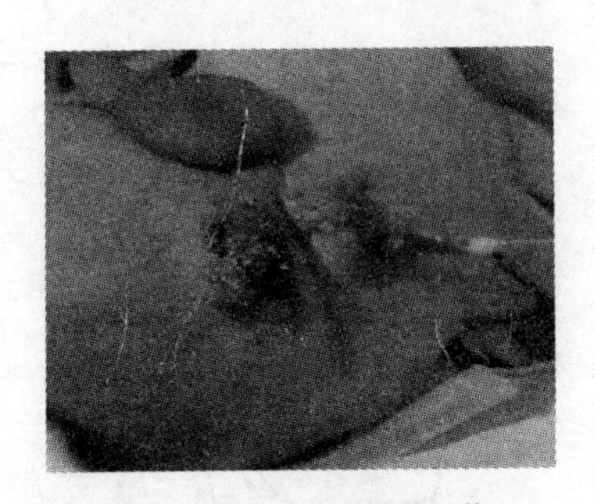

图3-21　婴儿臀红上药

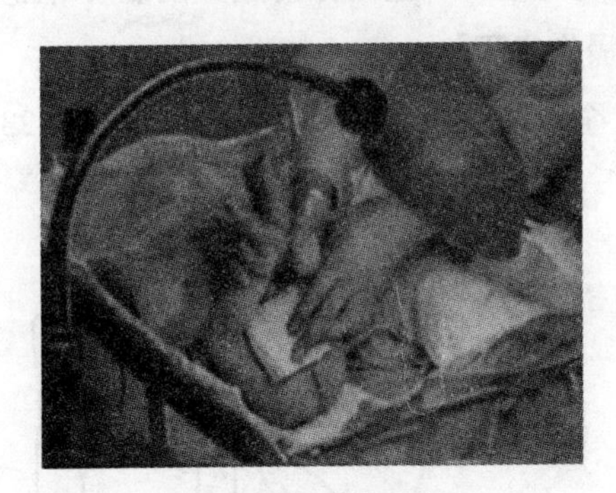

图3-22　灯光照射

2. 重度臀红的护理

(1)备齐用物,按操作顺序将用物放于治疗车上,推至床旁,降下床档。

(2)轻轻掀开患儿下半身被子,解开污湿尿布,将洁净尿布端垫于臀下。若有大便时,按更换尿布法护理。

(3)将蘸有油类或药膏的棉签贴在皮肤上轻轻滚动,均匀涂药。用后的棉签放入弯盘内。

(4)给患儿更换尿布,拉平衣服,盖好被褥。

(5)整理用物并归还原处。

(6)记录。

【注意事项】

1. 臀部皮肤溃烂时禁用肥皂,清洗时避免用小毛巾直接擦洗。涂抹油类或药膏时,应使棉签在皮肤上轻轻滚动,不可上下涂擦,以免加剧疼痛和导致脱皮。

2. 暴露时应注意保暖,避免受凉,一般每日2～3次,照射时应有护士守护患儿,避

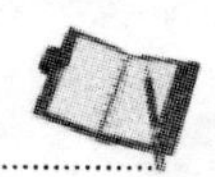

免烫伤。

3. 根据臀部皮肤受损程度选择油类或药膏：轻度臀红，涂紫草油或鞣酸软膏；重Ⅰ、Ⅱ度臀红，涂鱼肝油软膏及1%甲紫（龙胆紫）；重Ⅲ度臀红，涂鱼肝油软膏或康复新溶液（中药）每日3~4次。继发细菌或真菌感染时，可用0.02%高锰酸钾溶液冲洗并吸干，然后涂硝酸咪康唑霜（达克宁霜），每日2次，用至局部感染控制。

4. 保持臀部清洁干燥，重度臀红者所用尿布应煮沸、消毒液浸泡或阳光下暴晒以消灭细菌。

活动2　学会约束法

【操作目的】

确保诊疗、护理操作顺利进行；确保患儿安全，防止发生意外事故。

【操作准备】

1. 护士准备　按护士素质要求做好自身准备。
2. 物品准备　被单或毛巾、棉垫、有棉垫的小夹板、宽纱布绷带。
3. 环境准备　室内保持适宜的温度、湿度。

【操作步骤】

1. 全身约束法（木乃伊约束法）（图3-23）

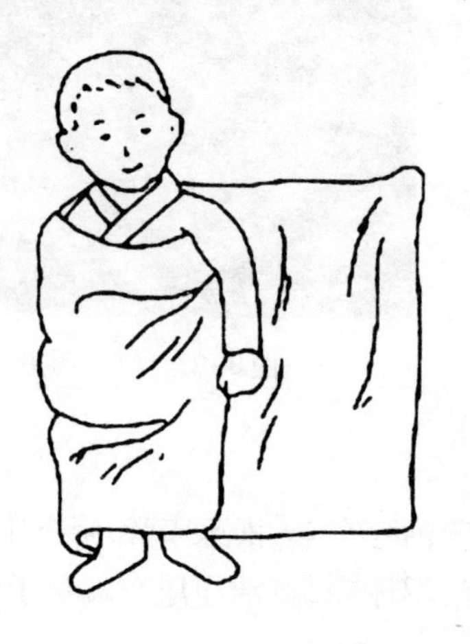
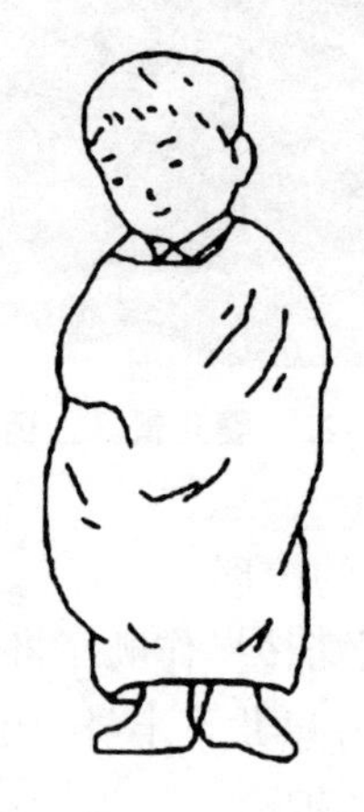

图3-23　全身约束法

（1）在床上放一大单或毛毯，折下一角，患儿平卧于中间。

（2）操作者站在患儿右侧，将大单紧包患儿右侧上肢、躯干和双腿，经胸、腹部至左侧腋窝处，再将大单整齐地卷至小儿的后背。

（3）将左侧大单或毛毯依上法包紧患儿左侧肢体，脚底剩余的大单卷到小儿腿部的下面。

2. 手或足约束法

（1）夹板法　常用于四肢静脉输液时，将一衬有棉垫的小夹板（其长度应超过关节处）放在输液的肢体下（即约束腕关节及踝关节），以绷带或胶布固定。

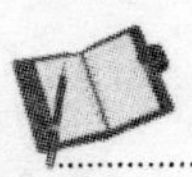

(2)双套结约束法(图 3-24)　常用于限制手臂和下肢的活动,先用棉垫包裹手腕或踝部,再用宽绷带打成双套结,套在棉垫外稍拉紧,以既不脱出,又不影响血液循环为宜,然后将带子系于床缘上。

(3)手指约束法　戴并指手套,避免指甲划破皮肤和伤口。

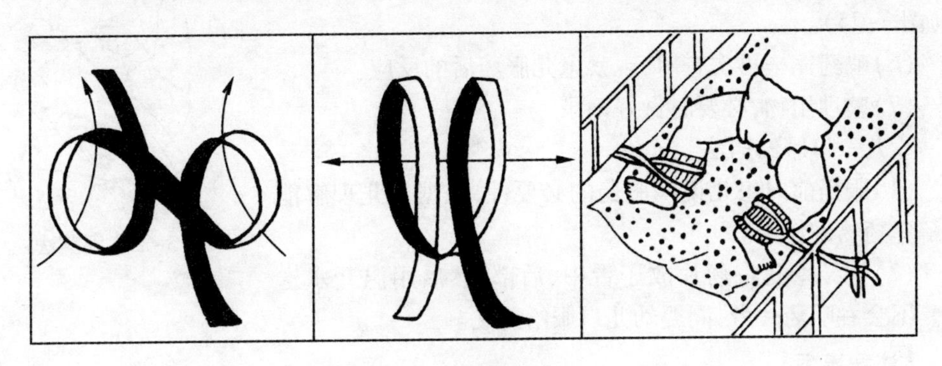

图 3-24　双套结约束法

【注意事项】

1. 约束时应向家属解释约束的目的,并与患儿亲切交谈,给予抚摸,呼其爱称,减少患儿恐惧。

2. 局部约束时,需满足其他部位肢体的活动,若须长期约束,要定时放松并经常改变其姿势。

3. 结扎或包裹松紧要适宜,注意观察被约束部位的皮肤颜色、血液循环。

活动 3　学会给药法

【操作目的】

满足患儿治疗的需要,解除疾病所致的疼痛及不适。

【操作准备】

1. 护士准备　按护士素质要求做好自身准备。

2. 用物准备　治疗车、药盘、药卡、药品、药杯、小匙、滴管、小水壶(内盛温开水)、糖浆、小饭巾、研钵、搅棒(放在清洁冷开水中)。

3. 环境准备　室内保持适宜的温度、湿度。

【操作步骤】

1. 婴幼儿口服给药法

(1)操作者洗净双手,戴口罩,备齐用物,并放于药车上。

(2)仔细查对药卡,核对床号、姓名、药名、剂量、浓度、方法及用药时间(七对)。

(3)将药片放于研钵内捣成粉状,倒入药杯内,并放入少许糖浆,用搅棒拌匀。

(4)将药车推至患儿床旁,再次进行查对。

(5)喂药时将患儿抱起,半卧位于操作者怀中,用小饭巾围于患儿颈部,用小匙盛药,从患儿嘴角徐徐喂入。若遇患儿不吞咽,可将小匙留在口中压住舌尖片刻,以防患

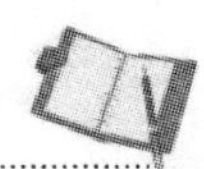

儿吐出药物,待咽下后再将小匙取出,然后喂少许温开水。不宜抱起者,可将头、肩部抬高,头侧位,操作者左手固定患儿前额并轻捏其双颊,使其张口,右手持药杯从患儿口角顺口颊方向慢慢倒入,待其咽下后移开药杯,然后喂少许温开水(图3-25)。

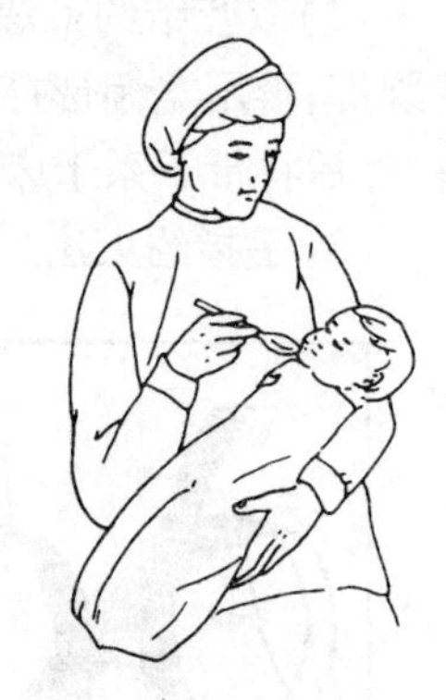
图3-25 喂药法

(6)喂药完毕再次查对,观察患儿服药后的反应。

(7)整理用物,必要时做好记录。

2. 儿童口服给药法

(1)服药前向患儿说明服药的必要性,根据患儿理解能力解释药物的作用。

(2)指导患儿将药片放于舌中、后部,然后用温开水送服。不会吞咽药片者,同婴幼儿口服给药法。

【注意事项】

1. 严格按医嘱给药,坚持查对制度,剂量应做到准确无误。

2. 给药时应尊重小儿的人格,满足其要求,允许其选择服药方式;对按要求服药的小儿给予夸赞及鼓励。当患儿拒绝服药时,护士应尽量设法改善药物苦涩味,不能以打针威胁、哄骗或捏住鼻孔进行灌药,以防药液或药片吸入呼吸道造成窒息。

3. 任何药物不得与食物混合喂服。不主张用乳瓶喂药,以免使小儿产生错觉而影响日后的哺乳。油类药物可用滴管直接滴入口中。

4. 若遇患儿将药物吐出应立即清除呕吐物,并使之安静,报告医生酌情补服。

任务三 儿科护理协助操作项目认知

活动1 正确实施头皮静脉输液法

【操作目的】

1. 增加液体、营养,排出毒素,维持体内电解质平衡。

2. 使药物快速进入体内。

【操作准备】

1. 护士准备 了解患儿病情、年龄、意识状态、对输液的认识程度、心理状态,观察穿刺部位的皮肤及血管状况;估计常见的护理问题;根据患儿的年龄,做好说服、解释工作;操作前洗手、戴口罩。

2. 用物准备

(1)输液器、液体及药物。

(2)治疗盘:内置皮肤消毒液、棉签、弯盘、胶布,无菌巾内放已吸入生理盐水或10%葡萄糖10 mL的注射器、棉球、硅胶管头皮针。

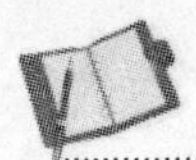

(3)其他物品:污物杯、剃刀、毛刷、肥皂、纱布、油布及治疗巾、输液架,必要时备沙袋或约束带。

3. 患儿准备　剃去局部毛发(如所选静脉在发际内,应顺头发方向剃净局部头发,以纱布擦净),为小婴儿更换尿布,协助患儿排尿。

4. 环境准备　清洁、宽敞,操作前半小时停止扫地及更换床单。

【操作步骤】

1. 将输液架带至患儿床旁。

2. 在治疗室内核对、检查药液和输液器,按医嘱加入药物,并将输液器针头插入输液瓶塞内,关闭调节器。

3. 携用物置患儿床旁,核对患儿,再次查对药液,无误后将输液瓶挂于输液架上,排尽空气。

4. 将枕头放在床沿,使患儿横卧于床中央,头下垫油布治疗巾。必要时用全身约束法约束患儿。

5. 如两人操作,则一人固定患儿头部,另一人穿刺。穿刺者立于患儿头端,选择穿刺静脉(图 3-26),消毒皮肤后,用注射器接头皮针,驱除气体后,一手绷紧血管两端皮肤,另手持针在距静脉最清晰点向后移 0.3 cm 处将针头沿静脉向心方向平行刺入皮肤,然后将针头稍挑起,沿静脉走向徐徐刺入,见回血后推液少许,如无异常,用胶布固定(图 3-27)。

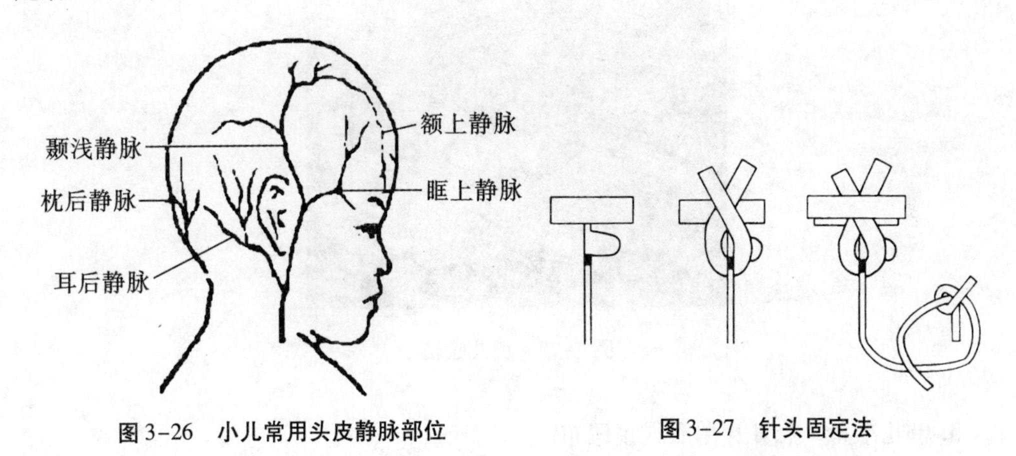

图 3-26　小儿常用头皮静脉部位

图 3-27　针头固定法

6. 取下注射器,将头皮针与输液器相连接,调节滴速,并将输液皮条弯绕于患儿头上适当位置,用一长胶布固定。

7. 将患儿抱回原处,必要时头部两旁用沙袋固定。

8. 整理用物,记录输液时间、输液量及药物。

【注意事项】

1. 严格执行查对制度和无菌技术操作原则,合理分配加入的药物并注意配伍禁忌。

2. 针头刺入皮肤,如未见回血,可用注射器轻轻抽吸以确定回血;因血管细小或充盈不全而无回血者,可试推入极少量液体,如畅通无阻,皮肤无隆起及变色现象,且点滴顺利,证实穿刺成功。

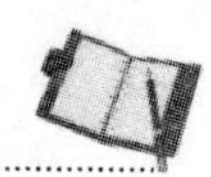

3. 穿刺中注意患儿的面色和一般情况，切不可只顾操作而忽视了病情观察。

4. 根据患儿病情、年龄、药物性质调节输液速度，经常检查输液情况，如速度是否合适、局部有无肿胀，针头有无移位或脱出、瓶内液体是否滴完、各连接处有无漏液以及有无出现输液反应等。

活动2　正确使用暖箱

【操作目的】

为出生体重低于2000 g者及异常新生儿（新生儿寒冷损伤综合征、低体温者）提供适宜的中性温度，使患儿体温保持稳定，用以提高未成熟儿的成活率，有利于高危新生儿的成长发育；避免因体温降低造成缺氧、低血糖、硬肿等一系列不良后果。

【操作准备】

1. 护士准备

（1）按护士素质要求做好自身准备，洗手。

（2）评估患儿状况（了解患儿的胎龄、出生体重、日龄等），测量生命体征。

2. 用物准备　婴儿暖箱（图3-28），铺好箱内婴儿床。

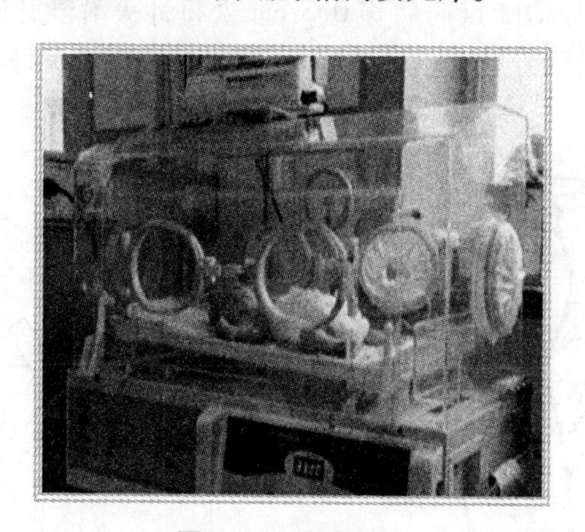

图3-28　婴儿暖箱

3. 患儿准备　患儿穿单衣或裹尿布。

4. 环境准备　调节室温（高于23 ℃），以减少辐射热的损失，暖箱避免放置在阳光直射、有对流风或取暖设备附近，以免影响箱内温度的控制。

【操作步骤】

1. 检查暖箱的性能，清洁、消毒暖箱。将蒸馏水加入暖箱水槽中至水位指示线，并加蒸馏水于湿化器水槽中。

2. 接通电源，打开电源开关将预热温度调至28～32 ℃，预热约2 h，温度能升到所需温度。

3. 根据干湿度计上的湿度读数，调整湿度控制旋钮，使箱内湿度维持在55%～65%。

4. 将患儿穿上单衣，更换洁净尿布后放置箱内，根据患儿体重及出生日龄调节适中

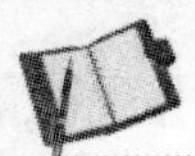

温度(图3-28、表3-1)。若保温不好,可加盖被,但勿堵住气孔。记录箱内的温、湿度。

5.定时测量体温,根据体温调节箱温,并做好记录。在患儿体温未升至正常之前应每小时监测1次,升至正常后可每4 h测1次,注意保持体温在36~37 ℃,并维持相对湿度。

表3-1　不同出生体重早产儿暖箱温湿度参数

出生体重(g)	温度				相对湿度
	35 ℃	34 ℃	33 ℃	32 ℃	
1000	10 d以内	10 d以后	3周内	5周后	55%~65%
1500	—	10 d以内	10 d以后	4周后	
2000	—	2 d以内	2 d后	3周后	
2500	—	—	2 d以内	2 d后	

【注意事项】

1.工作人员操作、检查、接触患儿前必须洗手,防止交叉感染。

2.对患儿的一切护理操作应尽量在箱内进行,如喂乳、换尿布、清洁皮肤、观察病情及检查等,尽量少打开箱门,以免箱内温度波动,若确因需要暂出暖箱治疗检查,也应注意在保暖措施下进行,避免患儿受凉。

3.严格执行操作规程,定期检查暖箱有无故障,保证绝对安全。严禁骤然提高暖箱温度,以免患儿体温上升造成不良后果。使用中随时观察使用效果,如暖箱发出报警信号,应及时查找原因,妥善处理。

4.保持暖箱的清洁:①使用期间每日用消毒液擦拭暖箱内、外,然后用清水再擦拭1遍;每周更换暖箱1次;用过的暖箱除用消毒液擦拭外,再用紫外线照射;定期进行细菌培养,以检查清洁消毒的质量,如培养出致病菌应将暖箱移出病房彻底消毒,防止交互感染。②湿化器水箱用水每日更换1次,以免细菌滋生;机箱下面的空气净化垫每月清洗1次,若已破损则应更换。

5.患儿出暖箱条件:①患儿体重达2000 g或以上,体温正常;②在不加热的暖箱内,室温维持在24~26 ℃时,患儿能保持正常体温;③患儿在暖箱内生活了1个月以上,体重虽不到2000 g,但一般情况良好。

活动3　正确使用蓝光疗法

【操作目的】

用于高胆红素血症的辅助治疗。血中的未结合胆红素经蓝光照射后可氧化分解为水溶性异构体,随胆汁、尿液排出体外。适用于未结合胆红素增高的新生儿。

【操作准备】

1.护士准备

(1)按护士素质要求做好自身准备,洗手。

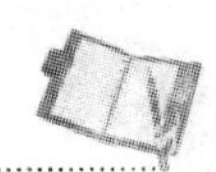

(2)评估患儿生命体征及病情。

2. 物品准备

(1)光疗箱　一般采用波长427～475 nm的蓝色荧光灯,光亮度以160～320 W为宜。有单面和双面光疗箱2种,双面光优于单面光,灯管与患儿皮肤的距离为33～50 cm。

(2)患儿护眼罩(图3-29)　用墨纸或胶片剪成眼镜状。

(3)其他　长条尿布、尿布带、体温计、石蜡油、干湿温度计及工作人员使用的墨镜等。

3. 患儿准备　入箱前清洁皮肤,禁忌在皮肤上涂粉或油类;剪短指甲,防止抓破皮肤;双眼戴护眼罩,以避免光线损伤视网膜;除会阴、肛门部用长条尿布遮盖外,其余均暴露。

4. 环境准备　提供适宜的室内温度与湿度。

【操作步骤】

1. 光疗前准备　清洁光疗箱,特别注意清除灯管及反射板的灰尘;接通电源,检查灯管亮度;箱内湿化器水箱内加水至2/3满;调节箱内温度,使之升至患儿适中温度(28～32 ℃),相对湿度保持55%～65%。

2. 入箱　脱去患儿衣服,使其裸体置于已预热好的光疗箱的床中央接受光照(图3-29)。双眼戴上护眼罩,并固定之;然后给患儿更换洁净尿布(尿布须遮盖会阴部,男婴注意保护阴囊);记录光疗开始时间。

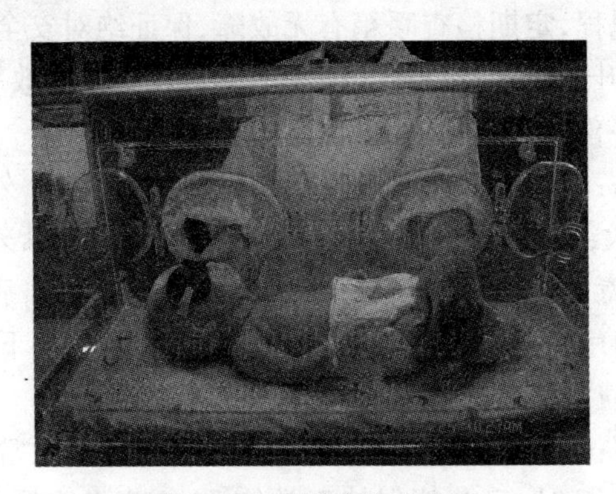

图3-29　光照疗法示意图

3. 光疗时　每2～3 h测体温、脉搏、呼吸1次,并注意观察患儿精神、食欲、大小便及黄疸等情况;每3 h喂乳1次,并于喂乳间期喂5%葡萄糖液或水。单面光疗箱一般2 h更换1次体位,一般光疗12～24 h后血清胆红素下降。

4. 出箱　光照结束,清洁全身皮肤,更换尿布,检查皮肤有无破损、皮疹或炎症等,穿上预热好的衣服出箱包裹。

5. 其他　切断电源,整理用物,记录光疗停止时间。

【注意事项】

1. 保持灯管及反射板清洁,灯管使用300 h后其灯光能量输出减弱20%,900 h后

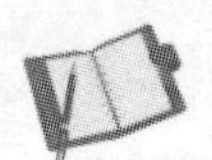

减弱35%，2700 h后减弱45%，应根据灯管已使用过的时间，及时更换灯管。

2. 使用单面光疗箱应每2 h更换体位1次，如仰卧、侧卧、俯卧交替。若俯卧照射时要有专人巡视，以免患儿口鼻受压而影响呼吸。

3. 定时检查并保持恒定光疗箱温度和湿度，光疗过程中，要保证患儿水分及营养的供给。

4. 光疗期间，患儿可能出现低热、皮疹及排绿色稀便等现象。若发现患儿烦躁或嗜睡、高热、拒乳、呕吐、脱水、抽搐、呼吸暂停及青紫等异常情况，应及时与医生联系，及时进行处理。

5. 行光疗操作的工作人员应戴墨镜，以免视网膜受损，并严格进行交接班。

6. 光疗结束后，倒尽湿化器水箱内水，做好整机的清洗、消毒工作，有机玻璃制品忌用乙醇擦洗。光疗箱应放置在干净、温湿度变化较小、无阳光直射的场所。

（黄　梅　刘素萍　卜　枫）

基础训练一　小儿体重、身高(长)测量法

【实践目的】

1. 能准确测量小儿的体重、身高(长)、上部量、下部量、头围、胸围值，观察婴儿前囟、牙齿发育情况。

2. 能根据检查结果做出正确判断。

【实践准备】

1. 用物准备　儿童体重计、婴儿磅秤(载重20 kg以下)、身长测量仪、婴儿测量板、软尺等。

2. 训练地点　①训练前先与幼儿园联系，确定训练的时间，学生分为托班、小班、中班、大班四个组，每组5～10名学生1个带教老师；②学校实训室。

【实践方法】

1. 方法

(1)老师示教、多媒体演示：组织观看视频。

(2)在带教老师指导下，每组对10～15名健康小儿进行体格发育指标测量，并记录。

2. 训练内容　体重、身高测量方法及要求见附录：技能操作评分标准。

(1)体重测量法。

(2)身高(长)测量法。

(3)头围测量法：小儿取坐位、卧位或站位；将软尺零端固定于小儿头部右侧眉弓上缘处，软尺紧贴头皮从头右侧绕过枕后结节最高处、左侧眉弓上缘回至零点，精确读数到0.1 cm，并记录。

(4)胸围测量法：让小儿脱去上衣取卧位(3岁以下)或立位，双手自然平放或下垂，两眼平视；用左手拇指将软尺零段固定小儿右胸前乳头下缘，将软尺各处轻轻接触

皮肤，右手持软尺经右侧绕过背部、两肩胛骨下角下缘，再经左侧同一水平回至零点，于平静呼气、吸气时平均的厘米数值，精确到0.1 cm，并记录。

【操纵及评价】

见附录3 儿科技能操作评分标准。

【小结】

1. 请同学们将测量的结果填入记录表中，与理论值比较。

小儿体格发育指标测量记录表						
地点＿＿＿＿＿＿班级＿＿＿＿＿＿姓名＿＿＿＿＿＿学号＿＿＿＿＿＿日期＿＿＿＿＿＿						
序号	年龄	性别	体重（kg）	身高（cm）	头围（cm）	胸围（cm）

2. 写出本次实训报告

3. 作业

（1）请对你们所测量的结果进行汇总评价，并写一份心得体会。

（2）案例讨论

案例1：女孩，2岁，体重12.5 kg，身高83 cm，头围48 cm，胸围49 cm，能双脚跳，能说出2～3个字构成的句子。问题：请分析该小儿的发育是否正常？

案例2：男婴，营养发育良好，能坐，会用手摇玩具，能认识熟人和陌生人。体重7.2 kg，身长65 cm，头围44 cm，出乳牙1颗。问题：请推测该男婴的可能年龄是多少？

基础训练二　人工喂养指导

【实践目的】

1. 能计算出婴儿全日牛乳、水和蔗糖的需要量，并根据计算结果、配制出适合婴儿需要的乳液。

2. 运用所学知识指导家属选择适合婴儿的乳品，且正确实施人工喂养。

【实践准备】

1. 用物准备　鲜牛乳、全脂奶粉或婴儿配方奶粉、无菌乳瓶乳头、奶锅、大量杯、漏斗、汤匙、白糖、温开水、瓶筐、天平、婴儿或婴儿模型、尿布、小椅子等。

2. 训练地点　学校实训室或医院配乳室。

【实践方法】

1. 方法

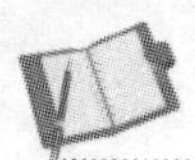

(1)老师示教、多媒体演示、组织观看视频。

(2)在带教老师指导下,每组5～8名学生进行操作。

2. 训练内容

(1)配乳法

1)普通牛乳配制法　①核对配乳卡,根据小儿每日每千克体重所需能量和水的量计算出婴儿全日所需牛乳、糖和另加水量,若用全脂奶粉,则按重量比1∶8、容量比1∶4加水即成全牛乳成分,用法同鲜牛奶;②用量杯量出鲜牛奶量,用天平称出所需糖量放入锅内加热煮沸3～4 min,用量杯量出每次喂哺量,倒入瓶中,盖好瓶盖放入瓶筐中,待凉后放入冰箱备用;③按小儿一日哺乳次数排列奶瓶(瓶上贴写有床号、姓名、乳量、时间的标签),将配好的牛奶倒入奶瓶;④配奶用具及奶瓶用后及时用清水洗干净,放消毒柜里消毒,待用。

2)脱脂牛乳配制法　将牛奶煮沸后静置于杯中冷却后,除去浮在表面的乳皮(脂肪),反复2～3次,即成脱脂乳,用前加热煮沸加糖。

(2)喂哺法具体方法及要求　见附录技能操作评分标准

1)乳瓶喂哺法　①核对床号、姓名、乳液种类、乳量,用镊子选择合适的无菌乳嘴,套在瓶口上;②抱起婴儿,围好饭巾,坐在合适的椅子上将婴儿头部枕于左臂上呈半卧位;③试乳液温度,滴1～2滴于左手背或手臂内侧,以温热不烫手为宜;④右手将奶瓶倒转,使瓶颈处充满乳液哺喂;⑤喂毕抱起婴儿使其竖起,头部伏在护士肩上,轻拍背部驱气,放回婴儿床上,并右侧卧位;⑥整理用物,洗净喂乳具并消毒,记录喂哺乳量及喂乳情况。

2)滴管喂乳法　①取出配好的乳液,核对姓名、日期、乳液种类、喂乳量及时间;②温好乳液盛于小杯内,再放入盛有热水的大广口杯中保温;③抱起婴儿,为婴儿围好饭巾(同乳瓶喂乳法);④用无菌滴管吸取乳液,然后慢慢滴入婴儿口中,待婴儿吞咽后滴入第二滴;⑤滴喂完毕,将婴儿竖起,轻拍其背,使婴儿呃出吞咽的空气,然后将婴儿置右侧卧位。

【操作及评价】

见附录3儿科技能操作评分标准。

【小结】

1. 着装整洁,严格无菌操作。

2. 评价乳量计算结果是否正确,操作过程是否熟练、规范。

基础训练三　更换尿布法

【操作目的】

1. 保持小儿皮肤清洁、舒适,预防臀部发生尿布皮炎。

2. 保持病室床铺整洁。

【操作准备】

1. 环境准备关闭门窗,室内温度、湿度适宜,避免对流风。

2. 物品准备　清洁尿布、松紧带或布带(使用一次性尿布除外)、温水及盆、软毛巾、爽身粉或消毒植物油、棉签、尿布桶,婴儿模型若干。

3. 患儿准备　联系好医院住院患儿,向家长解释进行该操作的目的,取得家属的配合。

4. 护生准备　按护士素质要求做好自身准备;着装规范衣帽整齐、清洁;行为举止大方、态度和蔼可亲;操作过程动作轻巧、正确规范。

【实践方法】

1. 临床见习

(1)实习地点:医院儿科病房。

(2)实习方法:①每5~10名学生1组,由带教老师集中讲解和演示更换尿布的操作方法及注意事项;②每组选派1~2名学生代表进行操作,其他学生观摩,并对操作步骤进行评议。

2. 校内实训

(1)地点:护理实训室。

(2)方法:①由带教老师集中讲解和演示更换尿布的操作方法及注意事项;②由带教老师示教或观看《儿科护理技能操作——更换尿布法》;③每5~10名学生一组对婴儿模型进行操作练习。

【操作及评价】

见附录3儿科技能操作评分标准。

【小结】

1. 每组选派1~2名学生代表进行操作展示,师生共评。

2. 写出本次实训课的体会。

基础训练四　婴儿盆浴法

【操作目的】

1. 使患儿舒适、皮肤清洁。

2. 促进血液循环,协助患儿皮肤的排泄和散热,活动肌肉和肢体。

3. 观察全身(尤其是皮肤)情况。

【操作准备】

1. 环境准备关闭门窗,避免对流风,调节室温在27 ℃左右。

2. 物品准备　①布类:尿布,衣服,包布,面巾、大毛巾、浴巾各1块;②护理盘:内备梳子、指甲刀、棉签、液体石蜡、50%乙醇、爽身粉、中性沐浴液或中性肥皂;③浴盆:内备温热水(2/3满),水温冬季为38~39 ℃、夏季为37~38 ℃;④婴儿模型若干。

3. 患儿准备　沐浴应于喂乳前或喂乳后1 h进行,以免呕吐或溢乳。

4. 护生准备　按护士素质要求做好自身准备;着装规范衣帽整齐、清洁、修剪指甲;行为举止大方、态度和蔼可亲;操作过程动作轻巧、正确规范。

【实践方法】

1. 临床见习

(1)实习地点:医院婴儿沐浴室。

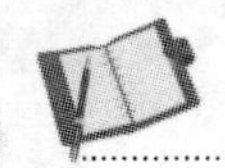

(2)实习方法:①每5~10名学生1组,由带教老师集中讲解和演示婴儿盆浴的操作方法及注意事项;②每组选派1~2名学生代表进行操作,其他学生观摩,并对操作步骤进行评议。

2.校内实训

(1)地点:护理实训室。

(2)方法:①由带教老师集中讲解和演示婴儿盆浴的操作方法及注意事项;②由带教老师示教或观看《儿科护理技能操作——婴儿盆浴法》;③每5~10名学生一组对婴儿模型进行操作练习。

【操作及评价】

见附录3儿科技能操作评分标准。

【小结】

1.每组选派1~2名学生代表进行操作展示,师生共评。

2.婴儿盆浴法的目的及注意事项是什么?

3.写出本次实训课的体会。

基础训练五　婴儿抚触

【操作目的】

1.促进婴儿的生长发育,增强免疫力,增进食物的消化和吸收,减少婴儿哭闹,增加睡眠。

2.增强婴儿与父母的交流,帮助婴儿获得安全感,发展对父母的信任感。

【操作准备】

1.环境准备　关闭门窗,避免对流风,室内适宜的温度(24~26℃)、湿度。

2.物品准备　清洁尿布、中毛巾、婴儿润肤油、替换的衣物,婴儿模型若干等。

3.护生准备　按护士素质要求做好自身准备;着装规范衣帽整齐、清洁,取下手表、戒指、修剪指甲;行为举止大方、态度和蔼可亲;操作过程动作轻柔、正确规范。

【实践方法】

1.地点:护理实训室。

2.方法:①由带教老师集中讲解和演示婴儿抚触的操作方法及注意事项;②由带教老师示教或观看《儿科护理技能操作-婴儿抚触法》;③每5~10名学生一组对婴儿模型进行操作练习。

【操作及评价】

见附录3儿科技能操作评分标准。

【小结】

1.每组选派1~2名学生代表进行操作展示,师生共评。

2.婴儿抚触法的目的及注意事项是什么?

3.写出本次实训课的体会。

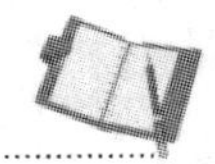

基础训练六　约束法

【操作目的】

1. 确保诊疗、护理操作顺利进行。

2. 确保患儿安全，防止发生意外事故。

【操作准备】

1. 护士准备按护士素质要求做好自身准备。

2. 物品准备　被单或毛巾、棉垫、有棉垫的小夹板、宽纱布绷带，婴儿模型若干等。

3. 环境准备　室内保持适宜的温度、湿度。

【实践方法】

1. 地点：护理实训室。

2. 方法：①由带教老师集中讲解和演示约束法的操作方法及注意事项；②由带教老师示教或观看《儿科护理技能操作-约束法》；③每5~10名学生一组对婴儿模型进行操作练习。

【操作及评价】

见附录3儿科技能操作评分标准。

【小结】

1. 每组选派1~2名学生代表进行操作展示，师生共评。

2. 约束法的目的及注意事项是什么？

3. 写出本次实训课的体会。

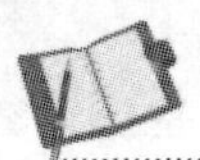

模块三

住院患儿护理

项目四

儿科急症的认知

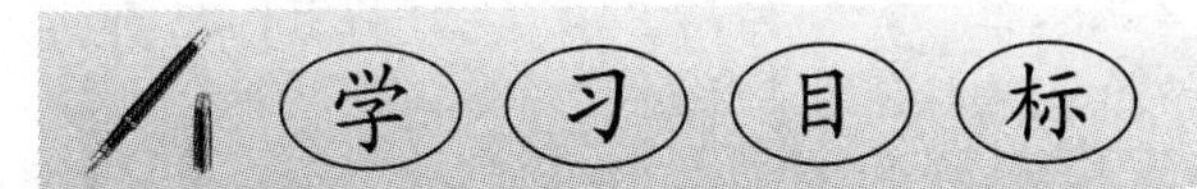

知识与技能目标

1. 分析小儿惊厥的病因及发病机制。

2. 能识别小儿惊厥常见症状,归纳出高热惊厥的特点。

3. 理解小儿心跳呼吸骤停的病因,依据心电图能区分不同类型的心跳呼吸骤停。

4. 分析小儿气管异物的病因及异物进入气管后常易阻塞的部位。

5. 能完成惊厥患儿、气管异物患儿的入院评估,制订护理计划,实施护理。

6. 通过学习能对不同年龄的心跳呼吸骤停患儿进行评估判断,实施紧急救护。

7. 能运用所学知识对小儿急症的家庭进行健康教育。

过程与方法目标

案例导学、情景设置、问题探讨,尝试通过各种途径查阅资料,对所学内容进行预习。

通过小组合作学习,教师精讲完成“惊厥患儿”、“心跳呼吸骤停患儿”、“气管异物患儿”的现场评估、急救。

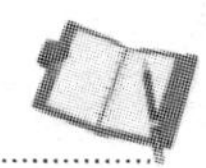

情感态度与价值观

1. 通过模拟接诊，锻炼学生的沟通能力。

2. 培养学生关心体贴儿童的爱心及实际工作中的团队合作精神。

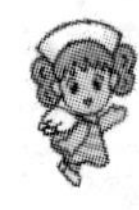

项目分析

本项目主要介绍小儿惊厥、心跳呼吸骤停、气管异物的病因、临床特点、现场评估、急救和整体护理。本项目重点为小儿惊厥、心跳呼吸骤停、气管异物的现场评估、急救和整体护理及卫生宣教；难点为现场评估、急救。

任务一　小儿惊厥认知

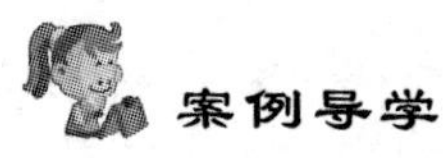

案例导学

患儿毛毛，2 岁，因发热 1 d，抽搐 2 次入院。查体：体温 39.3 ℃，脉搏 100 次/min，呼吸 25 次/min。神志清，精神差，咽部充血，扁桃体Ⅱ度肿大，心肺听诊无异常。

案例思考：

1. 毛毛出现了什么问题？什么原因引起？你的判断依据是什么？
2. 如何评估毛毛的当前状况？
3. 毛毛当前有哪些健康问题需要解决？请列出毛毛的首优护理问题？
4. 针对毛毛的病情，你需要做什么？怎么做？

活动 1　疾病知识认知

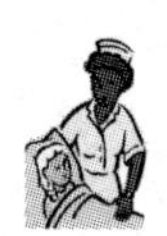

活动引入

问题：

1. 小儿惊厥常见的病因有哪些？
2. 惊厥患儿的典型临床表现是什么？
3. 为什么毛毛会出现惊厥抽搐？
4. 何谓惊厥持续状态？
5. 小儿惊厥的治疗要点是什么？

惊厥俗称惊风、抽风，是儿科常见的急症。是由于神经细胞异常放电引起全身或局部肌群不自主的强直性或阵发性收缩，常伴有意识障碍的一种神经系统功能暂时紊乱

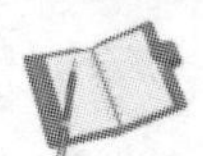

状态。婴幼儿多见。

【病因】

1. 感染性疾病

(1)颅内感染　各种原因引起的脑膜炎、脑炎及脑脓肿。

(2)颅外感染　各种感染造成的高热惊厥和中毒性脑病等,其中高热惊厥最常见。

2. 非感染性疾病

(1)颅内疾病　如原发性癫痫、占位性病变、颅脑损伤、脑栓塞畸形等。

(2)颅外疾病　如中毒、水电解质紊乱、低血糖、阿-斯综合征、高血压脑病、尿毒症等。

【临床表现】

1. 典型表现(图 4-1)　患儿全身或局部肌群出现不随意的收缩,呈强直性或阵挛性抽动,眼球上翻、凝视或斜视,多伴有意识障碍,持续数秒至数分钟。新生儿及小婴儿惊厥常不典型。

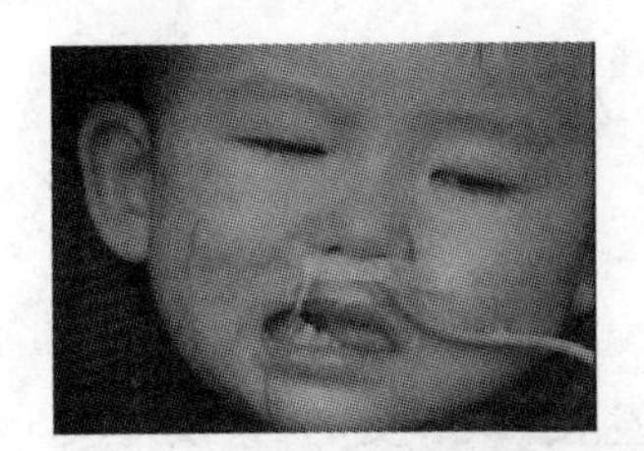

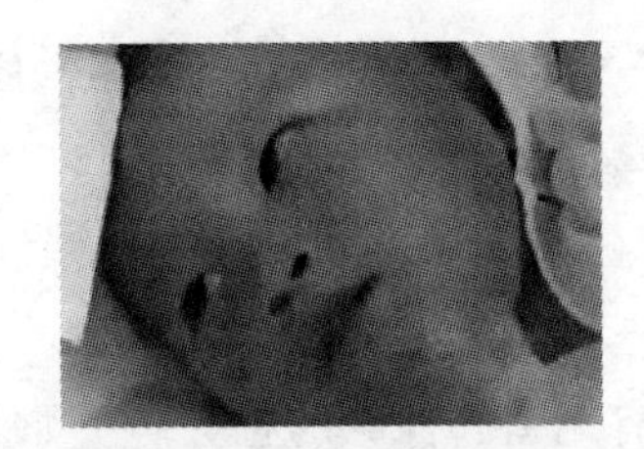

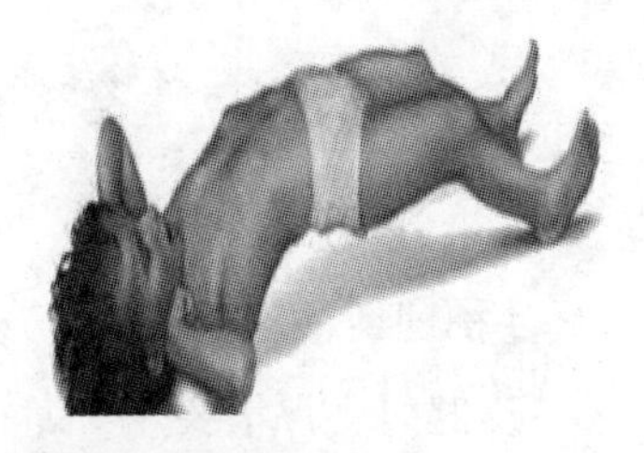

图 4-1　惊厥典型表现(面部抽搐、眼球上翻、全身强直性或阵挛性抽动)

2. 惊厥持续状态　惊厥发作持续 30 min 以上,或两次发作间歇期意识不能恢复者。为惊厥的危重型,可引起高热、缺氧性脑损害、脑水肿,甚至死亡。

3. 高热惊厥　多由急性上呼吸道感染引起。特点:①多发于 6 个月至 3 岁小儿,偶可见于 4 ~5 岁,5 岁以后少见;②多发生在疾病的早期,体温骤升时,突然发生;③惊厥呈全身性发作,伴意识丧失,持续时间短,在几秒或几分钟内,发作后意识即恢复;④不伴神经系统异常体征,发作 1 周后脑电图无异常;⑤在一次发热性疾病中,很少连续发作多次,但有反复发作倾向。

【辅助检查】

根据需要做有关的实验室检查,如血、尿、粪常规,血糖、血钙、血尿素氮、脑脊液等。必要时做脑电图、头颅 CT 及 MRI 等辅助检查。

【治疗概述】

1. 控制惊厥　针刺人中、合谷、百会、涌泉、十宣、内关等(图 4-2),或遵医嘱用止惊药。

2. 对症治疗　高热者宜物理降温或药物降温,脑水肿可静脉注射甘露醇等。

3. 病因治疗　尽快找出病因,采用相应治疗,如抗病毒药物、抗生素抗感染等。

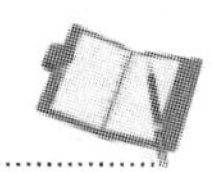

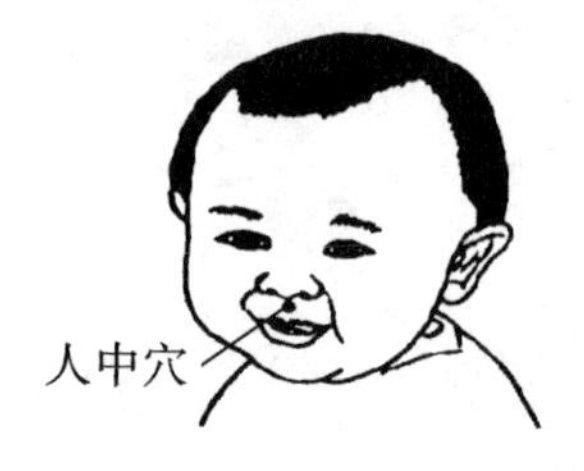

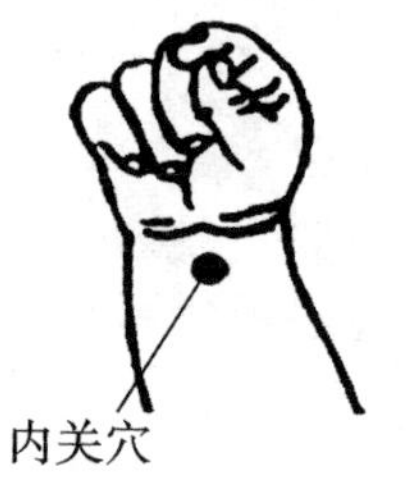

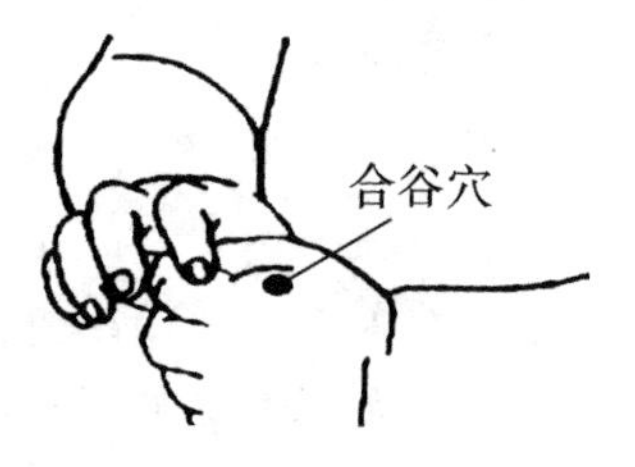

图4-2 小儿针刺穴位

活动2 惊厥患儿入院评估

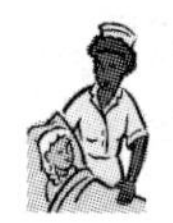

活动引入

情景：

毛毛入院治疗，接诊毛毛时需要完成哪些工作任务？请你结合所学的知识判断毛毛出现了什么问题，并进行护理评估。

【护理评估】

1. 健康史评估要点　询问有无引起惊厥的相关病史如出生史、喂养史、感染及传染病史、中毒史、既往发作史、家族史等，此次诱发的原因。

2. 身体状况评估要点　评估患儿的意识状态、有无颅内压增高表现，检查患儿肢体运动情况、神经反射。

3. 社会、心理状况　小儿惊厥多伴有意识丧失，病情严重可有生命体征的改变，家长因此产生恐惧和焦虑；癫痫患儿会有自卑和焦虑心理。应评估家长和患儿对本病认识和心态，及家长对本病护理了解的程度，了解患儿及家长对医护人员的态度和要求。

活动3 惊厥患儿的住院护理

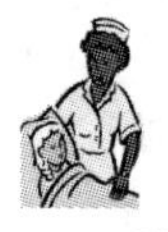

活动引入

情景：

毛毛在大厅输液过程中再次出现双眼上翻，流口水，出汗，胸闷，言语不清，持续约1 min。

经过你对毛毛的入院评估：

1. 毛毛当前有哪些护理问题需要解决？请提出护理诊断、列出首优问题？

2. 针对毛毛的护理问题，护士要做好哪些急救措施、观察哪些内容？

【护理诊断】

惊厥的护理诊断与相关因素见表4-1。

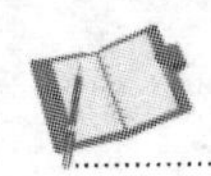

表4-1　惊厥的护理诊断与相关因素

护理诊断	相关因素
1. 有窒息的危险	与惊厥发作、意识障碍、咳嗽反射和呕吐反射减弱导致误吸有关
2. 有受伤的危险	与抽搐有关
3. 体温过高	与感染或惊厥持续状态有关
4. 潜在并发症	颅内高压症

【护理措施】

1. 就地抢救　惊厥发作时，应立即就地抢救，不要搬运，避免对患儿的一切刺激，保持安静，切勿大声喊叫或摇晃患儿。

2. 防止窒息　让患儿去枕仰卧，头偏向一侧并向后仰，松解衣领，及时清除口鼻腔的分泌物和呕吐物，将舌轻轻向外牵拉，防止舌后坠阻塞呼吸道，保持呼吸道通畅。

3. 止惊　针刺穴位，药物止惊（首选地西泮，新生儿惊厥首选苯巴比妥、10%水合氯醛保留灌肠、苯妥英钠或硫喷妥钠）。

4. 降温　密切观察体温变化，高热时及时采取正确、合理的降温措施，如药物降温、头部冷敷、冷盐水灌肠、温水澡等。多饮水，避免虚脱；及时更换汗湿的衣服，保持口腔及皮肤清洁等。

5. 防止颅内压升高

(1) 吸氧　患儿抽搐时可有屏气、呼吸暂停，造成缺氧，应及时吸氧减轻因缺氧造成的脑损伤。

(2) 监测生命体征　注意观察体温、脉搏、呼吸、血压、瞳孔及神志的改变，发现异常，及时通知医生。

(3) 病情观察　若发现患儿呼吸节律慢而不规则、双侧瞳孔扩大，则提示颅内压增高，及时报告医生，并协助降颅压等护理措施。

6. 防止受伤　①就地抢救时，迅速移开周围硬物；②对可能发生皮肤损伤的患儿应将纱布放在患儿的手中、腋下或骨骼隆突与地面摩擦处，防止摩擦受损；③已出牙的患儿在上下牙之间放置牙垫，防止舌咬伤，牙关紧闭时，不要强行撬开，避免损伤牙齿及牙龈；④拉好床档，防止坠地摔伤；⑤勿用力强行牵拉或按压患儿肢体，以免骨折或脱臼。

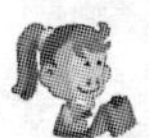

健康教育

情景：

经过你们的细心护理毛毛已经痊愈，可以出院了。你应该提醒毛毛的妈妈出院后要注意什么？请你为其进行健康指导。

1. 根据患儿及家长的接受能力选择适当的方式向他们讲解惊厥的有关知识，如惊

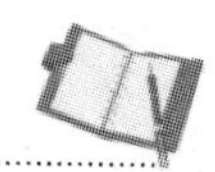

厥的病因和诱因、预防惊厥的措施等。

2. 小儿发生高热惊厥时,家长要镇定,保持安静,指压人中穴,不能摇晃或抱着患儿往医院跑,以免加重惊厥或造成机体损伤。发作缓解时迅速将患儿送往医院查明原因,防止再发作等。

3. 保持呼吸道通畅。将孩子放平,头偏向一侧,及时清理口腔内的分泌物、呕吐物,以免吸入气管,引起窒息或吸入性肺炎。

4. 高热惊厥的患儿日后可能还会发生,尽量避免发热因素,防止感冒。家里备体温计及小儿退热药,一旦发热(体温>38 ℃)可应用退热药或物理降温并多喂水,告知家长患儿发热时及时到医院就诊。

5. 注意合理的饮食配置,增强孩子身体素质。

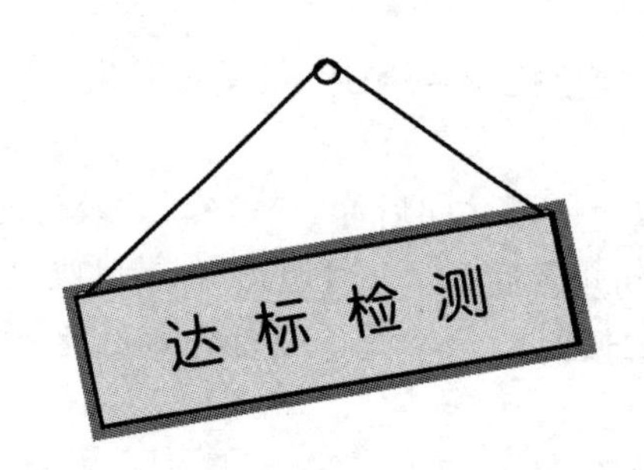

知识拷贝

【A1 型题】

1. 婴幼儿时期惊厥发生最常见的原因是(　　)
   A. 颅脑损伤　　B. 发热
   C. 脑肿瘤　　D. 低血糖
   E. 癫痫

2. 小儿惊厥发作时应特别注意预防是发生(　　)
   A. 外伤　　B. 窒息
   C. 脑膜炎　　D. 脑出血
   E. 脑血栓

3. 惊厥持续状态指惊厥发作时间超过(　　)
   A. 10 min　　B. 15 min
   C. 20 min　　D. 25 min
   E. 30 min

【A2 型题】

4. 患儿,8 个月,因上呼吸道感染出现发热,体温 39.7 ℃,突然出现双眼凝视,意识丧失,全身抽搐。应该首先采取的措施是(　　)
   A. 将患儿送入抢救室　　B. 针刺人中穴控制惊厥
   C. 物理降温　　D. 吸氧
   E. 测量生命体征

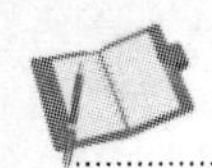

5. 患儿,9 个月,因发热、咳嗽、惊厥来院就诊,体检:体温 39.5 ℃,咽充血。该患儿发生惊厥最可能的原因是(　　)

A. 低钙血症　　B. 癫痫发作

C. 高热惊厥　　D. 中毒性脑病

E. 化脓性脑膜炎

6. 患儿,8 个月,因上呼吸道感染出现发热,体温 39.3 ℃,突然出现双眼凝视,意识丧失,全身抽搐。控制小儿惊厥首选药物是(　　)

A. 氯丙嗪　　B. 硫酸镁

C. 10% 水合氯醛　　D. 苯巴比妥

E. 地西泮

7. 患儿,10 个月,以急性上呼吸道感染、高热惊厥入院治疗,为防止患儿惊厥发作时发生窒息,护士所采取的护理措施不正确的是(　　)

A. 置患儿侧卧位　　B. 松解患儿衣服领口

C. 将舌拉出口外　　D. 清除呼吸道分泌物

E. 给予氧气吸入

8. 患儿,1 岁,以上呼吸道感染、高热惊厥 1 次入院,现治愈出院,对家长实施的正确指导是(　　)

A. 发作时立即送往医院抢救　　B. 发作时摇晃呼唤,将患儿唤醒

C. 高热惊厥自行好转后不需要就医处理　　D. 高热惊厥日后不会再发

E. 再次出现高热时积极实施物理降温

知识应用

1. 正确区别惊厥、惊厥持续状态和高热惊厥的不同表现?

2. 说出小儿惊厥发作时预防窒息发生的措施。

3. 案例:宝宝,2 岁,因发热 1 d,抽风 2 次入院。表现为面部和四肢肌群强直性或阵挛性抽动,双眼凝视、斜视或上翻,头后仰,口吐白沫,牙关紧闭,常伴有意识丧失。查体:体温 39.3 ℃,脉搏 100 次/min,呼吸 25 次/min。神志清,精神差,咽部充血,扁桃体Ⅱ度肿大,心肺听诊无异常。

思考问题:

(1)宝宝出现了什么问题?

(2)如何评估该宝宝目前的状况?

(3)宝宝的主要护理问题有哪些?

(4)主要急救措施有哪些?

任务二　小儿心跳呼吸骤停认知

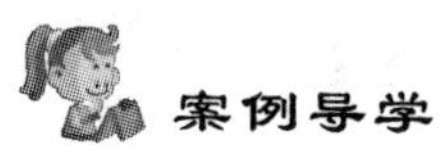

案例导学

丁丁，男，6 个月，妈妈半夜喂奶时，发现丁丁面色青灰，呼吸浅弱，即来院就诊。在急救室时呼吸渐停止、心音低弱，心率 30 次/min。

案例思考：

1. 丁丁出现了什么问题？可能是什么原因引起？说说你的判断依据？
2. 如何评估丁丁的当前状况，你的判断是什么？
3. 针对丁丁的当前情况，你需要做什么？怎么做？
4. 怎样做好家属的卫生宣教工作？

活动 1　疾病知识认知

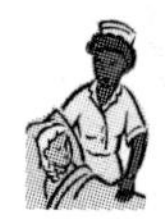

活动引入

问题：

1 什么是心跳呼吸骤停？

2. 引起小儿心跳呼吸骤停的原因有哪些？

3. 如何判断小儿发生了心跳呼吸骤停？

心跳呼吸骤停（CPA）是指患儿的呼吸和循环功能突然发生停止，是儿科最危急的一种临床病理生理状态。

【病因】

引起小儿 CPA 的原因很多，各种原因造成的窒息是引起小儿 CPA 的主要原因，其次是电解质与酸碱平衡紊乱、药物中毒、麻醉意外等。严重心脏泵功能不足以及呼吸、循环中枢功能受损的疾病或因素，均能引起。儿童还可因意外伤害，如电击、溺水、严重创伤、中毒、大出血等导致 CPA。

【临床表现】

1. 患儿意识突然丧失，出现昏迷或短暂的抽搐。
2. 颈动脉和股动脉搏动消失，血压测不到。
3. 呼吸停止或严重呼吸困难，无有效气体交换，面色迅速转为发绀或面色苍白。
4. 心跳停止或心动过缓，年长儿心率<30 次/min，婴幼儿<80 次/min，新生儿<100 次/min。
5. 瞳孔散大，对光反射消失。

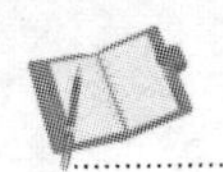

6. 心电图示：心脏停搏，呈一水平直线，偶见 P 波；心室波缓慢，心室纤颤。

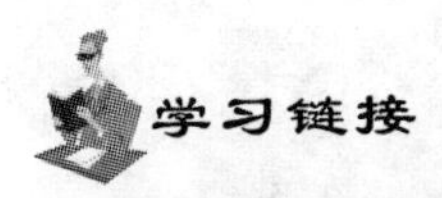

学习链接

小儿有关的解剖生理特点

1. 舌体相对较大，易舌后坠气道梗阻。
2. 枕凸明显，头易前倾。
3. 儿童气道最狭窄部位：环状软骨。

活动 2　心跳呼吸骤停患儿的急救

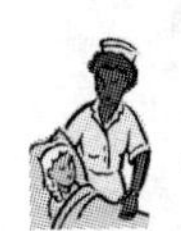

活动引入

情景（病情变化）：

丁丁已呈昏迷状态，面色发绀，下颌样呼吸，7 次/min，大动脉搏动消失，听诊无心音。心电图为直线。

请同学们根据你对丁丁的入院评估。设计合适的抢救方式。

【心肺复苏术】

心肺复苏术是指使呼吸、心搏骤停患儿迅速恢复呼吸、循环功能所采取的抢救措施称为心肺复苏术（CPR）。CPR 的过程包括基本生命支持、高级生命支持和持续生命支持三个阶段。抢救 CPA 的成功与否与开始心肺复苏术的时间密切相关，呼吸心跳停止 4～6 min 可导致脑细胞死亡，因此，复苏开始越早，抢救的成功率越高。

急救过程可归纳为“ABCDEF”6 点：A（Airway）畅通气道；B（breathing）人工呼吸；C（circulation）心脏按压，建立人工循环；D（drugs）应用复苏药物；E（ECG）心电监护；F（fibrillation treatment）电除颤，消除心室纤颤。“ABC”3 点是基本生命支持阶段，是用基本技术现场急救；“DEF”3 点是高级生命支持阶段，是用辅助设备和特殊技术，建立和维持有效通气，促进心脏复跳。

1. 基本生命支持阶段（BLS）

（1）畅通气道（A）　立即置患儿于仰卧位，头向后仰，抬高下颌，保持气道平直，防止舌根后坠（图 4-3），迅速清除气道及口内的分泌物、呕吐物或异物，立即进行人工呼吸。

（2）人工呼吸（B）　当呼吸道通畅后仍无自主呼吸时应采用人工辅助通气，维持气体交换。①口对口人工呼吸：适用于年长儿，操作方法同成人；②口对鼻人工呼吸：适用于牙关紧不能张口或口腔有严重损伤者；③口对口、鼻人工呼吸：适用于婴幼儿；④吹气量以胸廓上抬为准；⑤人工呼吸频率：儿童 18～20 次/min、婴儿 30～40 次/min。

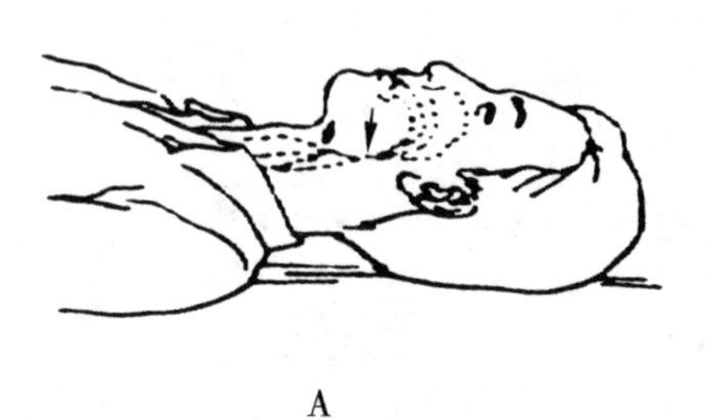

A

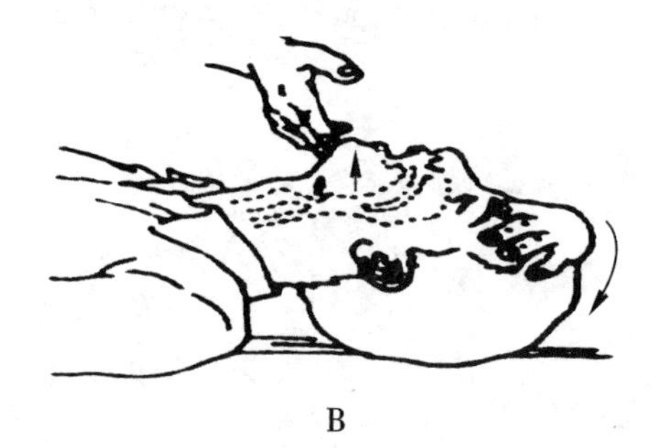

B

图 4-3 开放气道之仰头-抬颏法

(3)心脏按压,建立人工循环(C) ①按压部位(图 4-4):1 岁以下在两乳头连线中点下一横指(胸骨体下 1/3 处),1 岁以上在胸骨中下 1/3 交界处。②按压方法:≥8 岁患者采用双掌按压法(同成人),1 ~8 岁小儿幼儿可采用单掌法(图 4-5);婴儿、新生儿多采用双手拇指法(图 4-6)。新生儿亦可采用单手双指按压法(图 4-7)。③按压频率:婴幼儿及儿童为 100 次/min,新生儿为 120 次/min。④按压通气比例:新生儿为 3∶1;大于 8 岁儿童同成人,8 岁以上无论单双人均为 30∶2;小于 8 岁儿童双人操作为 15∶2,单人操作为 30∶2。⑤按压深度为胸腔前后径 1/3 ~1/2。

心肺复苏有效指标:①可触及动脉(颈、股动脉)搏动,测得血压≥5 kPa(60 mmHg);②瞳孔缩小,对光反射恢复;③听到心音,心律失常转为窦性心律,恢复自主呼吸;④口唇、甲床颜色转红。

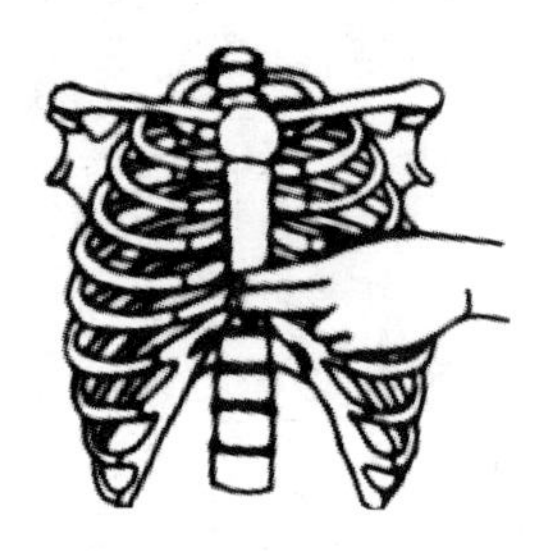

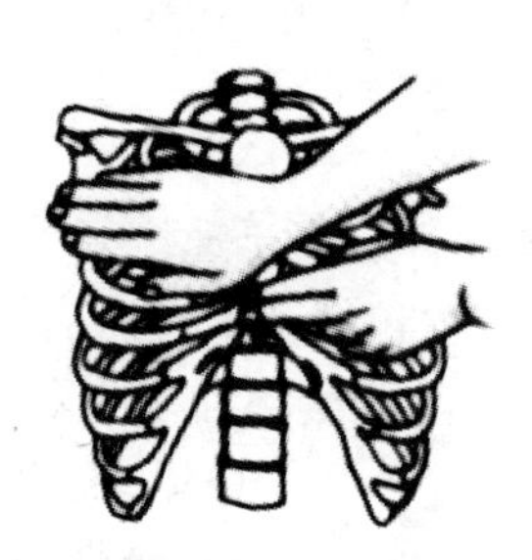

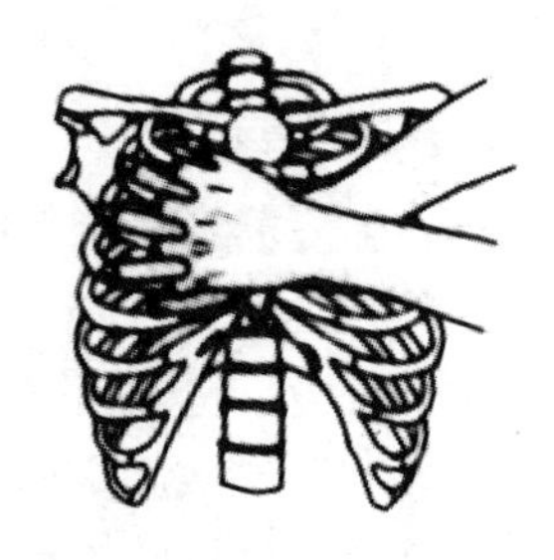

图 4-4 按压位置

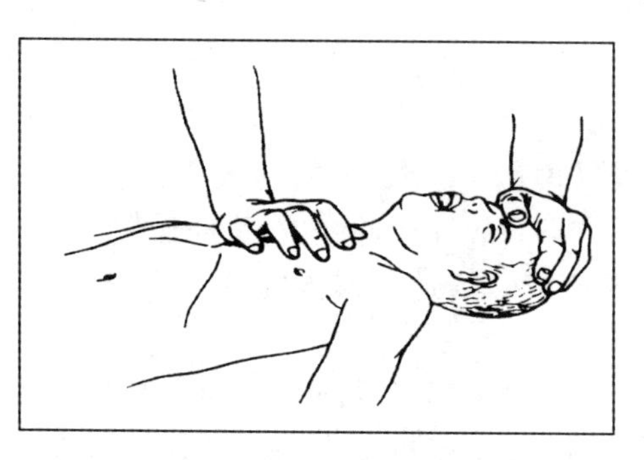

图 4-5 1 ~8 岁小儿心脏按压方法

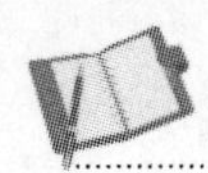

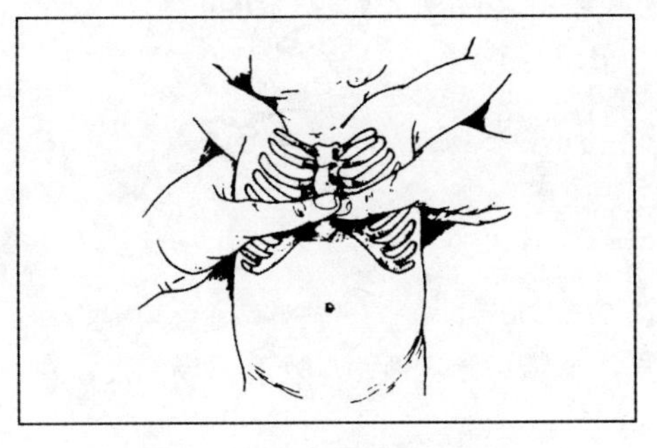

图4-6　双手拇指按压方法

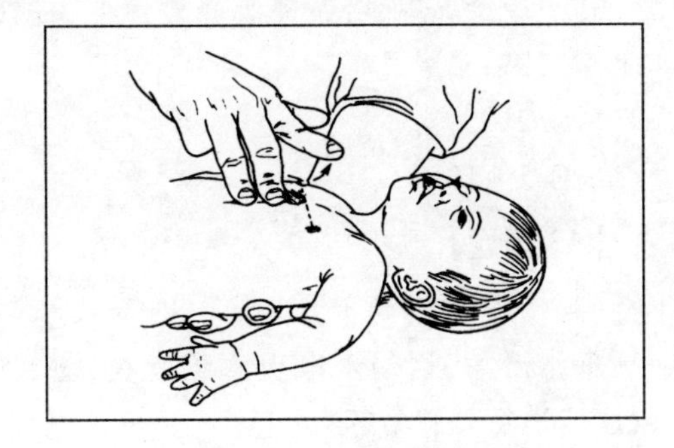

图4-7　双指按压方法

2. 高级生命支持阶段(ALS)

(1)应用复苏药(D)　首选肾上腺素,其次是利多卡因,其他有阿托品、异丙基肾上腺素等。

(2)心电监测(E)　采用心电监护及时了解心率、心律变化,发现异常及时报告医生,并且协助处理。

(3)电除颤(F)　对室颤或无脉性室性心动过速者,在保证供氧和纠正酸中毒的前提下用电除颤。

3. 持续生命支持(ALS)　重点是脑复苏,防止脑缺氧和脑水肿;专人护理和使用多功能监护仪,密切观察病情变化;严密监测生命体征,防止心跳、呼吸再次停止及各种并发症的发生。

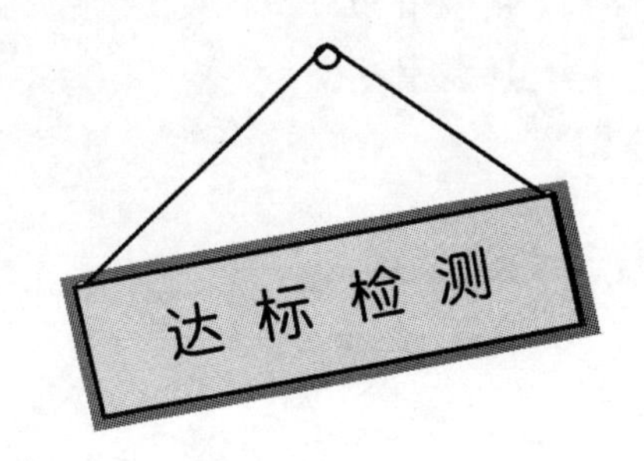

知识拷贝

【A1 型题】

1. 小儿心跳呼吸骤停的主要直接原因是(　　)

A. 过敏性疾病　　B. 药物中毒

C. 感染性疾病　　D. 窒息

E. 电解质紊乱

2. 小儿心跳呼吸骤停时心电图表现可为(　　)

A. 心房扑动　　B. 二度房室传导阻滞

C. 房性心动过速　　D. 病理性 Q 波

E. 心室纤颤

3. 一般情况下,心跳呼吸骤停患儿大脑缺氧的耐受时间是(　　)min

A. 2 ~ 3　　B. 3 ~ 5

C. 2 ~ 5　　D. 4 ~ 6

E. 5 ~ 10

【A3 型题】

(4 ~ 5 题共用题干)

患儿,3 岁,因溺水出现意识丧失,出现短暂抽搐,呼吸断续,瞳孔散大,大小便失禁,立即进行心肺复苏。

4. 在进行心肺复苏开始时判断意识与反应的时间不得超过(　　)

A. 5 s　　B. 6 s

C. 8 s　　D. 10 s

E. 15 s

5. 如两人协同进行心肺复苏时,人工呼吸和心脏按压的比例为(　　)

A. 1 : 5　　B. 1 : 15

C. 2 : 5　　D. 2 : 15

E. 2 : 30

(6 ~ 7 题共用题干)

明明,7 岁,因严重外伤大出血入院。入院后突然神志丧失,呼吸停止。护士见状立即心肺复苏。

6. 明明胸外按压的部位是(　　)

A. 胸骨上段　　B. 胸骨中段

C. 胸骨下段　　D. 胸骨中点

E. 胸骨中下 1/13 交界处

7. 胸外按压时胸骨下陷(　　)

A. 1 ~ 2 cm　　B. 2 ~ 3 cm

C. 3 ~ 4 cm　　D. 4 ~ 5 cm

E. 5 ~ 6 cm

知识应用

1. 归纳小儿心跳呼吸骤停的判断依据。

2. 心肺复苏有效的标志是什么?

3. 案例:宝宝,6 个月,其母半夜准备为其喂奶时,发现小儿面色青灰,呼吸浅弱,即来院就诊。在急救室时患儿已经昏迷,呼吸停止、心音低弱,心率 20 次/min。

思考问题:

(1) 宝宝出现了什么问题?

(2) 主要护理措施有哪些?

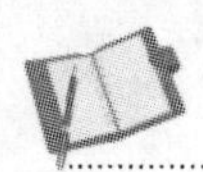

任务三　小儿气管异物认知

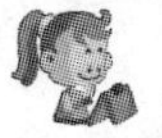

案例导学

毛毛,3岁,在家和爷爷玩骑马游戏时,边玩游戏边吃果冻,突然发生面色发青,四肢挣扎,憋得慌,送院治疗。孩子呼吸急促,发绀,咽喉部未见异物,双肺呼吸音不对称,有拍击音,到医院约2 min后突然呼吸困难,面色发紫,急救中呼吸停止,心音消失。

案例思考:

1. 什么原因能引起这么严重的事故?
2. 针对毛毛的病情,你需要做什么?怎么做?

活动1　疾病知识认知

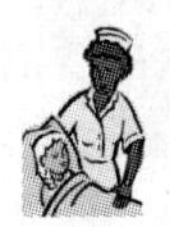

活动引入

问题:

1. 哪些情况容易引起小儿气管异物?
2. 异物进入气管后常易阻塞的位置在那儿?
3. 为什么毛毛会出现呼吸急促,发绀,双肺呼吸音不对称,有拍击音等表现?

气管异物是异物误吸入气管和支气管,产生以咳嗽和呼吸困难为主要表现的临床急症。气管异物是儿科的常见急危疾病之一,可以造成小儿的突然死亡,多见于5岁以下儿童。

【常见原因】

小儿在进食或口含物品时因说话、哭笑、玩耍等原因不慎将异物误吸入气管和支气管。常见的异物有豆子、花生米、瓜子、核桃、纽扣、硬币、发卡、小球、塑料笔帽等,也有幼儿在吸吮果冻类食品时误吸,重症或昏迷病儿,偶有将呕吐物、血液、食物、牙齿等呛入气管。

【临床表现】

异物进入气管和支气管,立即发生剧烈咳嗽、喘憋、面色青紫伴有不同程度的呼吸困难,片刻后缓解或加重。气管、支气管异物的典型症状是阵发性、痉挛性咳嗽,有时呈"空空"音,但发音正常,偶有咳嗽时将异物咳出症状缓解或消失,也有咳至声门或声门下嵌顿停留,症状突然加重,甚至呼吸心跳停止。

气管异物患儿多有不同程度的呼吸困难,严重者出现三凹征,面色发绀等,气管内异物因上下活动,听诊时可听到异物"拍击音"似金属音。支气管异物主要症是阵发痉

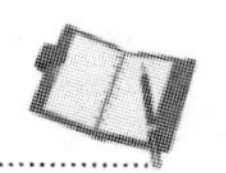

挛性咳嗽伴喘息,如病程较长,可有肺部感染。

活动2　气管异物患儿的急救护理

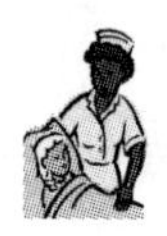

活动引入

情景:

边玩游戏边吃果冻,突然发生面色发青,急诊来院。问题:接诊毛毛需要采取了怎样的急救措施?

【急救护理】

1. 预防窒息发生　保持安静,减少患儿哭闹,以免因异物移位,发生急性喉梗阻,出现窒息危及生命。

2. 协助医生内镜检查取出异物

(1)术前准备　①准备氧气、气管切开包、负压吸引器、急救药品等;②密切观察病情,如患儿出现烦躁不安、呼吸困难加重、三凹征明显、口唇发绀、大汗时及时通知医生;③检查前须禁食 6 ~ 8 h,吃奶的婴儿为 4 h。

(2)配合医生用内镜取出异物　全麻下做直接喉镜异物取出术或经支气管镜异物取出术,注意观察患儿情况。

(3)术后护理　①了解手术经过,包括时间、异物取出情况等;②观察有无喉头水肿、纵隔气肿、皮下气肿引起的呼吸困难;③患儿取出异物 4 h 后方能进食。

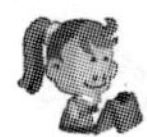

健康教育

情景:

经过医护人员的及时抢救,毛毛恢复了健康。你到病房查房时,会怎样和孩子、妈妈交流生活中防止气管异物发生的建议,做好健康指导。

1. 2 岁以下的小儿磨牙尚未萌出者,不应给予花生、瓜子、豆类及其他带核的食物。

2. 在小儿进食时不要乱跑乱跳,以免跌倒时将食物吸入。

3. 进食时不可惊吓、逗乐或责骂,以免大哭、大笑而误吸。

4. 对于幼儿可能吸入或吞下的物品,均不应作为玩具。

5. 教育儿童要改掉口含笔帽、哨及小玩具等坏习惯。不要随意把硬币、纽扣、小玩具等物含在口中玩耍。

6. 教育孩子不要躺在床上吃东西,或含着食物睡觉。

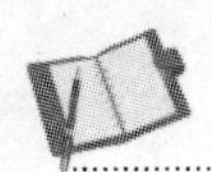

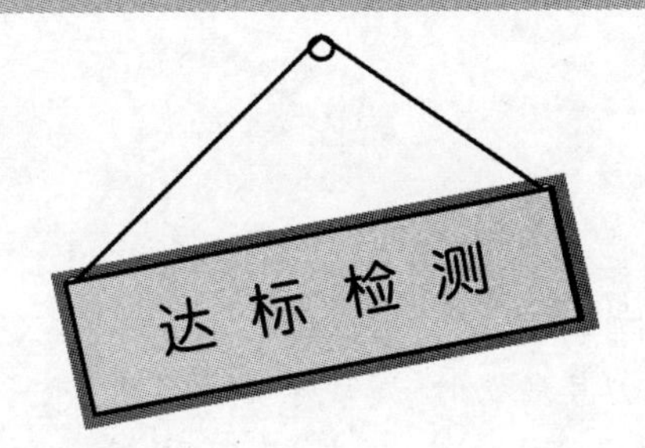

知识拷贝

【A1 型题】

1. 小儿心跳呼吸骤停的主要直接原因是(　　)
   A. 过敏性疾病　　B. 药物中毒
   C. 感染性疾病　　D. 窒息
   E. 电解质紊乱
2. 小儿心跳呼吸骤停时心电图表现可为(　　)
   A. 心房扑动　　B. 二度房室传导阻滞
   C. 房性心动过速　　D. 病理性 Q 波
   E. 心室纤颤

【A2 型题】

3. 患儿,3 岁,进食花生米不慎呛咳,随即出现呼吸困难,面色发绀,神志不清。当前护士应采取的护理措施是(　　)
   A. 控制感染　　B. 用吸痰器清理呼吸道
   C. 人工呼吸　　D. 将患儿平卧,头偏向一侧
   E. 做好协助气管取异物的准备
4. 患儿,3 岁,在进食时因哭闹导致气管异物发生,经内镜取出异物后可以进食的时间一般为术后(　　)
   A. 0.5 h　　B. 1.5 h
   C. 2 h　　D. 3 h
   E. 4 h

(5 ~6 题共用题干)

患儿,2 岁,因进食时哭闹突然出现剧烈咳嗽,面色发青,急来医院就诊。查体:听诊时可闻及似金属音的“拍击音”,胸部拍片检查未见异物。

5. 为明确诊断,应考虑的检查方法是(　　)
   A. 胸部 CT　　B. 食管镜
   C. 支气管镜　　D. 直接喉镜
   E. 间接喉镜
6. 为防止异物移位发生窒息,最重要护理措施是(　　)
   A. 禁食　　B. 吸氧
   C. 患儿取侧卧位　　D. 减少患儿哭闹

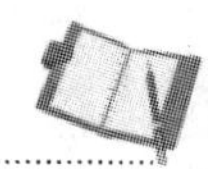

E. 密切观察病情

知识应用

1. 简述小儿气管异物的发病原因。

2. 如何做好小儿气管异物的卫生宣传工作?

3. 案例:宝宝,6个月,其母半夜准备为其喂奶时,发现小儿面色青灰,呼吸浅弱,即来院就诊。在急救室时患儿已经昏迷,呼吸停止、心音低弱,心率20次/min。

思考问题:

(1)宝宝出现了什么问题?

(2)主要护理措施有哪些?

(黄　梅)

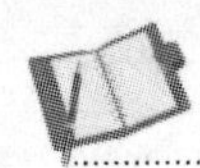

项目五
新生儿与患病新生儿的护理

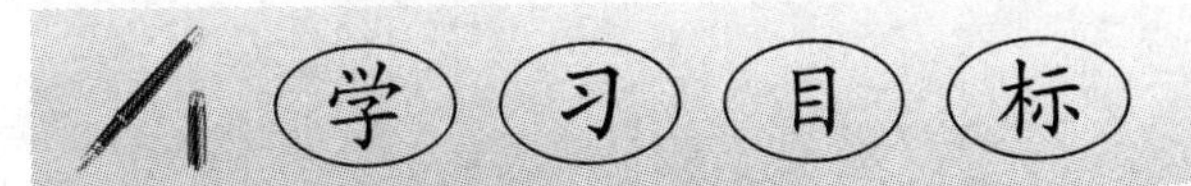

知识和技能目标

1. 识记新生儿的概念和分类、足月儿及早产儿的特点；常见新生儿疾病的概念、临床表现及治疗原则。

2. 列举正常足月新生儿与早产儿的特点及护理要点。

3. 领会常见新生儿疾病的病因，分析其发病机制。

4. 应用护理程序为新生儿制订护理计划并实施整体护理。

5. 能运用所学知识对社区、家庭进行健康教育，指导家属进行新生儿居家护理的方法和技巧。

过程与方法目标

1. 案例导学、情景设置、问题引领，指导学生通过各种途径查阅资料，对所学内容进行预习。

2. 通过小组合作学习，体验团队合作过程，学会自主学习。

3. 根据案例，通过角色扮演进行“患病新生儿”的病情评估，体验职业岗位内涵。

情感态度与价值观

1. 通过模拟接诊，锻炼学生的沟通及实际操作能力。

2. 培养学生关心体贴患儿的态度、爱护伤患意识及实际工作中的团队合作精神。

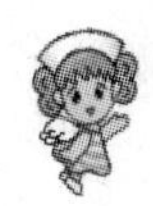

项目分析

本项目主要介绍新生儿分类，足月新生儿、早产儿的特点和护理，新生儿缺氧缺血性脑病，新生儿颅内出血，新生儿黄疸，新生儿寒冷损伤综合征和新生儿败血症。重点为新生儿的概念和分类、常见新生儿疾病的临床表现及整体护理；难点为常见新生

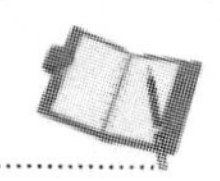

儿疾病的发病机制。

任务一　新生儿认知

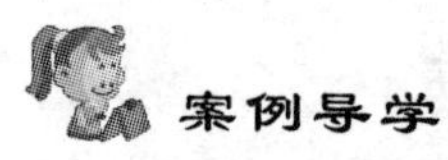

案例导学

宝宝,胎龄40周,生后2 h,出生体重3100 g,身长49 cm。查体:哭声响亮,四肢屈曲,皮肤红润,胎毛少,耳壳软骨发育好,指(趾)甲已超过指(趾)端,乳晕清楚,乳房可摸到结节,整个足底有较深的足纹,大阴唇能覆盖小阴唇。

案例思考:

1. 根据案例,判断此新生宝宝属于早产儿还是足月儿?

2. 此时面对刚刚出生的宝宝,你需要做什么?怎么做?应对宝宝采取哪些护理措施?

活动1　新生儿基本概念认知

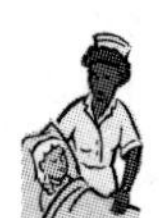

活动引入

问题:

1. 何谓新生儿期?为什么新生儿时期是一生中最重要的发展阶段之一?

2. 解释下列概念:足月儿、早产儿、正常出生体重儿、极低出生体重儿、足月小样儿、高危儿、正常新生儿。

新生儿是指从脐带结扎至生后满28 d的小儿。是胎儿的延续,此期的小儿由宫内生活转向宫外生活,生活的方式和环境均发生了巨大变化,而新生儿各器官的生理功能尚未完善,易受外界环境中不良因素影响,发病率和死亡率较高,尤以早产儿和低出生体重儿的比例最高。做好新生儿保健工作,降低其患病率和死亡率,促进新生儿的健康成长。

【新生儿分类】

1. 根据胎龄分类

(1)足月儿　指胎龄满37周至未满42周的新生儿。

(2)早产儿　指胎龄满28周至未满37周的新生儿。

(3)过期产儿　指胎龄超过42周的新生儿。

2. 根据体重分类

(1)正常出生体重儿　指出生体重为2500~4000 g的新生儿。

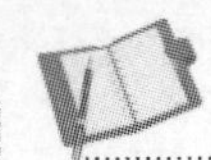

（2）低出生体重儿　指出生体重不足2500 g的新生儿。出生体重不足1500 g者称极低出生体重儿，出生体重不足1000 g者称超低出生体重儿或微小儿。低出生体重儿一般为早产儿和小于胎龄儿。我国习惯上将胎龄已足月，体重在2500 g以下者称足月小样儿，是小于胎龄儿中最常见的一种。

（3）巨大儿　指出生体重超过4000 g的新生儿。

3. 根据出生体重和胎龄关系分类

（1）适于胎龄儿　指出生体重在同胎龄儿平均体重的第10～90百分位数的新生儿。

（2）小于胎龄儿　指出生体重在同胎龄儿平均体重的第10百分位数以下的新生儿。

（3）大于胎龄儿　指出生体重在同胎龄儿平均体重的第90百分位数以上的新生儿。

4. 高危儿　指已经发生或有可能发生危重情况而需要监护的新生儿。常见于以下情况：

（1）其母既往异常妊娠史　有死胎、死产史、异位妊娠、新生儿溶血病、先天畸形疾病史。

（2）孕期接触有害物质　如孕母有吸烟、吸毒、酗酒史。

（3）孕母疾病史　如严重心肾疾病、糖尿病、甲亢、贫血、妊高征、孕期阴道流血史，母亲为Rh阴性血型，过去有死胎、死产或性传播疾病史等。

（4）分娩异常　胎盘早剥，前置胎盘，难产，手术产，胎儿宫内窘迫，出生时Apgar评分低于7分者，分娩过程中用镇静药、止痛药及麻醉药。

（5）新生儿异常　早产儿、巨大儿、小于胎龄儿、各种先天性畸形及疾病。

活动2　正常足月新生儿特点认知

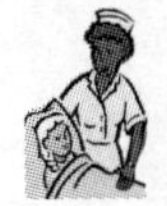

活动引入

情景1：

刚出生婴儿，哭声响亮，四肢呈屈曲状，皮肤薄嫩红润，皮下脂肪丰满，胎脂多、胎毛少，头发较长而不乱，如梳，整个足底有较深的足纹，体重3.0 kg、身长50 cm。

问题：

1. 该宝宝发育是否正常？

2. 如何根据新生宝宝的外观初步判断是足月儿还是早产儿？

3. 何谓正常新生儿？有什么特点？

情景2：

宝宝出生体重3100 g，今天是宝宝出生第六天，妈妈给宝宝称了体重。使妈妈感到疑惑不解的是，宝宝每天能吃能睡，怎么体重不增反而减少了？而且宝宝的小脸蛋看着黄黄的，难道宝宝病了吗？这是怎么回事呢？你能够做出初步判断吗？

【正常足月儿的特点】

正常足月儿是指胎龄满37～42周，体重在2500 g以上，无畸形和疾病的活产婴儿。

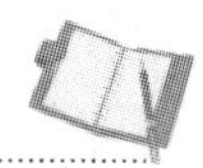

1. 外观特点　正常足月儿与早产儿外观区别见表5-1。

表5-1　正常足月儿与早产儿外表特征比较

项目	正常足月儿	早产儿
出生体重身长	体重平均3000 g，身长平均50 cm	体重<2500 g，身长<47 cm
生后哭声	响亮	哭声弱
四肢肌张力	屈肌张力高，呈屈曲状	低下，四肢呈伸直状
皮肤	薄嫩红润，皮下脂肪丰满，胎脂多、胎毛少	薄、水肿、发亮，皮下脂肪薄、皮肤多皱纹，胎脂少、胎毛多
头发	较长而不乱，如梳，	头发短而乱如绒线头
耳壳	耳壳软骨有弹性，轮廓清楚	耳壳软，紧贴颞部，耳舟不清楚
指甲	达到或超过指尖	未达到指尖
乳房	乳晕清楚，乳头突起，可扪到结节乳结节>4 mm	乳晕不清，乳腺结节不能触到，或乳结节<4 mm
跖纹	整个足底有较深的足纹	足底纹少，仅拇趾根部1～2条足纹
外生殖器	男婴睾丸已降入阴囊，女婴大阴唇完全遮住小阴唇（图5-1）	男婴睾丸未降或未全降，女婴大阴唇不能遮盖小阴唇（图5-2）

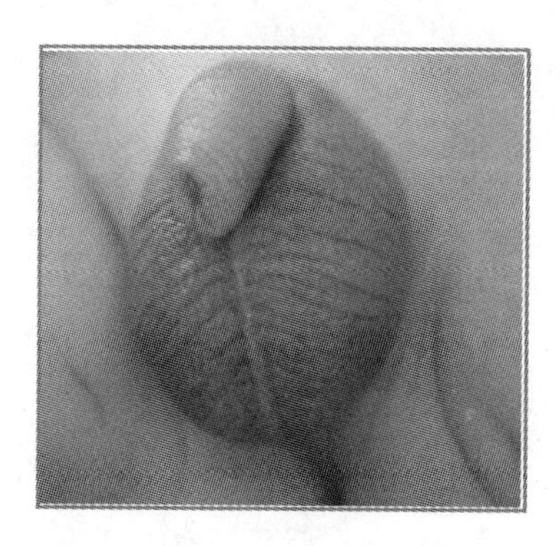

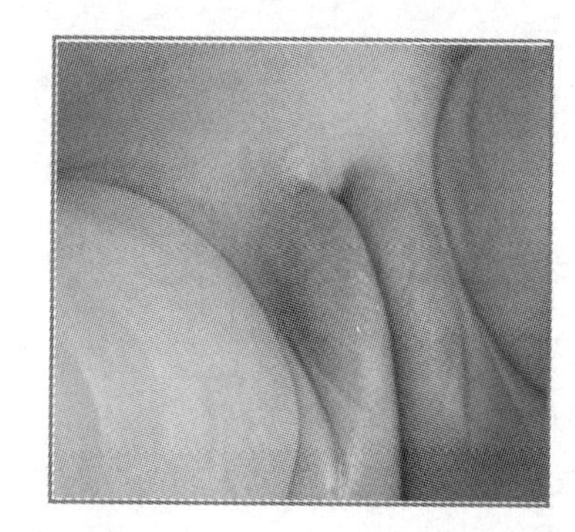

图5-1　足月儿外生殖器

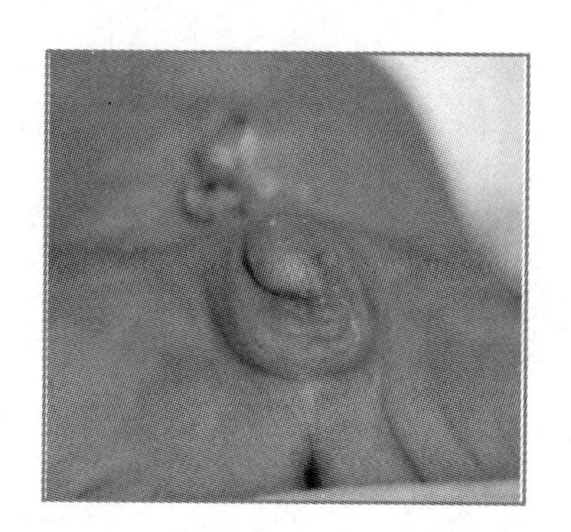

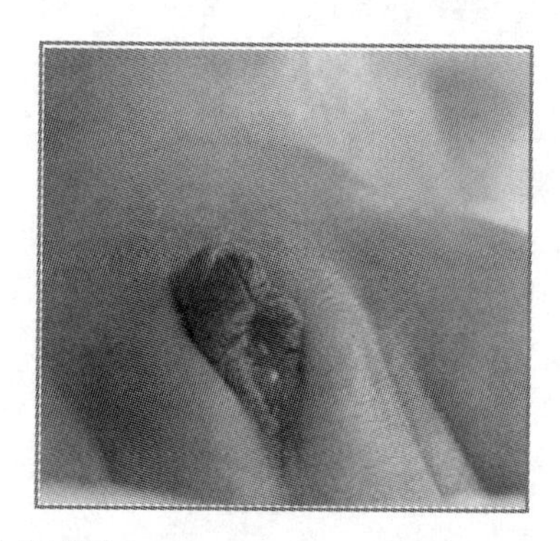

图5-2　早产儿外生殖器

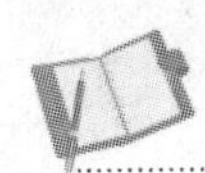

2. 各系统特点

(1)呼吸系统　新生儿呼吸中枢发育不成熟,呼吸节律不规则,呼吸浅快,频率为40～60次/min。由于肋间肌不发达,呼吸运动主要靠膈肌上下运动完成,故以腹式呼吸为主。

(2)循环系统　新生儿心率波动范围较大,120～140次/min。新生儿血流多集中于躯干及内脏,四肢较少,故四肢易于发凉,出现发绀。

(3)消化系统　新生儿胃呈水平位,贲门括约肌发育不完善较松,幽门括约肌较紧,胃容量小,易发生溢乳和呕吐。出生后12 h内开始排胎粪(胎粪呈墨绿色,由肠黏膜脱落上皮细胞、羊水及消化液组成),3～4 d内排完,若超过24 h未见胎粪排出,应检查有无消化道畸形。

(4)泌尿系统　新生儿一般生后24 h内排尿,如生后48 h无尿,需要排查原因。新生儿肾小球滤过率低,浓缩及稀释功能较差,易出现水、电解质及酸碱平衡紊乱。

(5)神经系统　新生儿脑相对较大,脊髓相对长,神经髓鞘未完全形成,易出现无意识、不协调的活动,新生儿大脑皮层兴奋性低,睡眠时间长。足月儿出生时已具有原始的神经反射如觅食反射、吸吮反射、握持反射、拥抱反射,生后数月自然消失。

(6)免疫系统　新生儿非特异性免疫和特异性免疫功能较差,易患感染。胎儿可通过胎盘从母体得到免疫球蛋白IgG,使新生儿对某些传染病如麻疹具有免疫力。而免疫球蛋白IgA和IgM则不能通过胎盘传给新生儿,因此易患呼吸道、消化道感染,尤其是大肠杆菌、金黄色葡萄球菌感染易发生败血症。

(7)体温调节　新生儿体温调节功能差,皮下脂肪较薄,体表面积相对较大,容易散热;寒冷时因寒战反射未建立,其产热主要依靠棕色脂肪的代谢,故体温不稳定,易随外界环境温度变化而改变。室温过低时,如不及时保温,可发生低体温或寒冷损伤综合征;室温过高时,通过皮肤蒸发和出汗散热,血液易浓缩,出现脱水热。

【新生儿特殊生理状态】

1. 生理性体重下降　新生儿生后2～3 d,由于胎粪排出和水分丢失而进食量少出现体重下降,但一般不超过10%。生后10 d左右,恢复到出生时体重。

2. 生理性黄疸(见本项目任务四)

3. 乳腺肿大　男女足月均可发生乳腺肿大(图5-3),多在生后3～5 d内可出现,蚕豆及鹌鹑蛋大小。这是由于母孕期雌激素经胎盘进入胎儿体内所致,多于生后2～3周自然消退,不需要处理,切勿强烈挤压,以免继发感染。

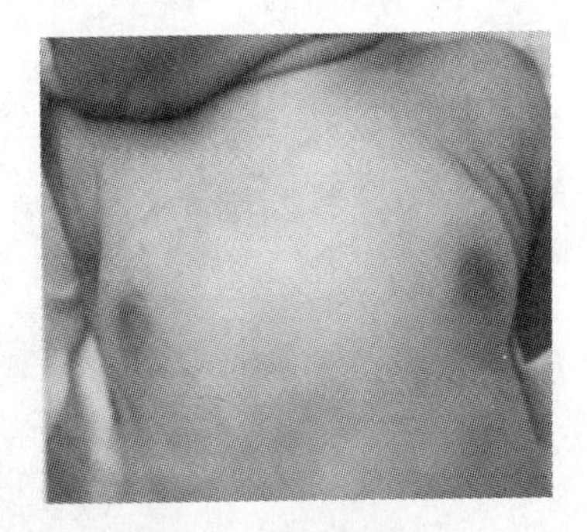

图5-3　乳腺肿大

4. 假月经　部分女婴生后5～7 d可见阴道流出少量血液或有血性分泌物,持续2～3 d,称假月经。系妊娠后期母亲雌激素进入胎儿体内,生后突然中断,形成类似月经样出血,一般不必处理。

5. 上皮珠及马牙　新生儿上腭中线和齿龈切缘上常有黄白色小斑点,由上皮细胞堆积而成或黏液腺分泌物积留所致。位于上腭中线称上皮珠，齿龈切缘上的俗称“马牙”。

6. “螳螂嘴” 新生儿面颊部有脂肪垫，俗称“螳螂嘴”，对吸乳有利，不应挑割，以免发生感染。

活动3 正常足月新生儿的护理认知

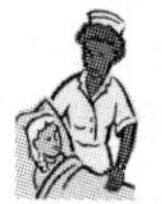

活动引入

1. 情景：

妈妈为了让宝宝有一个舒适的环境，怕别人打扰宝宝休息，就将卧室的窗户关得严严的，还拉上窗帘，怕外面的冷风吹进来。妈妈细心照顾宝宝，可是宝宝每次吃奶后总会吐出一些奶，而且脐带根部还有些渗血。

2. 问题：

(1)妈妈的做法是否妥当？你该如何指导妈妈护理宝宝？

(2)针对宝宝“吐奶”及脐部渗血的情况，该如何指导妈妈护理宝宝？

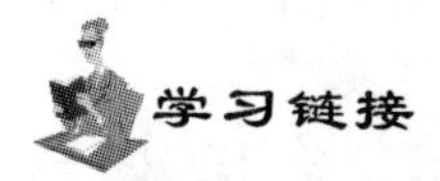

学习链接

患儿入院准备

1. 做好准备工作：接到入院通知后，立即准备床单元，铺好一次性中单。

2. 接待安置：协助病人至病床，采取舒适的卧位。

3. 发放住院患者告知书，进行入院宣教。

4. 介绍病房环境，主管医生、责任护士及护士长。示范病房基本设施的使用方法，如床档、呼叫器等。

5. 测量生命体征，观察病人一般情况记录，通知医生。

【入院评估】

1. 健康史询问要点 了解产前孕妇及胎儿情况(如心率、胎位等)，询问有无用药，用药的时间和药物反应情况；产时情况，询问有无滞产及阴道助产。

2. 身体状况评估要点 新生儿出生后1 min及5 min的阿普加评分指标，观察觅食、吸吮、握持、拥抱反射，观察大、小便的量及颜色，注意评估皮肤的颜色、温度及测量身长、体重。

【护理诊断】

足月新生儿护理诊断与相关因素见表5-2。

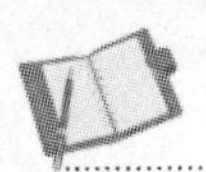
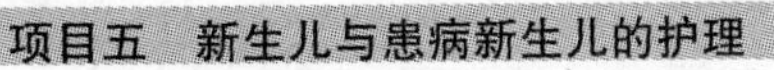

表5-2　足月新生儿护理诊断与相关因素

护理诊断	相关因素
1.有窒息的危险	与溢奶和呕吐有关
2.有体温改变的危险	与体温调节功能不成熟、环境温度低下和保暖、喂养不当有关
3.有感染的危险	与新生儿免疫功能不足、皮肤黏膜屏障功能差有关

【护理措施】

1.保持呼吸道通畅

(1)新生儿娩出时,在开始呼吸前,应迅速清除口、鼻部的黏液及羊水,以免引起吸入性肺炎或窒息。

(2)生后经常检查鼻孔是否通畅,及时清除鼻腔内的分泌物,避免物品阻挡新生儿口、鼻腔或压迫其胸部,保持呼吸道通畅。

2.维持体温的稳定

(1)环境要求　新生儿居室应阳光充足、空气流通。病室内最好备有空调和空气净化设备,室温保持在22~24 ℃、相对湿度在55%~65%。

(2)保暖　新生儿娩出后应立即擦干皮肤,用温暖、柔软的包被包裹,还应有保暖措施,如戴帽、母体胸前怀抱、婴儿培养箱和远红外辐射床等。使用时因人而异,使婴儿处于适中温度的环境,“适中温度”系指既能维持正常体温,身体耗氧量最少、新陈代谢最低的环境温度。

3.预防感染

(1)建立消毒隔离制度,进入新生儿室应更衣换鞋,接触新生儿前、后应洗手,避免交叉感染。对带菌者及患感染性疾病的工作人员应暂时调离新生儿室。病室应使用湿式法进行日常清洁,每天用紫外线进行空气消毒30 min以上,定期对物品进行清洁消毒。

(2)脐部的处理:新生儿娩出后1~2 min内结扎脐带,脐带未脱落前脐残端应保持清洁干燥,脱落后应注意观察脐部有无分泌物及肉芽,如有感染可用3%的碘酊消毒,若有肉芽形成,可用5%~10%硝酸银溶液烧灼,促进愈合。

(3)皮肤护理:新生儿衣服应柔软宽松,易穿易脱。体温稳定后每天沐浴1次,达到清洁皮肤和促进血液循环的目的。同时检查皮肤黏膜的完整性及有无肛旁脓肿等情况。可用消毒过的植物油轻拭皮肤皱褶处保持干燥以免糜烂。每次换尿布后,特别是在大便后应用温水清洗臀部,并用毛巾吸干,以防尿布疹。

(4)注意眼、外耳道、鼻腔、口腔的清洁护理。

4.供给营养

(1)喂养　正常足月儿一般生后半小时左右即可给予母亲哺乳,确实无法母乳喂养者先试喂5%~10%葡萄糖水,无消化道畸形及吸吮吞咽功能良好者可给予配方乳。人工喂养者,奶具专用并消毒。

(2)测量体重　应定时、定磅秤测量体重,每次测量前均要调节磅秤零位点,确保测得体重的精确度。为了解营养状况提供可靠依据。

5. 日常观察　注意观察新生儿面色、哭声、体温、呼吸、脉搏、奶量、大小便、体重、活动等并及时记录，发现异常立即报告医生。

活动4　早产儿的特点认知

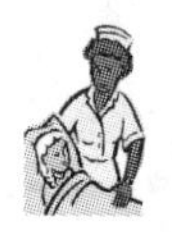

活动引入

情景：

宝宝，女，胎龄34周，生后2 h，以早产收入院。

问题：

1. 你知道早产儿有什么特点吗？
2. 为什么早产儿易发生呼吸暂停？
3. 早产儿易发生的并发症有哪些？
4. 一周后宝宝要转入暖箱居住，你知道如何调试暖箱吗？

【早产儿特点】

早产儿又称未成熟儿，是指胎龄不满37周，体重在2500 g以下的活产婴儿。

1. 外观特点　见表5-1。

2. 各系统特点

（1）呼吸系统　早产儿呼吸中枢发育不如足月儿，调节能力差，易出现呼吸暂停现象。早产儿的肺发育不成熟，表面活性物质少，易发生肺透明膜病。

（2）循环系统　早产儿心率较足月儿快，血压较足月儿低。毛细血管脆弱，以肺、脑明显，有缺氧或凝血障碍时，易发生出血。

（3）消化系统　早产儿吸吮能力弱、吞咽反射差，易发生呛奶。各种消化酶含量不足，消化能力弱，易发生消化功能紊乱。肝功能不成熟，葡萄糖醛酸转移酶不足，生理性黄疸较重，持续时间长，易引起胆红素胆病（核黄疸）。肝合成维生素K依赖凝血因子少，易发生出血症。肝合成蛋白质的功能差，易发生低蛋白血症。

（4）神经系统　神经系统的功能与胎龄有密切关系，胎龄越小各种反射越差。肌张力低，四肢呈伸直状。

（5）免疫系统　早产儿体内IgG水平较足月儿低，皮肤屏障功能差，免疫功能较足月儿差，极易发生各种感染。

（6）体温调节　早产儿体温调节功能更差，缺乏棕色脂肪，产热少，皮下脂肪少，易散热，汗腺发育不成熟，因此，早产儿的体温易随环境温度变化而变化。

（7）能量及代谢　早产儿因胎龄不足，糖原储备有限，肾小管重吸收葡萄糖能力低下易发生低血糖。因胰岛B细胞功能不成熟，静脉输注葡萄糖浓度过高，易引起医源性高血糖。

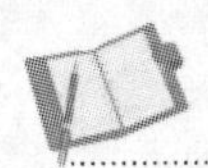

活动5　早产儿的护理认知

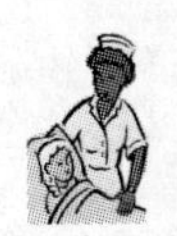

活动引入

情景：

宝宝，以生后2 h入院。询问得知：宝宝孕34周早产，体重1600 g，呼吸不规则，有呼吸暂停情况，为了方便抢救，宝宝暂住抢救室。

问题：

1. 你知道宝宝存在哪些护理问题？

2. 若宝宝突然出现呼吸暂停，你知道该怎么办吗？

3. 宝宝需要吸氧，你知道应该注意什么吗？

4. 一周后宝宝要转入暖箱居住，你知道如何调试暖箱吗？

【入院评估】

1. 健康史询问要点　询问孕妇末次月经时间，计算早产儿胎龄；询问造成早产的原因。

2. 身体状况评估要点　评估早产儿的基本情况如：体重、身长、哭声、肌张力、皮肤及生殖器等；注意早产儿有无颅内出血、硬肿症及呼吸窘迫等并发症；评估新生儿的呼吸功能；观察觅食、吸吮、握持、拥抱及颈肢反射，观察大、小便的量及颜色，以评估消化和泌尿系统的功能。

【护理诊断】

早产儿常见护理诊断与相关因素见表5-3。

表5-3　早产儿常见护理诊断与相关因素

护理诊断	相关因素
1. 体温调节无效	与体温调节中枢发育不成熟、调节功能差有关
2. 不能维持自主呼吸	与呼吸中枢和肺发育不成熟有关
3. 营养失调：低于机体需要量	与吸吮、吞咽及消化吸收功能差有关
4. 有感染危险	与免疫功能发育不成熟有关

【护理措施】

1. 保暖　早产儿体温中枢发育不完善，体温升降不定，多为体温低下。应根据早产儿的体重、成熟度及病情，采取不同的保暖措施，同时加强体温监测，每日4～6次。

(1)早产儿室的温度应保持在24～26 ℃，晨间护理时提高到27～28 ℃，相对湿度55%～65%。体重大于2000 g在箱外保暖者，还应戴绒布帽，以降低散热量。

(2)暖箱保暖，一般体重小于2000 g者，应尽早置婴儿培养箱保暖，体重越轻、胎龄越小、日龄越低，箱温要求越高(见项目三图3-28)。

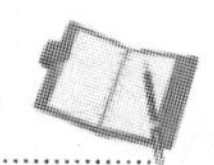

(3)必要的操作如腹股沟采血等,应在远红外辐射床保暖下进行(图5-4)。

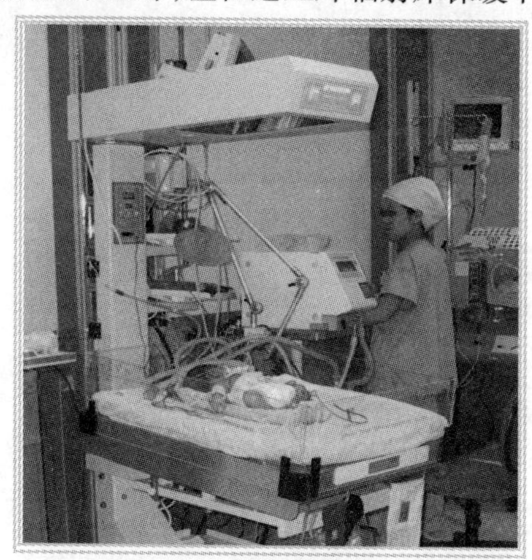

图5-4　辐射式保暖床

2. 维持有效呼吸　早产儿可睡在波动的水囊床上,减少呼吸暂停的发生。发生呼吸暂停时可采用弹击足底、托背,出现青紫可给予吸氧,无效者可给以静脉注滴氨茶碱或机械正压通气。

3. 合理喂养　早产儿生长发育所需营养物质多,但各种消化酶不足,消化吸收能力差。喂养以母乳为最优,无法母乳喂养者应以早产儿配方乳为宜。喂乳量根据早产儿的日龄、体重及耐受力而定,以不发生胃潴留及呕吐为原则。体重过低、吸吮及吞咽能力差者,一般需滴管、胃管鼻饲喂养。不能经消化道喂养者可采取静脉高营养。每天详细记录出入量、准确测量体重,以便分析、调整补充营养。早产儿易缺乏维生素K依赖凝血因子,出生后应补充维生素K_1,预防出血症。除此之外,还应补充维生素A、维生素C、维生素D、维生素E和铁剂等物质。

4. 预防感染　严格执行消毒隔离制度,定时进行空气及有关用品消毒,确保室内空气及仪器物品洁净。加强口腔、皮肤及脐部的护理,发现微小病灶应及时处理。经常更换体位,以防发生肺炎。

5. 密切观察病情　由于早产儿各系统器官发育不成熟,其功能不完善,护理人员应加强巡视,密切观察病情变化。如发现以下情况,应及时报告医生,并协助查找原因,迅速处理:①体温不正常或皮肤硬肿;②呼吸不规则或呻吟;③面部或全身青紫(或苍白);④烦躁不安或反应低下;⑤惊厥;⑥早期出现重度黄疸;⑦食欲差、呕吐、腹泻、腹胀、出生3 d后仍有黑便或24 h仍无大小便;⑧出血症状。

6. 早产儿出院标准　①能直接吸吮奶瓶;②体重增长在10～30 g/d,达2000 g以上;③室温下体温稳定;④无呼吸暂停或心动过缓。

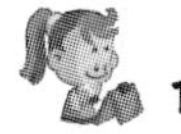

健康教育

情景:

宝宝,以生后2 h入院。询问得知:宝宝孕34周早产,体重1600 g。为了方便抢

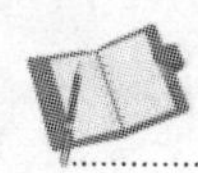

救,宝宝暂住抢救室。一周后宝宝要转入暖箱居住,1 个月后宝宝可以出院,今天妈妈来到医院接宝宝回家。

思考题:

请你为宝宝的家属进行健康指导。

1. 尽早将新生儿安放在母亲身旁,进行皮肤接触、鼓励早吸吮,促进母婴感情交流,有利于婴儿得到良好的身心照顾。

2. 向家长介绍喂养、保暖、预防感染、预防接种等有关育儿保健常识。

3. 新生儿筛查:护士应了解有条件对新生儿进行筛查的单位及项目,如先天性甲状腺功能减低症、苯丙酮尿症和半乳糖症等,以便对可疑者建议去进行筛查。做到早发现、早治疗,避免造成神经系统损伤。

4. 应针对早产儿可能发生的各种情况进行说明,指导家属细心护理喂养,特别注意保暖,预防感染。

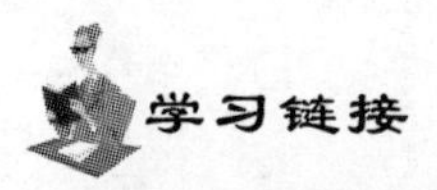

新生儿筛查

一般是在婴儿出生后 3 d 采集足跟血,用快速、敏感的实验室方法对新生儿的遗传代谢病、先天性内分泌异常以及某些危害严重的遗传性疾病进行筛查,其目的是对患病的新生儿在临床症状尚未表现之前或表现轻微时给予筛查,得以早期诊断、早期治疗,防止机体组织器官发生不可逆的损伤。避免患儿发生智力低下、严重的疾病或死亡。护士应了解新生儿筛查的相关项目,如先天性甲状腺功能减退症、苯丙酮尿症和半乳糖血症等,并给予相应的指导。

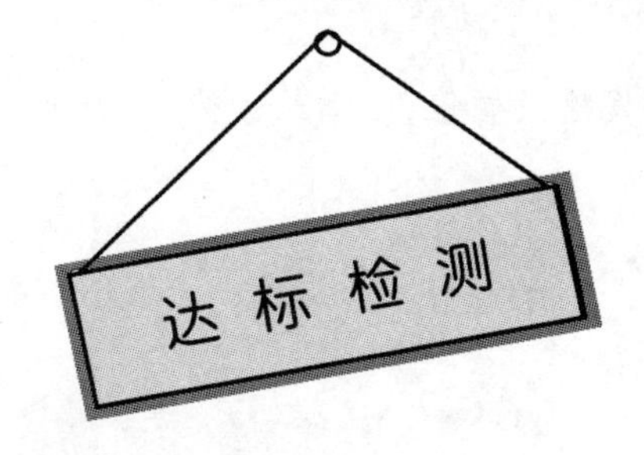

知识拷贝

【A1 型题】

1. 低出生体重儿指出生 1 h 内体重不足(　　)

A. 1000 g　　B. 1500 g

C. 2000 g　　D. 2500 g

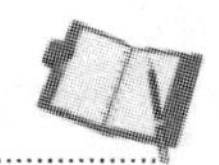

E. 3000 g

2. 新生儿出生后开始排便的时间一般为生后(　　)

A. 8 h 内　　B. 10 h 内

C. 12 h 内　　D. 24 h 内

E. 48 h 内

3. 新生儿体温调节的特点不包括(　　)

A. 皮下脂肪少,易散热　　B. 体温调节功能差

C. 棕色脂肪产热　　D. 体表面积小,散热少

E. 能通过出汗散热

4. 新生儿生理性体重下降的幅度为(　　)

A. >出生体重的5%　　B. <出生体重的10%

C. >出生体重的10%　　D. <出生体重的15%

E. <出生体重的20%

5. 早产儿有呼吸窘迫或发绀表现时,给氧应注意(　　)

A. 持续低浓度给氧　　B. 间竭低浓度给氧

C. 间竭高浓度给氧　　D. 持续吸纯氧

E. 持续高浓度给氧

【A2 型题】

6. 宝宝,胎龄 38 周,出生体重 2700 g,身长 49 cm,体检无异常的活产婴儿。该婴儿属于(　　)

A. 正常足月儿　　B. 早产儿

C. 足月小样儿　　D. 过期产

E. 低出生体重儿

7. 宝宝,女,胎龄 39 周,出生后查体,以下检查结果不符合的是(　　)

A. 乳晕明显,有结节　　B. 耳壳发育好,耳舟清晰

C. 皮肤红润,胎毛小　　D. 指甲未达指端

E. 足底纹理多

8. 宝宝,胎龄 34 周,出生 2 h,生后频发呼吸暂停,医嘱给予吸氧,该患儿吸氧的时间最多不宜超过(　　)

A. 12 h　　B. 1 d

C. 2 d　　D. 3 d

E. 5 d

知识应用

1. 解释下列概念:新生儿、早产儿、极低出生体重儿、适于胎龄儿、高危儿、中性温度。
2. 新生儿有哪些特殊生理状态?
3. 新生儿体温调节有何特点? 早产儿为什么易发生低体温?
4. 如何做好新生儿脐部护理?

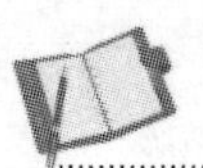

任务二　新生儿缺氧缺血性脑病疾病知识认知

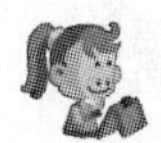

案例导学

宝宝，生后1 d，胎龄39周，在乡医院因产程延长行产钳助产娩出，脐绕颈2周，羊水Ⅲ度污染，出生体重4000 g，生后Apgar评分1 min 3分，经清理呼吸道等处理后，5 min评分5分，20 min评分8分，留院观察，于生后17 h发现睡眠不安，抽搐3次，每次持续3～5 min。急转入上级医院新生儿科（NICU）。查体：体温36.5 ℃，脉搏90次/min，呼吸60次/min，烦躁，哭声高尖，前囟2.5 cm×2.5 cm，饱满，双瞳孔等大，颈无抵抗，双肺呼吸音清，呼吸90次/min，节律规整，腹(－)，四肢肌张力低下，拥抱、觅食、握持反射减弱。

案例思考：

1. 如何评估宝宝的当前状况？
2. 宝宝当前有哪些健康问题需要解决？
3. 针对宝宝的病情，你需要做什么？
4. 对于恢复期的宝宝，健康宣教的重点是什么？

活动1　新生儿缺氧缺血性脑病疾病知识认知

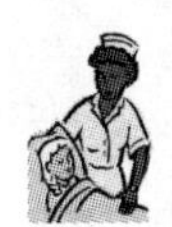

活动引入

问题：

1. 新生儿缺氧缺血性脑病的病因是什么？疾病名称能否写作“新生儿缺血性缺氧性脑病”？为什么？

2. 根据宝宝的临床表现，你判断宝宝的缺氧缺血性脑病的是轻度、中度还是重度？你的判断依据是什么？新生儿缺氧缺血性脑病的主要表现有哪些？

新生儿缺氧缺血性脑病（HIE）是指各种围生期因素引起的脑缺氧、缺血导致胎儿和新生儿的脑损伤。是新生儿窒息后的严重并发症。引起新生儿缺氧缺血性脑损害的病因很多，主要原因是围生期窒息。

【临床表现】

主要表现为意识改变和肌张力、原始反射变化，严重者可伴有脑干功能障碍。根据病情不同可分为轻、中、重度（表5-4）。

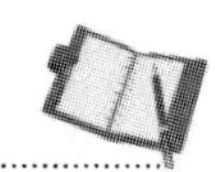

表 5-4　新生儿缺氧缺血性脑病临床分度及表现

项目	轻度	中度	重度
意识	兴奋、激惹	嗜睡、反应迟钝	昏迷
肌张力	正常	减低	松软
拥抱反射	活跃	不完全	消失
吸吮反射	正常	减弱	消失
惊厥	可有肌阵挛	常有	多见，频繁发作
中枢性呼吸衰竭	无	有	严重
瞳孔改变	正常或扩大	常缩小，对光反射迟钝	扩大或不对称
前囟张力	正常	正常或稍饱满	饱满、紧张
病程	症状在 72 h 内消失，预后好	症状在 14 d 内消失，可有后遗症	症状可持续数周，病死率高，存活者多有后遗症

【辅助检查】

头颅超声和 CT 检查可进一步明确 HIE 病变的部位和范围，确定有无颅内出血和出血类型，动态系列检查对评价预后有一定的价值，最适宜检查时间为生后 2 ~ 5 d。

【治疗概述】

1. 支持疗法　供氧、改善通气、纠正酸中毒和低血糖等。

2. 控制惊厥　首选苯巴比妥钠，负荷量为 20 mg/kg，分 1 ~ 2 次静脉滴入，24 h 后给维持量为 5 mg/(kg · d)。

3. 治疗脑水肿　降低颅内压包括控制液体量，使用利尿剂和脱水剂等。

活动 2　新生儿缺氧缺血性脑病患儿的入院评估

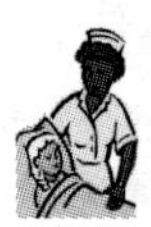

活动引入

情景：

宝宝入院治疗。

1. 接到宝宝入院通知时，你应该做什么准备？

2. 宝宝来到了病房，此时你知道应该为宝宝及家属做什么吗？

【护理评估】

1. 健康史评估要点

(1) 评估母孕期间有无胎动加快、胎心率增加病史，这是胎儿宫内早期缺氧的表现。

(2) 了解产时有无羊水污染、产程延长、新生儿窒息史。

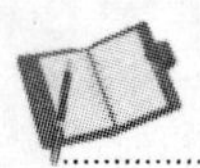

（3）询问出生后有无严重心、肺、脑疾病。

2. 身体状况评估要点

（1）注意患儿意识状态是兴奋、嗜睡或昏迷，判断缺氧缺血性脑病临床分度。

（2）评估患儿的肌张力、原始反射，有无惊厥，囟门饱满程度。

（3）注意观察患儿有无呼吸减慢、呼吸暂停或瞳孔对光反射消失等。

3. 社会心理因素评估要点　评估家长对本病的了解程度，对预后的认识以及对后遗症康复治疗的了解程度。

活动3　新生儿缺氧缺血性脑病患儿的住院护理

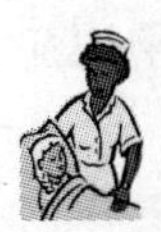

活动引入

经过你们对宝宝的入院评估：

1. 你发现宝宝当前有哪些护理问题需要解决？请提出护理诊断、列出首优问题？

2. 针对宝宝的护理问题，请你为宝宝制订一份合理的护理计划。

3. 护理中应注意观察哪些内容？

【护理诊断】

缺氧缺血性脑病护理诊断与相关因素见表5-5。

表5-5　缺氧缺血性脑病护理诊断与相关因素

护理诊断	相关因素
1. 低效性呼吸状态	与缺氧引起的呼吸中枢抑制有关
2. 潜在并发症颅内压增高、颅内出血	与缺氧引起的脑水肿和脑血管损伤有关
3. 恐惧（家长）	与病情危重及愈后不良有关

【护理措施】

1. 维持有效呼吸改善缺氧状态

（1）迅速清除呼吸道的分泌物，打开气道，让患儿仰卧位，肩部垫高2～3 cm，使其颈部轻微仰伸。

（2）根据缺氧和呼吸困难程度，选择适当的给氧方法，保持PaO_2在6.65～9.31 kPa（50～70 mmHg）、$PaCO_2$<5.32 kPa（40 mmHg），以改善呼吸。

2. 观察病情　保持安静，减少刺激，严密监护体温、呼吸、心率、血压、血氧饱和度、尿量、神志、肌张力、前囟张力、惊厥及观察用药反应，认真填写护理记录。配合医生有计划地进行支持和对症治疗，完成各项护理操作。

3. 早期康复干预　对疑有功能障碍者，将其肢体固定于功能位。早期给予患儿动作训练和感知刺激的干预措施，促进脑功能的恢复。向患儿家长耐心细致地解答病情，

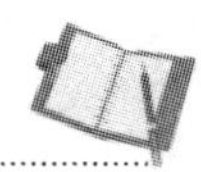

以取得理解;恢复期指导家长掌握康复干预的措施,以得到家长最佳的配合并坚持定期随访。

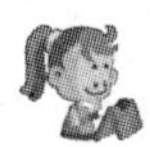

健康教育

情景:

宝宝,生后1 d,胎龄39周,以中度缺氧缺血性脑病入院。请你为宝宝的家属进行健康指导。

1. 加强围生期保健,及时处理围生期异常情况。分娩中产科、儿科医护人员密切配合,减少窒息及窒息并发症的发生。

2. 耐心细致的解答病情,介绍有关的医学知识,减轻家长的恐惧心理,取得家长理解和配合。

3. 定期随访,及早发现和处理后遗症。

4. 指导家长掌握恢复期康复护理的方法。

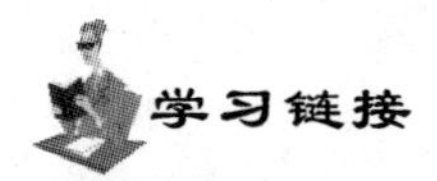

学习链接

亚低温治疗

亚低温治疗是采用人工诱导方法将体温下降2~4 ℃,减少脑组织的基础代谢,保护神经细胞的治疗措施。降温的方式可以采用全身性或选择性头部降温,前者能迅速、稳定地将脑部温度降到预期的温度,但易出现新生儿硬肿,而后者能避免其缺点,又能发挥脑保护作用。目前亚低温治疗新生儿缺氧缺血性脑病,仅适用于足月儿,对早产儿尚不宜采用。

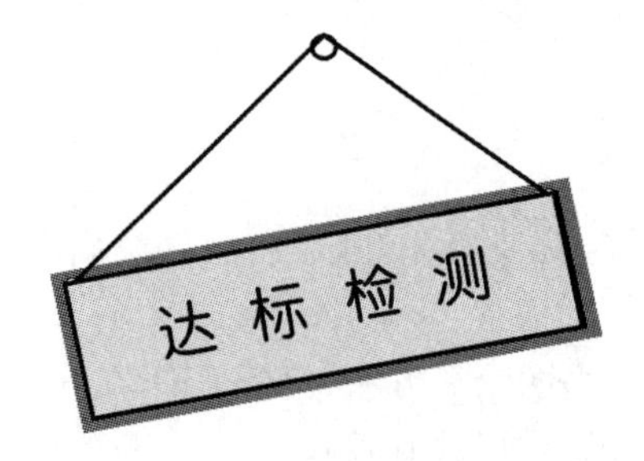

知识拷贝

【A1 型题】

1. 新生儿缺氧缺血性脑病的病因主要是(　　)

A. 围生期窒息　　B. 肺炎

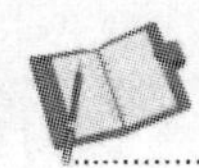

C. 先天性心脏病
D. 败血症
E. 呼吸暂停

2. 下列哪项不是新生儿缺氧缺血性脑病的主要表现(　　)
A. 意识改变
B. 瞳孔改变
C. 惊厥
D. 肌张力改变
E. 体温改变

【A2 型题】

3. 宝宝,双胎之一,33 周出生,出生时有轻度窒息。经抢救后呼吸平稳,心率正常。为了解是否存在新生儿缺氧缺血性脑病,以下检查最有意义的是(　　)
A. 血常规
B. 脑电图
C. 头部 X 射线
D. 头颅 CT
E. 脑脊液

4. 宝贝,胎龄 39 周,有窒息史,生后第 2 天嗜睡,面色发绀,呼吸 34 次/min,心率 96 次/min,前囟张力高,心音低钝,肌张力低下,拥抱反射消失。最可能的诊断是(　　)
A. 新生儿低血糖
B. 新生儿呼吸窘迫综合征
C. 胎粪吸入
D. 新生儿缺氧缺血性脑病
E. 新生儿脑膜炎

5. 足月儿,出生 1 d,有窒息史,患儿惊厥频繁,拟诊重度新生儿缺氧缺血性脑病。为控制患儿惊厥,首选的止惊剂是(　　)
A. 地西泮
B. 苯巴比妥
C. 水合氯醛
D. 氯丙嗪
E. 异丙嗪

6. 足月新生儿,2 d,嗜睡、反应迟钝,肌张力降低,肢体自发动作减少,偶发惊厥。前囟张力稍高,拥抱、吸吮反射减弱,瞳孔缩小,对光反射迟钝。在护理评估时应重点询问(　　)
A. 妊娠史
B. 出生史
C. 感染史
D. 家族史
E. 预防接种史

知识应用

宝贝,女,胎龄 37 周,出生 20 h。因易激惹 15 h,惊厥 3 次入院。产前发现胎心率减慢,孕母吸氧后未改善,羊水Ⅱ度污染,急行剖宫产。生后 Apgar 评分 1 min 3 分,经复苏抢救后,患儿出现激惹,眼球凝视,口角和面肌阵发性抽动,前囟张力稍高,拥抱、吸吮反射减弱。医生诊断新生儿缺氧缺血性脑病。

思考问题:

1. 如何评估宝贝目前状况?宝贝的健康问题有哪些?
2. 如何为宝贝实施护理?如何观察病情?
3. 请运用所学知识为宝贝家属进行健康教育。

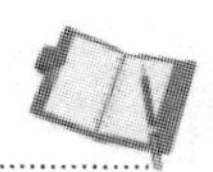

任务三　新生儿颅内出血认知

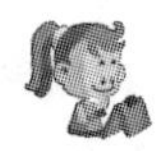

案例导学

宝宝,女,5 d,由家属抱入医院,主诉:"精神差伴前囟隆起两天。"患儿孕39周,B超示双顶径10.1 cm,经阴道助产分娩,出生体重3800 g。出生后2 h吸吮母乳,吸吮力较弱,3 d前患儿出现激惹,哭声尖直就医,查体:体温37.8 ℃,脉搏136次/min,呼吸56次/min,患儿嗜睡状,前囟隆起,四肢肌张力高,全身皮肤轻度黄染,以面部为重。辅助检查:血红蛋白106 g/L、总胆红素200 mmol/L;头颅CT示硬脑膜下出血。以新生儿颅内出血入院。

案例思考:

1. 什么是新生儿颅内出血?原因有哪些?
2. 宝宝当前有哪些健康问题需要解决?请列出宝宝的首优护理问题?
3. 针对宝宝的病情,你的观察重点是什么?

活动1　新生儿颅内出血疾病知识认知

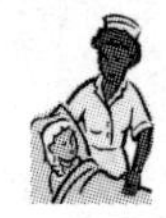

活动引入

问题:

1. 新生儿颅内出血的病因是什么?
2. 颅内出血的症状和体征与什么有关系?
3. 为什么颅内出血的患儿要保持绝对静卧?
4. 新生儿颅内出血的护理观察要点是什么?

新生儿颅内出血是新生儿期常见的严重脑损伤,多由缺氧或产伤引起。临床以中枢神经系统兴奋或抑制相继出现为特征。早产儿发病率较高,严重者预后差。

【病因和发病机制】

1. 缺氧　凡能引起缺氧的因素均可导致颅内出血的发生,以未成熟儿多见。缺氧可直接损伤毛细血管的内皮细胞,使其通透性增加或破裂出血。

2. 产伤　以足月儿多见,因胎儿头盆不称、臀位、急产、产程过长、高位产钳术,用吸引器助产等,均可使胎儿头部受挤压而导致出血。

3 其他　高渗液体快速输入、机械通气不当、血压波动过大、操作时对头部按压过重、颅内先天血管畸形、全身出血性疾病均可引起颅内出血。

【临床症状与体征】

颅内出血的症状体征与出血部位及出血量有关,一般于生后1～2 d内出现。主要

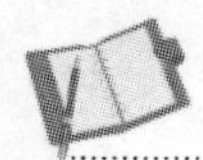

表现为:①意识状态改变,激惹、过度兴奋或表情淡漠、嗜睡、昏迷等;②眼症状,凝视、斜视、眼球上转困难、眼震颤;③颅内压增高表现,脑性尖叫、前囟隆起、惊厥;④呼吸改变,呼吸增快、减慢、不规则或暂停;⑤肌张力改变,早期增高以后减低;⑥瞳孔不对称,对光反射差;⑦出现黄疸和贫血。

【辅助检查】

脑脊液检查如发现为均匀血性和皱缩细胞有助于出血部位的鉴别,CT 和 B 超检查可提供出血部位和范围,有助于判断预后。

【治疗概述】

1. 降低颅内压　选用地塞米松,必要时用甘露醇脱水。

2. 控制出血　应用维生素 K_1、酚磺乙胺。

3. 使用恢复脑细胞功能药物　胞磷胆碱、脑活素。

4. 处理并发症　有脑积水者可行脑室穿刺引流。

活动 2　新生儿颅内出血患儿的入院评估

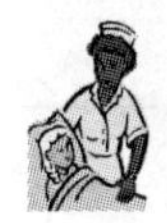

活动引入

1. 情景:

宝宝,生后 5 d,激惹,哭声尖直,前囟隆起 2 d 就医,门诊以新生儿颅内出血收入医院。

2. 问题:

(1)接到宝宝入院的电话时,应该做什么准备?

(2)宝宝来到了病房,此时你知道应该为宝宝及家属做什么吗?

(3)请你结合所学的知识为宝宝进行护理评估。

【护理评估】

1. 健康史询问要点　询问新生儿胎龄;询问是否有前置胎盘、胎盘早剥、胎儿脐绕颈或脐带脱垂等缺氧史,是否有难产,有无窒息等;了解母亲孕期健康状况,胎动情况;有无输入高渗液体、机械通气不当、全身出血性疾病等。

2. 身体状况评估要点　注意观察患儿的神志、反应,有无尖叫、凝视;检查有无肌张力、神经反射,瞳孔改变及囟门饱满程度。

3. 社会心理因素评估要点　评估家长对本病的严重性和预后的认识以及对患儿可能致残而出现悲观、焦虑的反应。

活动 3　新生儿颅内出血患儿的住院护理

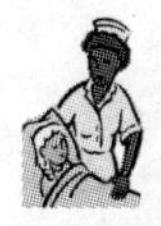

活动引入

经过你们对宝宝的入院评估:

1. 你发现宝宝当前有哪些护理问题需要解决? 请提出护理诊断、列出首优护理

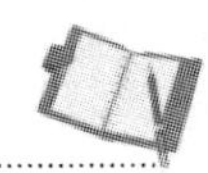

问题?

2. 针对宝宝的护理问题,请你为宝宝制订一份合理的护理计划。

3. 护理中应注意观察哪些内容?

4. 为什么颅内出血的患儿要保持绝对静卧?

【护理诊断】

新生儿颅内出血的护理诊断与相关因素见表5-6。

表5-6 新生儿颅内出血的护理诊断与相关因素

护理诊断	相关因素
1. 潜在并发症:颅内高压	与颅内出血有有关
2. 体温调节无效	与感染、体温调节中枢受损有关
3. 低效性呼吸状态	与呼吸中枢受抑制有关
4. 有窒息的危险	与惊厥、昏迷有关

【护理措施】

1. 严密观察病情　注意生命体征及意识状态、眼症状、囟门张力、肌张力、惊厥发生的情况、定期测量头围,及时记录阳性体征并与医生取得联系,遵医嘱按时用药。

2. 保持绝对静卧　减少噪声,护理操作要轻、稳、准,尽量减少对患儿的移动和刺激,以防止加重颅内出血。

3. 维持体温稳定　体温过高时应予以物理降温,体温过低时用远红外辐射床、暖箱或热水袋保暖。使用热水袋时应注意防止烫伤。

4. 维持正常呼吸　及时清除呼吸道分泌物,保持呼吸道通畅;根据缺氧程度选择合理的给氧方式和氧浓度,病情好转及时停用。

5. 合理喂养　根据病情选择鼻饲或吮奶喂养,保证热量和水分供给。

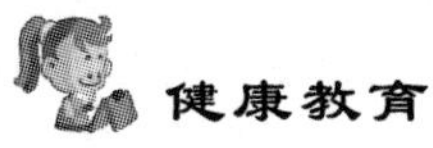

情景:

宝宝,5 d,激惹,哭声尖直,前囟隆起2 d就医,门诊以新生儿颅内出血入院。请你针对宝宝的病情为家属进行健康指导。

1. 耐心向家长解释病情的严重程度,治疗效果及预后。

2. 给予家长支持和安慰,减轻其紧张和恐惧心理。

3. 向家长解释坚持治疗和随访的目的,鼓励并指导家长对有后遗症的患儿及早进行功能训练,促进功能恢复。

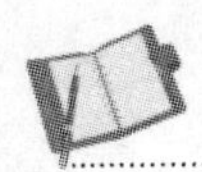

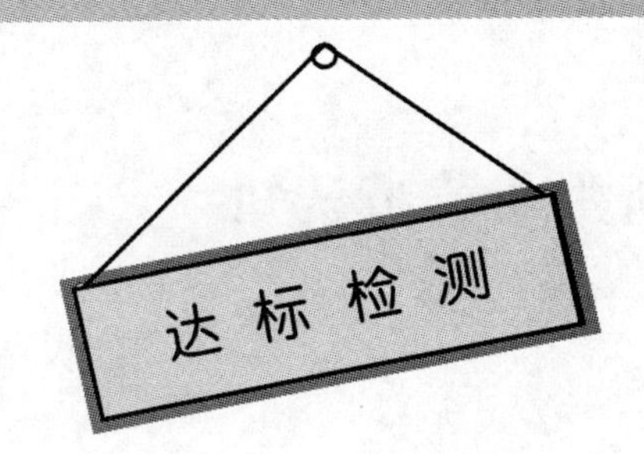

知识拷贝

【A1 型题】

1. 新生儿缺氧缺血性脑病的病因主要是(　　)
   A. 围生期窒息　　B. 肺炎
   C. 先天性心脏病　　D. 败血症
   E. 呼吸暂停
2. 下列哪项不是新生儿缺氧缺血性脑病的主要表现(　　)
   A. 意识改变　　B. 瞳孔改变
   C. 惊厥　　D. 肌张力改变
   E. 体温改变
3. 新生儿颅内出血典型的表现是(　　)
   A. 神经反射消失　　B. 拒乳
   C. 惊厥　　D. 肌张力改变
   E. 中枢神经系统兴奋或抑制相继出现
4. 新生儿颅内出血下列措施错误的是(　　)
   A. 使用营养神经细胞的药物　　B. 使用止血剂
   C. 烦躁不安时可用镇静剂　　D. 早期使用甘露醇降低颅内压
   E. 保持安静,尽量避免惊扰患儿

知识应用

宝贝,女,胎龄 37 周,出生 20 h。因易激惹 15 h,惊厥 3 次入院。产前发现胎心率减慢,孕母吸氧后未改善,羊水Ⅱ度污染,急行剖官产。生后 Apgar 评分 1 min 3 分,经复苏抢救后,患儿出现激惹,眼球凝视,口角和面肌阵发性抽动,前囟张力稍高,拥抱、吸吮反射减弱。医生诊断新生儿缺氧缺血性脑病。

思考问题:

1. 如何评估宝贝目前状况? 宝贝的健康问题有哪些?
2. 如何为宝贝实施护理? 如何观察病情?
3. 请运用所学知识为宝贝家属进行健康教育。

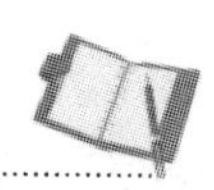

任务四　新生儿黄疸认知

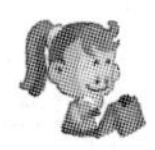

案例导学

宝宝,女,生后1 d,系第一胎第一产,孕39周自然分娩,出生体重2700 g,Apgar 1 min 9分。6 h前面部皮肤黄染,并逐渐加重。母乳喂养,胎便排出正常,无呕吐、惊厥。查体:神志清,反应好,哭声响亮。体温36.8 ℃,心率130次/min,呼吸45次/min,全身皮肤中度黄染,无水肿,口唇和甲床稍苍白,肝肋下1.5 cm,脾未触及,四肢肌张力正常。血清胆红素310 mmol/L。

案例思考:

1. 宝宝当前有哪些健康问题需要解决?
2. 针对宝宝的病情,你的观察重点是什么?
3. 请你对宝宝的父母进行健康教育。

活动1　新生儿黄疸疾病知识认知

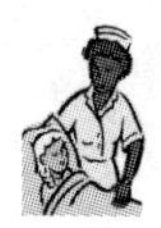

活动引入

问题:

1. 宝宝发生了什么问题?什么原因所致?
2. 病理性黄疸有什么特点?
3. 如何区别生理性黄疸与病理性黄疸?
4. 引起新生儿病理性黄疸常见疾病有哪些?

新生儿黄疸是指新生儿时期发生的血清胆红素浓度过高引起皮肤、黏膜、巩膜等黄染。引起的原因很多,有生理性和病理性之分,严重者可使中枢神经系统受损,导致胆红素脑病(核黄疸),而引起死亡或遗留严重后遗症。

【新生儿胆红素代谢特点】

1. 胆红素生成较多　新生儿每日生成的胆红素(8.8 mg/kg)为成人的两倍以上。其原因为:①胎儿在宫内处于低氧环境,红细胞代偿性增多,出生后氧分压增高,红细胞破坏过多;②胎儿时期红细胞寿命比成人短20～40 d,形成胆红素的周期短;③其他来源胆红素生成较多。

2. 转运胆红素的能力不足　初生儿可有不同程度的酸中毒,影响胆红素与白蛋白的联结,早产儿血中白蛋白量较足月儿低,均使运送胆红素的能力不足。

3. 肝功能发育不完善　①肝细胞内Y、Z蛋白含量低,对胆红素摄取能力差,5～15 d达到成人水平;②形成结合胆红素的功能差,肝细胞内葡萄糖醛酸转移酶

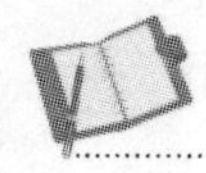

(UDPGT)的量及活力不足,此酶活性在1周后逐渐正常;③肝排泄结合胆红素的能力差,易致肝内胆汁淤积。

4. 肠肝循环特殊　新生儿刚出生时肠道内正常菌群尚未建立,不能将进入肠道的结合胆红素转化为尿胆原和粪胆原。且新生儿肠道内β-葡萄糖醛酸苷酶活性较高,将肠道内结合胆红素水解成葡萄糖醛酸和未结合胆红素,后者又被肠壁吸收经门静脉进入肝,加重了肝代谢胆红素的负担。

由于上述特点,新生儿胆红素生成增多,摄取、结合、排泄胆红素的能力不及成人,易出现黄疸。新生儿在饥饿、缺氧、胎粪排出延迟、脱水、酸中毒、出血等情况下黄疸加重。

【新生儿黄疸分类】

1. 生理性黄疸　50%～60%的足月儿和80%的早产儿出现生理性黄疸,其特点为:①黄疸出现晚,于生后2～3 d出现黄疸,4～5 d达到高峰;②持续时间短,足月儿10～14 d自然消退,早产儿可延迟至3～4周;③黄疸程度轻,血清胆红素足月儿<221 μmol/L(12.9 mg/dl),早产儿<257 μmol/L(15 mg/dl);④血清胆红素每日上升<85 μmol/L(5 mg/dl);⑤一般情况良好。

2. 病理性黄疸　①黄疸出现早,生后24 h内出现;②黄疸持续时间过长,足月儿>2周,早产儿>4周;③黄疸程度重,血清胆红素足月儿>221 μmol/L(12.9 mg/dl),早产儿>257 μmol/L(15 mg/dl);④血清胆红素每日上升>85 μmol/L(5 mg/dl);⑤黄疸退而复现或进行性加重;⑥血清结合胆红素>34 μmol/L(2 mg/dl)(表5-7)。

表5-7　生理性黄疸与病理性黄疸区别

项目	生理性黄疸	病理性黄疸
出现时间	足月儿常于生后2～3 d,早产儿出现较晚	生后24 h内或稍晚
高峰期	4～5 d	不一定
黄疸程度	轻	重
消退时间	足月儿7～14 d,早产儿3～4周	足月儿>14 d,早产儿>4周
血清胆总红素	足月儿<221 μmol/L,早产儿<257 μmol/L	足月儿>221 μmol/L,早产儿>257 μmol/L
血清结合红素	<25 μmol/L(1.5 mg/dl)	>25 μmol/L(1.5 mg/dl)
黄疸消退情况	退而不出	退而复现或进行性加重
一般情况	良好	常有其他伴随症状

【病理性黄疸常见疾病】

1. 常见病理性黄疸的鉴别　见表5-8。

表 5-8 新生儿病理性黄疸常见疾病鉴别

	疾病名称	病因	黄疸出现时间	临床表现	血清胆红素	其他
感染性黄疸	新生儿肝炎	多为病毒(以巨细胞病毒、乙型肝炎病毒为多见)	2~3 周	厌食,体重不增,黄疸较重,大便色淡,肝大,肝功能异常	未结合胆红素和结合胆红素均增高,以结合胆红素升高为主	治疗后胆红素多数下降
	败血症及其他感染	细菌感染(由于细菌毒素侵入,加快红细胞破坏、损坏肝细胞所致)	早发型 2~7 d,晚发型 1 周左右	有感染中毒症状,可发现感染灶,生理性黄疸时间延长或退而复现	早期未结合胆红素升高为主,后期两者均升高或结合胆红素升高为主	血培养阳性,感染控制后黄疸可消退
非感染性黄疸	新生儿溶血症	母婴血型不合	24 h 内或稍晚	贫血,黄疸严重,有胆红素脑病	未结合胆红素升高	血涂片可见有核红细胞
	先天性胆道闭锁	胆道畸形	1~3 周	生后不久排灰白色大便,黄疸逐渐加重,皮肤呈黄绿色,肝明显大、质硬	结合胆红素升高为主	
	母乳性黄疸		母乳喂养后 2~3 d	一般状态良好	以未结合胆红素增高为主	生理性黄疸退,停喂母乳后 3 d 黄疸消失

2. 新生儿溶血症　是指母婴血型不合,母血中有针对胎儿红细胞的抗体进入胎儿血液循环,所引起的同族免疫性溶血。

(1)病因　我们国家 ABO 血型不合最常见,其次是 Rh 血型不合。ABO 溶血病多发生于母亲为 O 型而小儿为 A 型或 B 型,Rh 溶血症发生于母亲为 Rh 阴性而小儿为 Rh 阳性。

(2)临床表现　症状轻重与溶血程度一致。Rh 溶血症比 ABO 溶血者严重。①黄疸:Rh 溶血者大多在生后 24 h 内出现黄疸并迅速加重,ABO 溶血病大多在出生后 2~3 d 出现,黄疸程度可轻可重,血清胆红素以未结合增高;②贫血:Rh 溶血症比 ABO 溶血症严重;③肝脾大:Rh 溶血症比 ABO 溶血症明显;④胆红素脑病(核黄疸):一般发生于生后 2~7 d,早产儿尤易发生。依临床表现分为 4 期:警告期、痉挛期、恢复期、后遗症期见表 5-9。

【辅助检查】

血清胆红素检查,足月儿>221 μmol/L,早产儿>257 μmol/L;疑为新生儿溶血症时

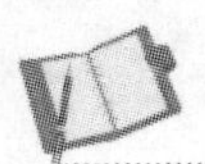

做血清特异抗体及血型鉴定；疑为新生儿肝炎做肝功能检查；胆道闭锁者做腹部 B 超检查。

【治疗概述】

1. 生理性黄疸　不需要治疗，提早喂哺保持大便通畅及多喂葡萄糖水可加快黄疸消退。

2. 病理性黄疸　尽早查明并祛除病因是治疗的关键。输适量的血浆和白蛋白可促进游离胆红素结合。使用酶诱导剂及中药，促进胆红素吸收、结合和排泄。运用蓝光疗法、换血疗法，可降低血清浓度，防止胆红素脑病的发生。加强对症治疗和支持治疗。

表 5-9　胆红素脑病典型表现

分期	临床表现	持续时间
警告期	反应低下、吸吮无力、拥抱反射减弱或消失、肌张力降低	12 ~ 24 h
痉挛期	出现双眼凝视、脑性尖叫、抽搐、角弓反张、肌张力增高、呼吸不规则或暂停	12 ~ 48 h
恢复期	吸吮力好转，抽搐次数减少，肌张力恢复	2 周
后遗症期	听力下降，手足徐动（如手足不自主、不协调的运动），眼球运动障碍，牙釉质发育不全，智力落后	终生

活动 2　新生儿黄疸患儿的入院评估

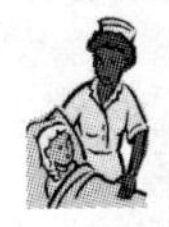

活动引入

情景：

宝宝，生后 1 d，孕 39 周自然分娩，以面部皮肤黄染 6 h，并逐渐加重就医。门诊以新生儿黄疸收入院。

问题：

1. 接诊宝宝时，应该完成哪些工作任务？
2. 请你结合所学的知识为宝宝进行护理评估。

【护理评估】

1. 健康史评估要点　询问胎龄、日龄、出生时有无缺氧、产伤，母婴血型，生后喂养史、疾病史；仔细询问黄疸出现的时间及进展情况；了解患儿母亲的健康情况，是否有肝炎病史和使用维生素 K_3、维生素 K_4 等用药情况；询问患儿母亲既往有无不明原因的流产、早产、死胎及死产史，家族中有无相同或相似疾病患者。

2. 身体状况评估要点　监测患儿体温、呼吸，评估患儿皮肤、巩膜黄染的部位和范

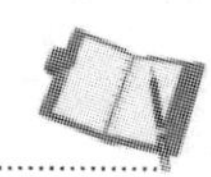

围,注意有无感染灶;观察患儿的反应、精神状态、吸吮力、肌张力,有无抽搐、尖叫等情况;检查患儿有无贫血、水肿、肝脾大;原发病的症状和体征,黄疸可有很多疾病引起,在评估时应注意区别对待。

3. 社会、心理因素　应注意评估家长对该病的认识程度、护理新生儿知识和技能的掌握程度等。注意评估家长有无认识不足或焦虑等心理反应。

活动3　新生儿黄疸患儿的住院护理

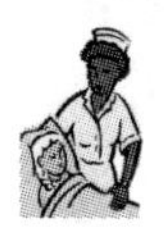

活动引入

问题:

1. 宝宝当前有哪些护理问题需要解决?请提出护理诊断、列出首优护理问题?
2. 针对宝宝的护理问题,请你为宝宝制订一份合理的护理计划。
3. 护理中应注意观察哪些内容?
4. 新生儿黄疸的护理观察要点是什么吗?

【护理诊断】

新生儿黄疸的护理诊断与相关因素见表5-10。

表5-10　新生儿黄疸的护理诊断与相关因素

护理诊断	相关因素
1. 潜在并发症　胆红素脑病	与黄疸患儿血清胆红素浓度过高有关
2. 潜在并发症　发热、腹泻、皮疹	与黄疸患儿蓝光治疗有关

【护理措施】

1. 一般护理

(1)注意保暖,防止低血糖、酸中毒、缺氧、脱水,避免影响胆红素与白蛋白的结合度。

(2)提早喂奶,可刺激肠蠕动,促进胎粪排出及肠道正常菌群的建立,减少肠肝循环。

2. 严密观察病情

(1)观察皮肤颜色　根据患儿皮肤黄染的部位和范围,估计血清胆红素浓度,评价黄疸进展速度(表5-11)。

(2)观察生命体征　体温、脉搏、呼吸以及有无出血倾向;观察患儿哭声、吸吮力和肌张力变化,从而判断有无核黄疸发生。

(3)观察排泄情况　注意观察患儿大小便次数、量及性质,如有胎粪延迟排出,应予灌肠处理,促进大便及胆红素排出。

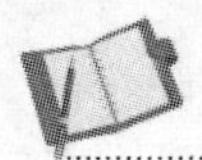

表 5-11　皮肤黄疸分布与血清胆红素浓度的关系

黄疸出现的部位	血清胆红素 μmol/L(mg/dl)	最高值 μmol/L(mg/dl)
头颈部	100(6)	135(8)
躯干上半部	152(9)	208(12)
躯干下半部及大腿	202(12)	282(16)
膝关节以下	256(15)	312(18)
手、脚	256(15)	

3. 做好光照疗法(见“正确使用蓝光疗法”)和换血治疗的护理工作。

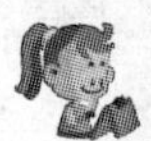

健康教育

情景:

宝宝,生后 1 d,孕 39 周自然分娩,以面部皮肤黄染 6 h,并逐渐加重就医。门诊以新生儿黄疸收入院。请你针对宝宝的病情为家属进行健康教育。

1. 向家长讲解新生儿黄疸的病因及临床表现,使其了解疾病的转归,做好新生儿护理。

2. 病理性黄疸治疗过程中,应注意及时交代患儿病情严重程度、治疗效果及预后,并给予心理上安慰。

3. 建议家长及早到有条件的医院进行新生儿神经行为测定。

4. 有后遗症者,及早进行康复治疗和训练。

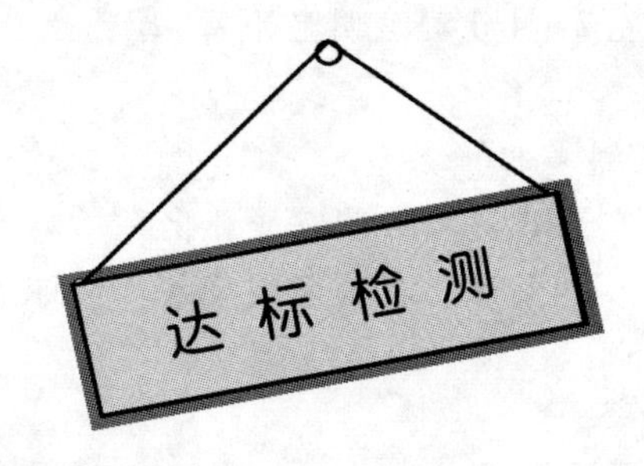

知识拷贝

【A1 型题】

1. ABO 血型不合引起新生儿溶血中发生率最高的是(　　)

A. 母为 AB 型,子为 A 或 B 型　　B. 母为 O 型,子为 A 或 B 型
C. 母为 A 型,子为 O 或 AB 型　　D. 母为 B 型,子为 O 或 A 型
E. 母为 A 型,子为 O 或 B 型

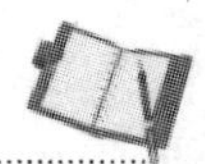

2. 蓝光治疗新生儿黄疸的原理是(　　)

A. 使直接胆红素转化为尿胆原

B. 使间接胆红素转化为尿胆原

C. 使间接胆红素转化为光-氧胆红素

D. 使间接胆红素转化为直接胆红素

E. 使直接胆红素转化为光-氧胆红素

【A2 型题】

3. 新生儿,生后 15 h,皮肤、黏膜出现黄染,测血清胆红素 204 μmol/L(12 mg/dl),该新生儿最可能是(　　)

A. 生理性黄疸　　B. 新生儿溶血症

C. 先天性胆道闭锁　　D. 新生儿肝炎

E. 新生儿败血症

4. 早产儿,4 d,全身明显黄染,测血清间接胆红素浓度 200 μmol/L。此时消退黄疸应用首选(　　)

A. 蓝光照射　　B. 应用白蛋白

C. 应用苯巴比妥　　D. 应用激素

E. 换血疗法

5. 新生儿溶血症患儿,一天来出现精神反应差,食欲不振,拒乳,随后出现尖叫、凝视、角弓反张。手足转橘黄色,测血清胆红素 359 μmol/L。此时出现了(　　)

A. 中毒性脑病　　B. 高热惊厥

C. 脑疝　　D. 颅内出血

E. 胆红素脑病

【A3/A4 型题】

(6~7 题共用题干)

新生儿,15 d,黄疸持续不退,停喂母乳 2~4 d 黄疸明显下降,母乳喂养后 4~5 d 又出现黄疸,患儿一般状态良好。

6. 造成患儿黄疸的原因是母乳中含有过多的(　　)

A. 尿苷二磷酸葡萄糖转移酶　　B. 腺苷酸环化酶

C. β-葡萄糖醛酸苷酶　　D. 丙氨酸氨基转移酶

E. 碱性磷酸酶

7. 对喂养正确的指导是(　　)

A. 继续母乳喂养　　B. 减少母乳喂养量

C. 间断母乳喂养　　D. 改用牛乳喂养

E. 改用发酵乳喂养

知识应用

1. 如何区别生理性黄疸与病理性黄疸?

2. 预防胆红素脑病的护理措施有哪些?

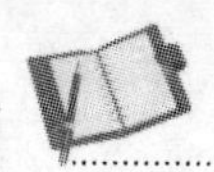

3. 光疗的护理措施有哪些？

4. 案例：宝宝，因皮肤黄染 20 余天，来医院就诊。询问得知宝宝胎龄 38 周出生，出生体重为 2500 g，母乳喂养。体检：体温 37.8 ℃，呼吸 30 次/min，脉搏 120 次/min，精神差、吃奶少，皮肤黏膜黄染，脐部有少量脓性分泌物，血白细胞 13×10^9/L，中性粒细胞 80%，血清胆红素 280 μmol/L。

思考问题：

(1) 如何评估宝宝目前的状况？

(2) 宝宝存在哪些护理问题？

(3) 请你针对宝宝存在的护理问题制订护理计划。

(4) 宝宝住院期间应该注意观察什么？

任务五　新生儿寒冷损伤综合征认知

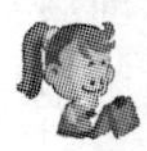

案例导学

宝宝，男，5 d，第一次一胎，胎龄 33 周，出生时体重 2400 g，因不吃、不哭、体温不升及皮肤硬肿 1 d 入院。体格检查：体重 2200 g，肛温 32 ℃，腋-肛温差为 0.2 ℃，心率 90 次/min，呼吸 32 次/min，哭声低，反应差，呈嗜睡状，拒乳，全身皮肤轻度黄染，心肺及腹部无异常，双下肢外侧皮肤发凉，硬如橡皮，呈暗红色，压之有凹陷。

案例思考：

1. 如何评估宝宝目前的状况？
2. 宝宝的身体状况发生了哪些变化？
3. 宝宝当前有哪些健康问题需要解决？
4. 针对宝宝的病情，你的观察重点是什么？

活动 1　新生儿寒冷损伤综合征疾病知识认识

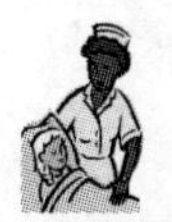

活动引入

问题：

1. 何谓新生儿寒冷损伤综合征？病因是什么？
2. 新生儿寒冷损伤综合征有哪些临床表现？硬肿面积与表现有什么关系？
3. 新生儿寒冷损伤综合征治疗关键是什么？

新生儿寒冷损伤综合征（简称新生儿冷损伤），又称新生儿硬肿症，是指新生儿期

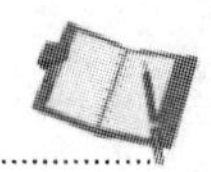

由于寒冷、早产、感染、缺氧等多种原因引起的皮肤和皮下脂肪硬肿，常伴有低体温及多伴有多器官功能损伤。

【病因和发病机制】

1. 寒冷、早产、感染和窒息为主要病因。

2. 发病机制　①新生儿体温调节中枢发育不完善；②体表面积相对大，皮下脂肪层薄，易散热导致体温偏低，早产儿尤甚；③新生儿皮下脂肪中饱和脂肪含量较高，其熔点高，体温低时易凝固出现皮肤变化硬肿。新生儿血液中红细胞、血红蛋白高，血液黏稠，血流缓慢，在寒冷、缺氧下易引起循环障碍而使毛细血管壁损伤，通透性增高致组织水肿，严重者可导致弥散性血管内凝血。

【临床表现】

本病多发生在寒冷季节，多在生后 1 周内发生，尤其是出生 3 d 内或早产儿多见。

1. 一般表现　反应低下、拒乳、哭声弱。

2. 低体温　体核温度(肛门内 5 cm 处温度)常降至<35 ℃，重症<30 ℃。

3. 硬肿　①硬肿特点：皮肤发凉、硬肿，紧贴皮下组织，不宜捏起，按之如橡皮样，颜色暗红，有水肿者压之有轻度凹陷。②硬肿发生顺序是：小腿→大腿外侧→整个下肢→臀部→面颊→上肢→全身。③硬肿范围计算方法可按：头颈部 20%，双上肢 18%，前胸及腹部 14%，背及腰骶部 14%，臀部 8%，双下肢 26% 计算。④硬肿分度：根据硬肿范围，病情可分为轻、中和重度(表 5-12)。

表 5-12　新生儿寒冷损伤综合征临床分度

分度	肛温	腋-肛温差	硬肿范围	全身情况及器官功能改变
轻度	≥35 ℃	>0	<20%	无明显改变
中度	<35 ℃	≤0	25% ~50%	反应低下、心率减慢
重度	<30 ℃	<0	>50%	休克、DIC、肺出血、急性肾衰竭

4. 多器官功能损害　早期常有心率缓慢、心音低钝、微循环障碍表现，严重者可导致休克、DIC、急性肾衰竭和肺出血等多器官衰竭而危及生命。

【辅助检查】

查血小板、凝血酶原时间、凝血时间、纤维蛋白原，了解是否合并 DIC；查血尿素氮及血肌酐了解肾功能；胸片可了解有无肺出血。

【治疗要点】

正确复温是治疗本病的关键，合理供给热量和液体量有利于体温恢复，预防和及时纠正器官功能紊乱，积极消除病因、防治并发症。

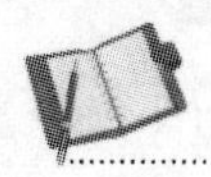

活动2　新生儿寒冷损伤综合征患儿的入院评估

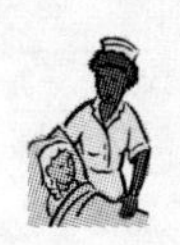

活动引入

1. 情景：

宝宝，生后5 d，第一次一胎，胎龄33周，出生时体重2400 g，因不吃、不哭、体温不升及皮肤硬肿1 d入院。

2. 问题：

(1)接到宝宝入院通知时需要完成哪些工作任务呢？

(2)宝宝来到了病房，此时你知道应该为宝宝及家属做什么吗？

(3)请你结合所学的知识为宝宝进行护理评估。

【护理评估】

1. 健康史评估要点　了解患儿胎龄、日龄、Apgar评分情况、出生体重、喂养及保暖措施，以及有无感染史；询问母亲分娩方式；有无围生期缺氧史及感染史。

2. 身体状况评估要点　检查患儿有无低体温、皮肤冷、硬肿（评估硬肿面积及程度）、反应差、是否有拒奶、哭声低下；监测脉搏、呼吸，有无腹胀；严重者有心力衰竭、呼吸衰竭、肾衰竭或DIC等，注意评估患儿心率、呼吸、尿量变化。

3. 社会、心理因素　该病早产儿发生较多，多在寒冷季节或寒冷环境中发生，应该评估患儿的居住环境、家长对本病认识及对患儿病情和预后的担心和焦虑。

活动3　新生儿寒冷损伤综合征患儿的住院护理

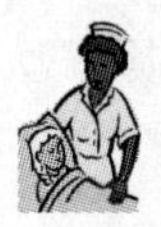

活动引入

1. 情景：

宝宝，生后5 d，第一次一胎，胎龄33周，出生时体重2400 g，因不吃、不哭、体温不升及皮肤硬肿1 d入院。

2. 问题：

(1)宝宝当前存在哪些护理问题？

(2)如何为宝宝正确复温？

(3)护理中应注意观察哪些内容？

【护理诊断】

新生儿寒冷损伤综合征护理诊断与相关因素见表5-13。

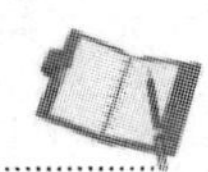

表 5-13　新生儿寒冷损伤综合征护理诊断与相关因素

护理诊断	相关因素
1. 体温过低	与新生儿体温调节功能低下、早产、感染、缺氧等有关
2. 营养失调:低于机体需要量	与吸吮无力、热卡摄入不足有关
3. 有感染的危险	与免疫功能低下有关
4. 潜在并发症:肺出血、DIC	

【护理措施】

1. 积极复温

(1)肛温>30 ℃,腋-肛温差为正值的轻、中度硬肿的患儿,提示体温虽低,但棕色脂肪产热好,此时通过减少散热使体温回升。足月儿一般用温暖的镪褓包裹置于25～26 ℃室温环境中,并加用热水袋保暖,使体温升至正常;早产儿置于已预热至30 ℃的温箱中,每小时提高箱温0.5～1 ℃,逐渐调至30～34 ℃,一般在6～12 h内恢复正常体温。

(2)肛温<30 ℃,腋-肛温差为负值的重度患儿,提示体温很低,棕色脂肪耗尽,此时先将患儿置于比体温高1～2 ℃的暖箱中进行外加热复温,每小时监测肛温、腋温1次,并提高暖箱温度0.5～1 ℃,逐渐调至34 ℃,使患儿体温于12～24 h恢复正常。亦可酌情采用远红外线辐射台或恒温水浴法复温,避免烫伤。

2. 合理喂养　由于患儿吸吮力差、反应差、多伴低血糖,复温时代谢增快,葡萄糖需要量增加,供应充足的热量有利于体温恢复。①轻者能吸吮者应尽早经口喂哺;②吸吮无力者用滴管、鼻饲或静脉营养;③热能开始每日应达到209 kJ/kg、液体量50 mL/kg,随体温上升将热量增至每日418 kJ/kg、液体量100 mL/kg;④有明显心、肾功能损害者应注意控制输液量及速度。

3. 预防感染

(1)严格消毒隔离,做好环境、医疗用品的消毒,防止交叉感染。

(2)加强皮肤护理,经常更换体位,防止体位性水肿和坠积性肺炎;尽量避免肌内注射,防止皮肤破损引起感染。

4. 严密观察病情　注意监测体温、呼吸、心率、血压、尿量、硬肿范围及有无出血征象等,详细记录护理单,如发现患儿面色突然青紫、呼吸增快、肺部啰音增多,要考虑肺出血,应及时报告医生,并配合进行救治。

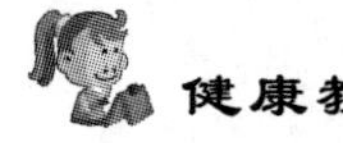

健康教育

情景:

宝宝,生后5 d,第一次一胎,胎龄33周,出生时体重2400 g,因不吃、不哭、体温不升及皮肤硬肿1 d入院。请你针对宝宝的病情为宝宝家属进行健康指导。

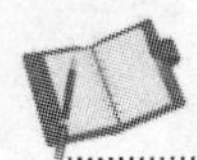

1. 向家长介绍患儿病情，介绍有关保暖、喂养、防感染、预防接种等育儿知识。

2. 向家长介绍硬肿症的知识，指导患儿家长加强护理，注意保暖，保持适宜的环境温湿度。

3. 鼓励母乳喂养，保证足够的热量。

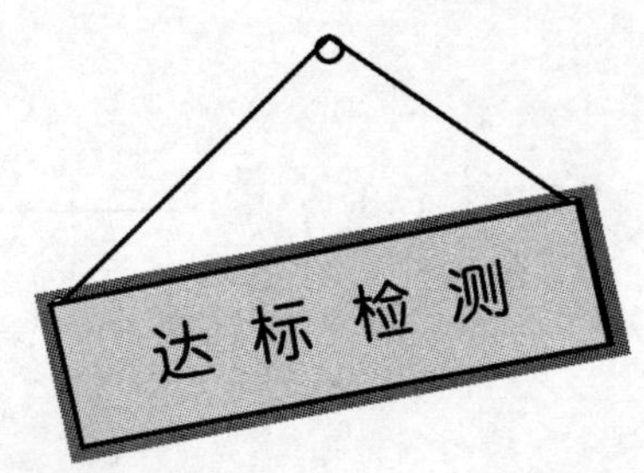

知识拷贝

【A1 型题】

1. 新生儿寒冷损伤综合征的主要病因是(　　)

A. 围生期缺氧　　B. 寒冷
C. 早产　　D. 感染
E. 低体重

2. 新生儿寒冷损伤综合征，硬肿最先出现的部位是(　　)

A. 足部　　B. 下肢
C. 臀部　　D. 上肢
E. 面颊

3. 早产儿易发生硬肿症主要是体内缺乏(　　)

A. 清蛋白　　B. 胆固醇
C. 棕色脂肪　　D. 葡萄糖
E. 不饱和脂肪酸

4. 下列因素中，与发生寒冷损伤综合征无关的是(　　)

A. 寒冷　　B. 免疫功能低下
C. 棕色脂肪少　　D. 体表面积相对较大
E. 皮下饱和脂肪酸含量大

【A2 型题】

5. 患儿，日龄 3 d，因双下肢及臀部硬肿入院，测体温 32 ℃，腋-肛温差为“0”。拟采用暖箱进行复温，起始温度应为(　　)

A. 26 ℃　　B. 28 ℃
C. 30 ℃　　D. 32 ℃
E. 34 ℃

【A3/A4 型题】

(6～7 题共用题干)

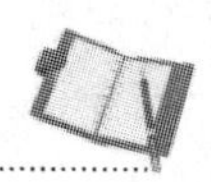

早产儿,1 d,出生体重2700 g,拒乳,反应差,哭声低,测体温27 ℃,全身皮肤发凉、硬肿,颜色暗红。

6. 此时复温,暖箱的起始温度应为(　　)

A. 26～27 ℃　　B. 28～29 ℃

C. 30～31 ℃　　D. 32～33 ℃

E. 34～35 ℃

7. 暖箱温度上调的方法是(　　)

A. 0.5 ℃/h　　B. 1 ℃/h

C. 2 ℃/h　　D. 0.5 ℃/2 h

E. 1 ℃/2 h

知识应用

1. 如何为新生儿寒冷损伤综合征患儿正确复温?

2. 案例:宝宝,32 周孕龄,2009 年 1 月出生于山区家中,次日因不吃奶、哭声弱、周身凉 2 d 就医。查体:体温不升,呼吸不规则,面色发绀,皮肤冷并呈紫红色,双下肢、臀部及面颊部皮肤发硬;压之,微凹陷。

思考问题:

(1)你知道宝宝患的什么病? 什么原因引起?

(2)如何评估宝宝目前状况? 宝宝存在哪些健康问题?

(3)宝宝的双下肢、臀部及面颊部的皮肤为什么会发硬?

(4)请为宝宝制订一份合理的护理计划?

任务六　新生儿败血症认知

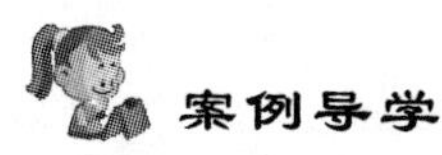

案例导学

宝宝,女,8 d,第一次一胎,足月顺产,出生时体重3600 g。以发热 3 d,不吃、不哭 1 d入院。查体:体温 38.6 ℃,脉搏150 次/min,呼吸 50 次/min,体重 3100 g,患儿呈嗜睡状,皮肤、巩膜黄染明显,脐带已脱落,脐凹可见少许脓性分泌物,口腔黏膜正常,前囟无隆起,心率 150 次/min,心音低钝,呼吸不规则,呼吸音正常,腹软,稍膨隆,肠鸣音弱,肝右肋下 2.5 cm。血常规示:白细胞总数 10×10^9/L,中性粒细胞 86%。

案例思考:

1. 如何评估宝宝目前的状况? 宝宝的身体状况发生了什么变化?

2. 宝宝当前有哪些健康问题需要解决?

3. 针对宝宝的病情,你的观察重点是什么?

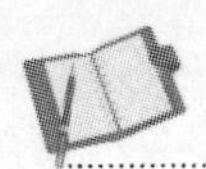

活动1　新生儿败血症疾病知识认识

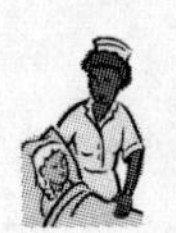

活动引入

问题：

1. 新生儿败血症的病因是什么？
2. 新生儿败血症有哪些临床表现？
3. 新生儿败血症需要做哪些辅助检查？如何配合检查？
4. 新生儿败血症治疗的要点是什么？如何正确选择抗生素？

新生儿败血症是指细菌侵入血液循环，并在其中生长繁殖、产生毒素而造成的全身感染。

【病因及发病机制】

1. 病原菌　以葡萄球菌最多见，其次是大肠埃希氏菌、肺炎链球菌。近年由于极低体重儿的存活率提高和各种导管、气管插管技术的广泛应用，表皮葡萄球菌、克雷伯杆菌、铜绿假单胞菌（绿脓杆菌）等条件致病菌的感染有增加趋势。

2. 感染途径

（1）产前感染　孕妇妊娠期有菌血症，细菌可以通过胎盘致血行感染胎儿；羊水穿刺、经宫颈取绒毛标本（产道细菌上行感染）消毒不严等可致胎儿感染。

（2）产时感染　如胎膜早破、产程延长等，细菌上行污染羊水；分娩过程消毒不严引起感染。

（3）产后感染　是主要的感染途径。细菌通过脐部、皮肤黏膜损伤处及呼吸道、消化道等侵入血液引起感染。以脐部感染最常见。

【临床表现】

1. 早期表现为反应低下、体温异常（早产儿常体温不升）、哭声减弱等，进而出现精神萎靡、嗜睡、拒乳、不哭、不动、面色发灰等症状。

2. 随病情发展常伴有：①黄疸，表现为黄疸突然加重、消退延迟或退而复现；②肝脾轻至中度肿大；③出血倾向，皮肤黏膜瘀点、瘀斑，穿刺处渗血不止或 DIC 症状；④休克症，面色苍白、四肢湿冷、脉搏细速、血压下降、皮肤呈花纹状、尿量减少或无尿。

3. 重症患儿出现中毒性肠麻痹、中毒性脑病、呼吸窘迫或暂停等，常合并脑膜炎、肺炎、化脓性关节炎、骨髓炎等。

【辅助检查】

外周血白细胞总数增高，以中性粒细胞增多为主；血培养（应在用抗生素治疗前进行），直接涂片找细菌；急相蛋白（C 反应蛋白阳性）和血沉（加快）检查有助于明确诊断。

【治疗概述】

1. 选用合适的抗菌药物　原则：早期、足量、联合、静脉应用抗生素。病原菌未明前可选择联合应用针对革兰氏阳性球菌和革兰氏阴性杆菌的抗生素。病原菌明确后，可根据药敏试验选择有杀菌作用的抗生素。疗程一般10～14 d或血培养转阴停药，有并发症治疗不少于3周。

2. 对症治疗和支持疗法　保暖、供氧，纠正酸中毒、电解质紊乱；保证热量和水的供应；及时清除局部感染病灶。

活动2　新生儿败血症患儿的入院评估

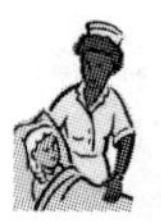

活动引入

1. 情景：

宝宝，生后8 d，第一次一胎，足月顺产，出生时体重3600 g。主诉发热3 d，不吃、不哭1 d入院。

2. 问题：

(1)接诊宝宝时需要完成哪些工作任务呢？

(2)请你结合所学的知识为宝宝进行护理评估。

【护理评估】

1. 健康史询问要点　注意询问胎龄、出生体重；了解孕母有无生殖系统、呼吸系统感染史，有无难产等；询问新生儿有无感染接触史，患儿的主要症状及出现时间；观察患儿的意识状态、吮乳情况及哭声。

2. 身体状况评估要点　测量患儿的生命体征、体重；注意评估患儿的意识状态、面色。检验皮肤、黏膜颜色，有无感染灶及瘀点或瘀斑；仔细检查患儿前囟有无隆起，口唇有无青紫，观察呼吸节律及频率；评估患儿有无黄疸和肝脾大、出血倾向及休克等。

3. 社会心理因素评估要点　评估家长对本病的了解程度，护理新生儿知识的掌握程度，评估家长担心焦虑程度。

活动3　新生儿败血症患儿的住院护理

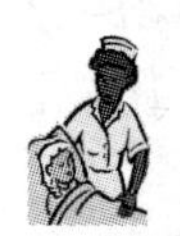

活动引入

问题：

1. 根据你对宝宝的入院评估你发现宝宝存在哪些健康问题？

2. 当前有哪些护理问题需要解决？请提出护理诊断、列出首优问题？

3. 请针对宝宝的护理问题，制订一份合理的护理计划，并对宝宝实施护理。

【护理诊断】

新生儿败血症护理诊断与相关因素见表5-14。

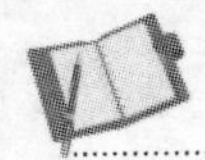

表 5-14　新生儿败血症护理诊断与相关因素

护理诊断	相关因素
1. 有体温改变的危险	与感染有关
2. 皮肤完整性受损	与感染灶有关
3. 营养失调:低于机体需要量	与拒奶、吸吮无力、摄入量不足有关
4. 潜在并发症:化脓性脑膜炎	与感染有关

【护理措施】

1. 维持体温稳定

(1)注意保暖　患儿体温过低时,应及时采取保暖措施,将患儿置于暖箱或采用其他有效的保暖措施。

(2)降低体温　患儿体温过高时,可采用降低环境温度、松解包被、物理降温及多喂水。新生儿不宜用退热剂、酒精擦浴、冷盐水灌肠等刺激性强的降温方法。

2. 消除局部病灶　如脐炎、皮肤化脓灶、口腔黏膜溃烂、皮肤脓疱疹等应及时处理,促进皮肤早日愈合,防止感染继续蔓延扩散。

3. 保证营养供给　提倡母乳喂养,少量多次,耐心喂哺。经口喂养有困难者可用鼻饲或静脉补充营养。维持体液平衡,及时纠正水、电解质和酸碱代谢紊乱。

4. 严密观察病情变化

(1)加强巡视,严重者需专人护理,观察患儿精神反应、面色、食欲、体温是否恢复正常,黄疸及皮肤黏膜的出血倾向是否好转。

(2)如患儿出现面色青灰、呕吐、脑性尖叫、前囟饱满、两眼凝视,提示可能并发化脓性脑膜炎;如患儿出现面色青灰、四肢厥冷、皮肤发花、脉细弱、皮肤有出血点,提示可能并发性感染性休克或 DIC,应及时报告医生并配合处理。

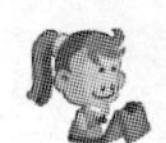

健康教育

情景:

宝宝,生后 8 d,足月顺产,出生时体重 3600 g。主诉发热 3 d,不吃、不哭1 d入院。查体:体温 38.6 ℃,患儿呈嗜睡状,皮肤、巩膜黄染明显,脐带已脱落,脐凹可见少许脓性分泌物,稍膨隆,肠鸣音弱,医生诊断为新生儿败血症。问题:请你针对宝宝的病情为家属进行健康指导。

1. 讲解与败血症有关病因、治疗、预后、预防的知识,抗生素治疗过程长的原因,取得家长配合。

2. 做好家属的心理护理,减轻家长的恐惧及焦虑。

2. 向家长介绍预防新生儿感染的方法。

3. 指导家属正确喂养护理,保持皮肤、黏膜清洁卫生。

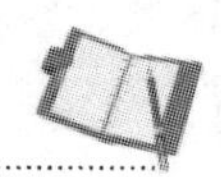

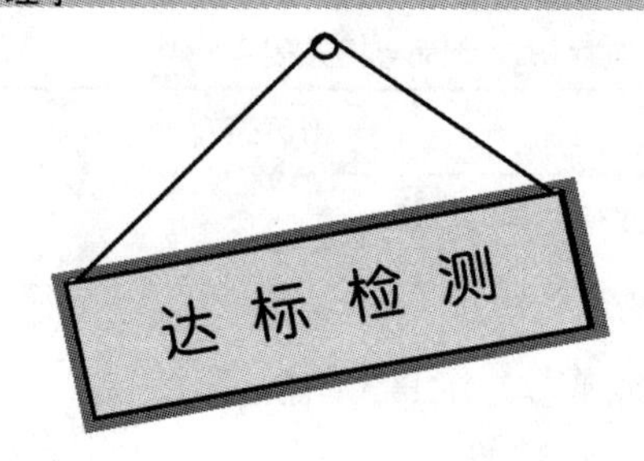

知识拷贝

【A1 型题】

1. 新生儿败血症出生后感染的主要途径是(　　)
   A. 呼吸道　　B. 脐部和皮肤
   C. 消化道　　D. 口腔黏膜
   E. 泌尿道

2. 新生儿败血症最常见的病原菌是(　　)
   A. B 组链球菌　　B. 葡萄球菌
   C. 大肠杆菌　　D. 铜绿假单胞菌
   E. 克雷伯杆菌

3. 新生儿败血症的典型表现是(　　)
   A. 黄疸　　B. 皮下硬肿
   C. 发热　　D. 皮肤感染灶
   E. 无特征表现

【A2 型题】

4. 宝宝,足月顺产,生后 8 d。3 d 来皮肤发黄、反应差、拒乳。查体:体温不升,面色发灰,脐部有脓性分泌物。白细胞 20×10^9/L,中性粒细胞 70%。最可能的诊断是(　　)
   A. 新生儿肝炎　　B. 新生儿败血症
   C. 新生儿溶血症　　D. 新生儿寒冷损伤综合征
   E. 新生儿脐炎

【A3/A4 型题】

(5 ~6 题共用题干)

宝宝,足月顺产,生后第 3 天,面部皮肤发黄,精神尚可,食欲减退,体温 36.5 ℃,第 6 天全身皮肤严重黄染,脐部有脓性分泌物。血常规示:白细胞 15×10^9/L,中性粒细胞 73%,血清胆红素 260 μmol/L。

5. 宝宝最可能是(　　)
   A. 新生儿肝炎　　B. 新生儿败血症
   C. 新生儿生理性黄疸　　D. 新生儿病理性黄疸
   E. 新生儿颅内出血

6. 宝宝护理措施错误的是(　　)

A. 加强保暖　　B. 密切观察病情
C. 合理喂养　　D. 按医嘱进行光疗
E. 尽早静脉滴注地塞米松

知识应用

1. 新生儿败血症常见病原菌及感染途径有哪些?

2. 新生儿败血症护理要点有哪些?

3. 案例:宝宝,足月顺产,生后7 d,母乳喂养。以精神差、拒乳1 d入院。宝宝生后第2天,家人见患儿乳腺肿大,用力挤压患儿乳腺,挤出乳白色分泌物,入院前3 d始,宝宝吃奶差,活动减少,1 d前出现精神差、拒乳。查体:体温37.4 ℃,脉搏108次/min,呼吸40次/min,体重3400 g,足月儿外貌,精神差,全身皮肤黄染,两个乳腺肿胀,表皮暗红,有触痛,无波动感,余无异常。血常规示:白细胞$25×10^9$/L,中性粒细胞85%,淋巴细胞15%。血培养:表皮葡萄球菌。

思考问题:

(1)宝宝是什么病?什么原因引起的?

(2)如何评估宝宝目前的状况?

(3)宝宝存在哪些健康问题?护理过程要点是什么?

(4)如何为宝宝的家属进行健康指导?

(王　莉　邢志芳)

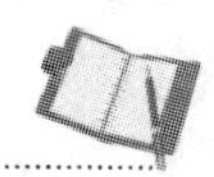

项目六 营养性疾病患儿的护理

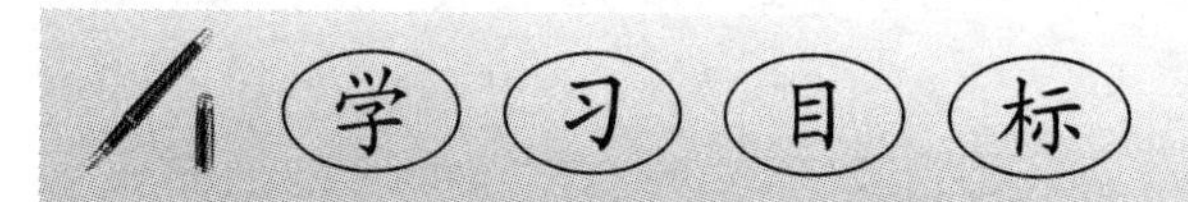

知识与技能目标

1. 识记营养不良、维生素D缺乏症的概念、病因，分析维生素D缺乏性佝偻病和手足搐搦症的发病机制。

2. 应用护理程序为营养障碍疾病患儿制订护理计划并实施整体护理。

3. 能运用所学知识对社区、家庭进行健康教育。

过程与方法目标

1. 案例导学、情景设置、问题引领，指导学生通过各种途径（课本、互联网、图书阅览室等）查阅资料，对所学内容进行预习。

2. 根据"维生素D缺乏性佝偻病患儿"案例，模拟进行护理评估。

3. 通过小组合作学习，体验团队合作过程，学会自主学习。

情感态度与价值观目标

1. 通过模拟接诊，提高学生的沟通能力。

2. 培养学生关心体贴儿童的态度及实际工作中的团队合作精神。

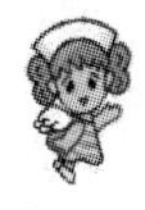

项目分析

本项目主要介绍营养不良、维生素D缺乏性疾病患儿的护理。重点为营养不良、维生素D缺乏症的整体护理，难点为营养不良、维生素D缺乏症的发病机制。

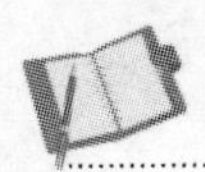

任务一 营养不良认知

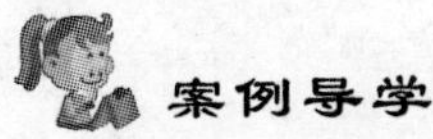

案例导学

果果,8 个月,人工喂养,至今未添加辅食,体重 6 kg,腹部皮下脂肪厚度 0.3 cm,皮肤弹性差,干燥,好哭,易患上呼吸道感染。医生诊断营养不良。

案例思考:

①如何评估果果当前的状况?②果果当前有哪些健康问题需要解决?③针对果果的病情,你需要做什么?④怎样做好果果家长的卫生宣教工作?

活动1 疾病知识认知

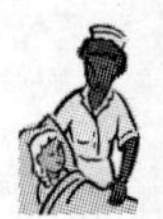

活动引入

问题:

1. 解释营养不良的概念。
2. 小儿营养不良的原因有哪些?其中最重要的是什么?
3. 小儿营养不良是如何分度的?

营养不良(PEM)是指因能量和(或)蛋白质长期缺乏引起的一种慢性营养缺乏症。多见于 3 岁以下的婴幼儿。临床上以体重减轻、皮下脂肪减少和皮下水肿为特征,常伴有各个器官系统不同程度的功能紊乱。

【病因】

1. 长期摄入不足　母乳不足而未及时添加其他乳品或突然停奶而未及时添加辅食;人工喂养调配不当;较大儿童不良的饮食习惯。

2. 消化吸收障碍　消化系统先天畸形如唇裂、腭裂幽门梗阻等,消化系统疾病如迁延性腹泻、过敏性肠炎、肠吸收不良综合征等均可影响食物的消化和吸收。

3. 需要量增多　急、慢性传染病(如麻疹、伤寒、肝炎、结核)的恢复期,生长发育快速期,双胎、早产的追赶生长等因需要量增多而造成相对不足。

4. 消耗量过大　大量蛋白尿、长期发热、烧伤、甲状腺功能亢进、恶性肿瘤等均可使蛋白质消耗或丢失增多。

【临床表现】

患儿最早出现的症状是体重不增,随后体重下降,皮下脂肪逐渐减少至消失。皮下脂肪消耗的顺序首先是腹部,其次是躯干、臀部、四肢,最后是面颊部。临床上根据各种症状的程度不同,将营养不良分三度(表6-1)。

表6-1 婴幼儿不同程度营养不良的特点

项目	轻度(Ⅰ度)	中度(Ⅱ度)	重度(Ⅲ度)
体重低于正常均值	15% ~25%	25% ~40%	40%以上
腹部皮下脂肪厚度	0.4~0.8 cm	<0.4 cm	消失
身高(长)	正常	低于正常	明显低于正常
消瘦	不明显	明显	皮包骨样
皮肤	正常或稍干燥	干燥、苍白	苍白、干皱,无弹性
肌张力	正常	明显降低、肌肉松弛	肌张力低下、肌肉萎缩
精神状态	正常或轻微	烦躁不安	萎靡,反应低下,抑郁与烦躁交替

【并发症】

最常见的并发症为营养性贫血、多种维生素(尤其是维生素A)和微量元素缺乏、自发性低血糖、各种感染性疾病。

【辅助检查】

血清白蛋白浓度降低是最重要的改变。胰岛素样生长因子1(IGF-1)水平下降,其反应灵敏且不受其他因素影响,是诊断营养不良的较好指标。还有多种血清酶活性降低,血糖、血浆胆固醇水平降低,电解质和维生素缺乏。

【治疗概述】

应采取防治结合、中西医结合的综合性治疗措施,包括调整饮食、促进消化和改善代谢功能、控制继发感染、去除病因、治疗并发症。

活动2 营养不良患儿的入院评估

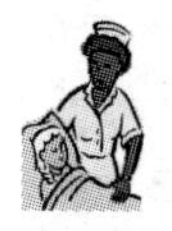

活动引入

1. 情景:果果入院治疗。

2. 问题:

(1)接诊果果时需要完成哪些工作任务?

(2)请你结合所学的知识为果果进行护理评估。

【护理评估】

1. 健康史评估要点 询问患儿的出生史,如出生体重、有无早产、多胎;评估患儿的喂养方式、添加辅食或断奶方法是否得当,人工喂养乳品的调配浓度,喂哺的次数、量,饮食习惯,较大小儿有无偏食;了解生长发育情况,有无消化系统解剖或功能上的异常;有无急、慢性疾病史;是否为双胎、早产。

2. 身体状况评估要点 测量生命体征、体重、身高、皮下脂肪厚度;检查有无肌张力下降和水肿，观察精神状况；检查患儿有无先天畸形及急、慢性疾病。

3. 社会心理因素　了解父母对喂养知识掌握程度及对该病的认识程度。

活动3　营养不良患儿的住院护理

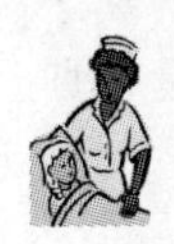

活动引入

经过你对果果的入院评估：

1. 你发现果果当前有哪些护理问题需要解决？请提出护理诊断。
2. 针对果果的护理问题，请你为果果制订一份合理的护理计划，并实施护理。

【护理诊断】

营养不良的护理诊断与相关因素见表6-2。

表6-2　营养不良的护理诊断与相关因素

护理诊断	相关因素
1. 营养失调：低于机体需要量	与能量、蛋白质摄入不足和需要、消耗过多有关
2. 有感染的危险	与机体免疫功能低下有关
3. 潜在并发症	营养性缺铁性贫血、低血糖、维生素A缺乏
4. 知识缺乏	患儿家长缺乏营养知识及儿童喂养知识

【护理措施】

1. 促进营养平衡

(1)饮食管理　根据营养不良的程度、消化吸收能力由少到多、由稀到稠、循序渐进，逐渐增加饮食，直至恢复正常。

1)能量的供给　①轻度营养不良患儿，开始供给能量250～330 kJ/(kg·d)，以后逐渐增加至正常量，达585 kJ/(kg·d)，待体重接近正常后，恢复供给小儿正常需要量。②中度以上营养不良患儿，能量从165～250 kJ/(kg·d)开始，逐步少量添加；若消化吸收能力较好，可逐步增加到500～727 kJ/(kg·d)，待体重与身高(长)比例接近正常后，恢复供给正常生理需要量。

2)食物选择　鼓励母乳喂养或选稀释奶、配方奶，可根据患儿病情选择适合患儿消化能力的蛋类、肝泥、肉末、鱼粉等高蛋白食物，同时应补充维生素及矿物质。蛋白质从1.5～2.0 g/(kg·d)开始，逐渐增加至3.0～4.5 g/(kg·d)。若经口摄入困难或病情严重者遵医嘱选用氨基酸、脂肪乳剂等静脉输注。

(2)促进消化、改善食欲　遵医嘱给予各种消化酶和B族维生素、蛋白同化类固醇制剂如苯丙酸诺龙、胰岛素注射、锌制剂、中药参苓白术散及针灸、推拿、捏脊等。

2. 预防感染　住院患儿尽量单室居住，避免交叉感染，每天定时紫外线消毒病室；

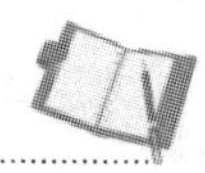

保持皮肤清洁,注意口腔护理;按时进行预防接种,重度营养不良患儿反复发生感染时,可按医嘱给予丙种球蛋白,以增强抵抗力。

3. 预防并发症　密切观察病情变化,注意患儿皮肤黏膜有无苍白,有无注意力不集中,有无红细胞、血红蛋白降低等贫血症状;有无呼吸深长等酸中毒表现;当重度营养不良患儿清晨或夜间突然出现面色灰白、神志不清、脉搏减速等表现考虑发生自发性低血糖,应立即采取抢救措施。

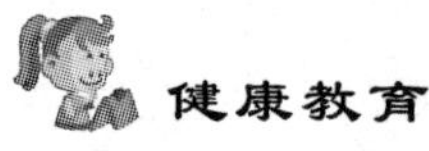

健康教育

情景:

经过你们的细心护理,果果可以出院了。果果妈妈向你咨询回家以后注意事项,请你为其进行健康指导。

1. 向患儿家长讲解营养不良的原因,介绍科学喂养知识。
2. 指导具体喂养的方法,纠正小儿不良的饮食习惯。
3. 指导家长合理安排生活,保证患儿睡眠充足,坚持户外活动。
4. 告知家长搞好环境卫生,按时进行预防接种,以预防感染。
5. 做好生长发育监测,及早发现营养不良,并控制其发展。

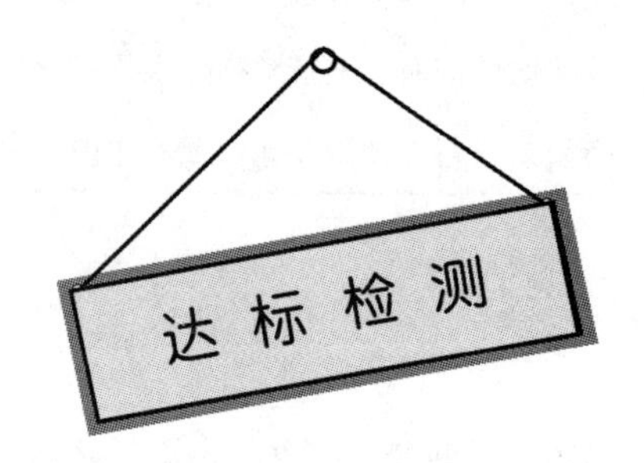

知识拷贝

【A1 型题】

1. 婴儿营养不良最常见的病因是(　　)

　A. 先天不足　　B. 喂养不当
　C. 缺乏锻炼　　D. 疾病影响
　E. 免疫缺陷

2. 营养不良时皮下脂肪最早消减的部位是(　　)

　A. 面部　　B. 腹部
　C. 躯干　　D. 臀部
　E. 下肢

3. 营养不良患儿最早出现的临床表现是(　　)

　A. 皮下脂肪减少　　B. 体重不增

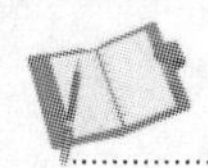

C. 消瘦　　D. 肌肉松弛

E. 运动和智能发育落后

4. 营养不良治疗原则中哪项最重要(　　)

A. 加强护理,使用促消化药物　　B. 补充营养物质

C. 控制继发感染　　D. 去除病因,调整饮食

E. 治疗并发症

【A2 型题】

5. 一迁延不愈的营养不良患儿,凌晨护士巡视时发现面色苍白,四肢厥冷,神志不清,脉搏减慢,呼吸暂停,应首先想到(　　)

A. 呼吸衰竭　　B. 心力衰竭

C. 低血钙症　　D. 感染性休克

E. 低血糖症

6. 7 个月婴儿,体重 5 kg,身长 66 cm,腹部皮下脂肪厚度 0.3 cm,皮肤弹性差,好哭。评估该婴儿营养状况属于(　　)

A. 营养中等　　B. Ⅰ度营养不良

C. Ⅱ度营养不良　　D. Ⅲ度营养不良

E. 营养过剩

7. 患儿,8 个月,人工喂养,至今未添加辅食,体重 5 kg,腹部皮下脂肪厚度 0.3 cm,皮肤弹性差,针对病情,对患儿饮食原则正的确指导是(　　)

A. 低能量、高维生素易消化饮食　　B. 低蛋白、高能量易消化饮食

C. 高蛋白、高能量易消化饮食　　D. 饮食由稠到稀

E. 饮食由多到少

8. 患儿,8 个月。食欲不振、精神差,体重 6 kg,经常患上呼吸道感染。腹部皮下脂肪厚度 0.4 cm,皮肤干燥、弹性差。护理评估时应重点询问(　　)

A. 出生史　　B. 生长发育史

C. 喂养史　　D. 外伤史

E. 预防接种史

【A3/A4 型题】

(9~12 题共用题干)

患儿,4 岁,平时挑食,体重 11 kg,身高 90 cm,腹部皮下脂肪厚度 0.2 cm,皮肤干燥、苍白,肌肉松弛。

9. 你首先考虑该患儿是(　　)

A. Ⅰ度营养不良　　B. Ⅱ度营养不良

C. Ⅲ度营养不良　　D. 营养良好

E. 轻度脱水

10. 今日晨该患儿突然发生面色苍白,四肢厥冷,神志不清,脉搏减慢,你首先考虑发生(　　)

A. 脱水　　B. 心力衰竭

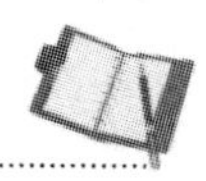

C. 休克　　D. 低血糖

E. 低血钙

11. 此时首要的处理是(　　)

A. 静脉缓慢注射10%葡萄糖酸钙　　B. 扩充血容量

C. 静脉注射25%葡萄糖　　D. 使用洋地黄制剂

E. 输入5%葡萄糖

12. (假设信息)该患儿在治疗过程中突然发生抽搐,你首先考虑发生(　　)

A. 低血糖　　B. 低血钙

C. 低血镁　　D. 低血磷

E. 低血钠

任务二　维生素D缺乏性佝偻病认知

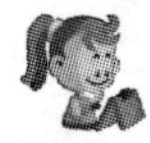

案例导学

果果,女,11个月,以多汗,夜惊,烦躁不安为代主诉就诊。生后人工喂养,未添加辅食,平日出汗多,睡觉时出汗更明显,常常湿透枕巾。夜间休息易惊,稍有声响即惊醒,并哭闹不止。查体:体温36.2 ℃,脉搏108次/min,呼吸30次/min,体重7 kg,发育正常,营养中等,方颅,枕秃(+),胸廓肋缘外翻,串珠(-),心、肺无异常。腹软,肝肋下1.5 cm,质软,脾未触及,脊柱四肢无畸形。血液生化检查:碱性磷酸酶(ALP):300 U/L。血钠135 mmol/L,血钾4.0 mmol/L,血钙1.2 mmol/L。X射线检查:尺、桡骨正位片显示临时钙化带模糊。

案例思考:

1. 如何评估果果当前的状况?

2. 果果当前有哪些健康问题需要解决?

3. 针对果果目前的病情,你需要做什么?

4. 如何向果果的家长进行健康宣教?

活动1　疾病知识认知

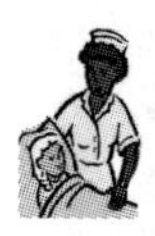

活动引入

问题:

1. 摄取维生素D的途径有哪些?最主要的来源是什么?

2. 维生素D有哪些生理功能?

3. 导致维生素D缺乏的原因有哪些?最主要的发病因素是什么?导致果果患病

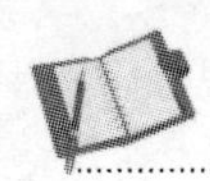

的原因有哪些？

4. 维生素 D 缺乏性佝偻病是如何分期的，果果属于哪个时期，列出判断依据？

维生素 D 缺乏性佝偻病简称佝偻病，是由于维生素 D 缺乏，使体内钙、磷代谢失常，从而引起以骨骼病变为特征的全身慢性营养性疾病。多见于 2 岁以下的婴幼儿，我国佝偻病患病率北方高于南方，是我国儿童保健重点防治的四病之一，随着卫生保健水平和人民生活水平的提高，其发病率已逐年降低，且多数患儿病情较轻。

【维生素 D 的来源和功能】

维生素 D 的来源：①内源性维生素 D 是皮肤内的 7-脱氢胆固醇经日光中的紫外线照射转变为维生素 D_3，为人类维生素 D 的主要来源；②外源性维生素 D：包括维生素 D_3（肝、牛奶、蛋黄等）和维生素 D_2（植物油、酵母），主要从食物中摄取；③胎儿可通过胎盘从母体获得维生素 D。维生素 D_2 和维生素 D_3 均无生物活性，需经过肝、肾两次羟化后转化为 1,25-二羟基胆固化醇［$1,25-(OH)_2D_3$］，其具有很强的生物活性，可促进小肠对钙、磷的吸收；可增加肾小管对钙、磷的重吸收；可使旧骨溶解，并刺激成骨细胞活动，促进骨钙沉积和骨的形成。

【病因及发病机制】

1. 病因

（1）日光照射不足　是主要发病因素。因紫外线不能通过普通玻璃，如小儿缺乏户外活动，可使内源性维生素 D 生成不足。居住在北方冬季日照时间短、紫外线弱，以及居住在高层楼群区、多烟雾尘埃区的小儿日光照射被阻挡，均可导致发病。

（2）围生期维生素 D 不足　母亲妊娠期营养不良，以及早产、双胎。

（3）维生素 D 摄入不足　天然食物包括母乳中含维生素 D 均较少，不能满足小儿的需要。若日光照射不足又未及时添加鱼肝油，则易患佝偻病。

（4）维生素 D 的需要量增加　婴儿生长速度快，所需维生素 D 也多。

（5）疾病与药物的影响　肝、胆及胃肠道疾病如婴儿肝炎综合征、先天性胆道闭锁、慢性腹泻等影响维生素 D 吸收；肝、肾严重损害可致维生素 D 羟化障碍；长期服用抗惊厥药物如苯妥英钠，可使维生素 D 加速分解为无活性的代谢产物；糖皮质激素影响维生素 D 对钙的转运。

2. 发病机制　维生素 D 缺乏时，肠道吸收钙磷减少，血钙、血磷水平降低。血钙降低刺激甲状旁腺，使甲状旁腺素（PTH）的分泌增加，加速骨质脱骨钙，以维持血钙水平正常或接近正常。甲状旁腺分泌增加，抑制肾小管对磷的重吸收而使尿磷排出增加，导致血磷明显下降、钙磷乘积降低（正常值>40），使骨质不能正常钙化，成骨细胞代偿性增生，碱性磷酸酶增多，骨样组织堆积，骨质疏松、软化，甚至畸形、骨折。

【临床表现】

本病多发生在婴幼儿，特别是 3 个月的小婴儿。主要表现为生长较快部位的骨骼改变、肌肉松弛和非特异性神经精神症状。临床上可分初期（活动早期）、激期（活动期）、恢复期及后遗症期。

1. 初期（活动早期）　多于 3 个月左右起病. 主要为非特异性神经精神症状，表现

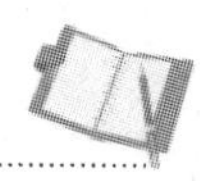

为神经兴奋性增高，如易激惹、烦躁、睡眠不安、夜间啼哭、多汗、枕秃（图6–1）。

2. 激期（活动期） 除上述症状更为明显外，主要表现为骨骼改变、肌肉松弛。

（1）骨骼改变

1）头部 颅骨软化多见于3～6个月患儿，用手指按压顶骨或枕骨有乒乓球感；方颅多见于7～8个月患儿，为额骨和顶骨中心部骨样组织增生呈对称性隆起呈方形（图6–2）；前囟增宽及闭合延迟；出牙延迟。

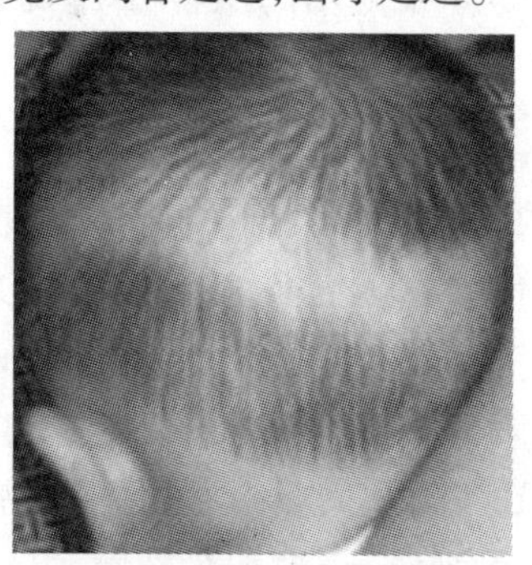

图6–1 枕秃

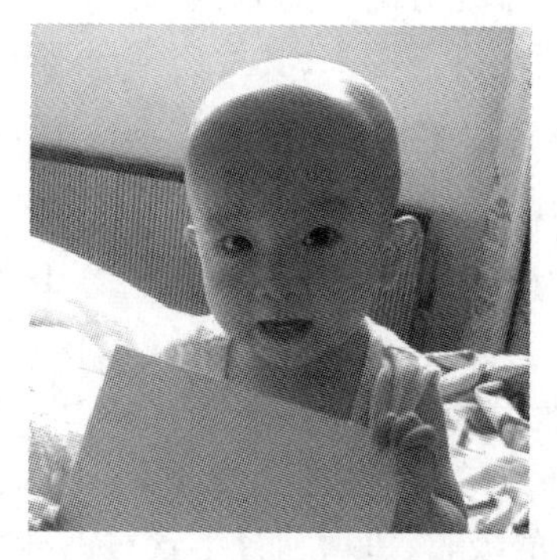

图6–2 方颅

2）胸部畸形 多见于1岁左右小儿。肋骨串珠为肋骨与肋软骨交界处骨样组织堆积呈钝圆形隆起（图6–3），以两侧第7～10最明显；郝氏沟为膈肌附着部位的肋骨长期受膈肌牵拉而内陷，形成的一条沿肋骨走向的横沟（图6–4）；鸡胸为第6～8肋骨与胸骨相连处软化内陷，致胸骨前突而形成（图6–5）；如胸骨剑突部向内凹陷，可形成漏斗胸（图6–6）。这些胸廓病变均会影响呼吸功能。

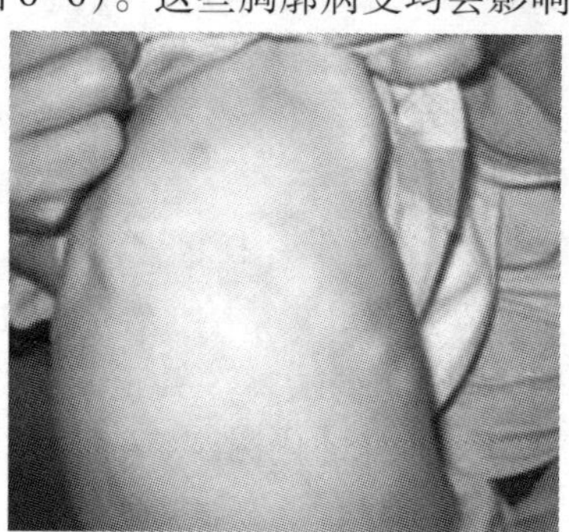

图6–3 肋骨串珠

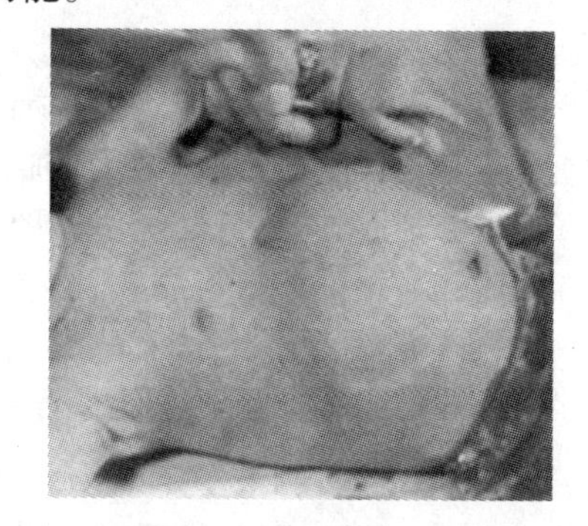

图6–4 郝氏沟

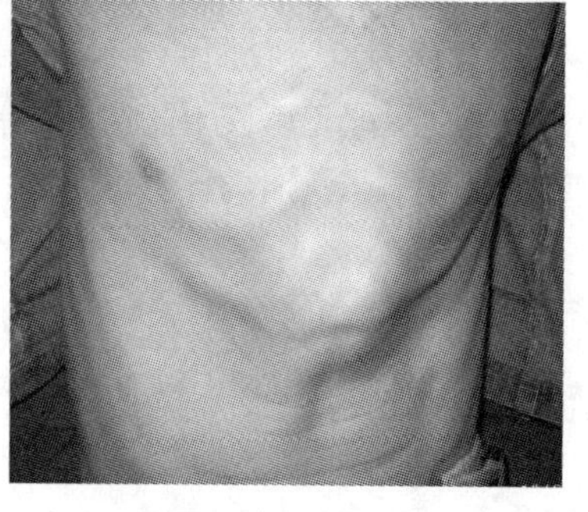

图6–5 鸡胸

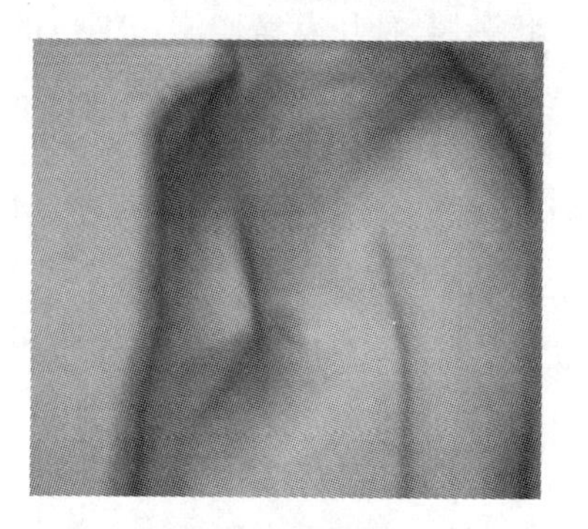

图6–6 漏斗胸

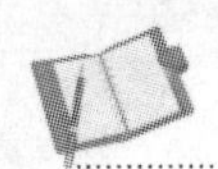

3)四肢畸形　6个月以上小儿腕、踝部肥厚的骨骺形成钝圆形环状隆起,称佝偻病手镯(图6-7)或脚镯(图6-8);小儿开始行走后,由于骨质软化,因负重可出现下肢弯曲,形成严重膝外翻(图6-9,“X”形腿)或膝内翻(图6-10,“O”形腿)畸形,严重者可出现骨折。

4)脊柱、骨盆　常久坐位者有脊柱后突或侧弯畸形,严重者可出现扁平骨盆。

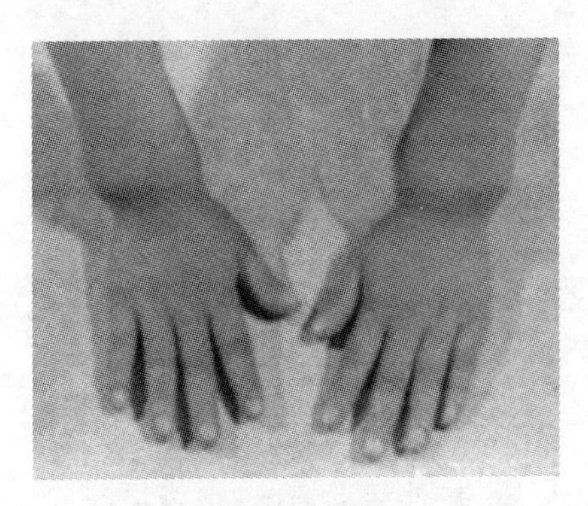

图6-7　手镯

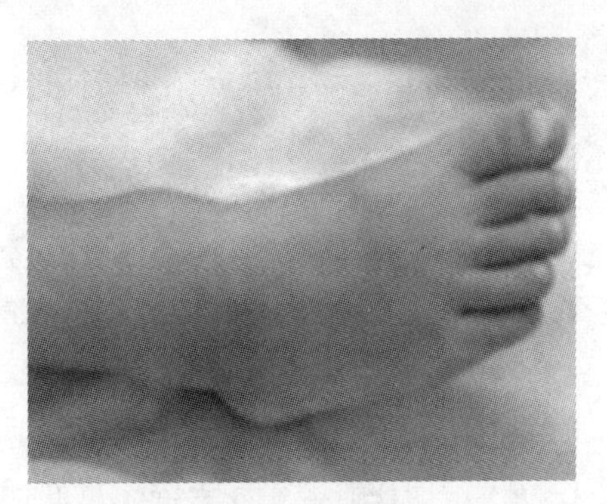

图6-8　脚镯

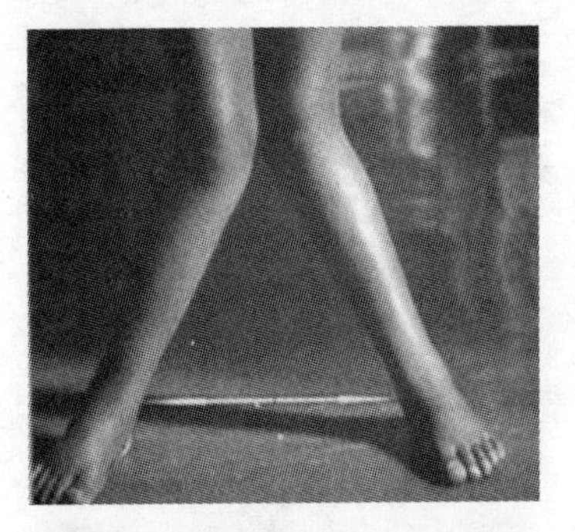

图6-9　“X”形腿或膝内翻畸形

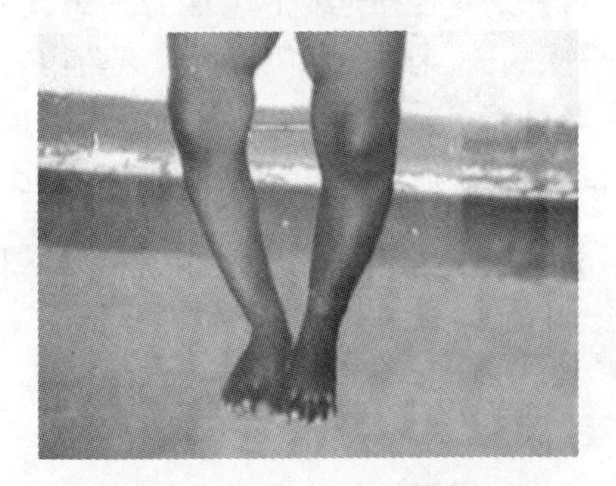

图6-10　“O”形腿畸形

(2)运动功能发育迟缓　患儿肌肉发育不良,肌张力低下,韧带松弛,表现为头颈软弱无力,腹部膨隆如蛙腹;坐、立、行等运动功能落后。

(3)其他　条件反射形成缓慢,表情淡漠,动作和语言发育迟缓;免疫功能低下。

3.恢复期　经适当治疗后患儿临床症状和体征减轻或接近消失,精神活泼,肌张力恢复。

4.后遗症期　多见于3岁以后小儿,临床症状消失,仅遗留不同程度的骨骼畸形。

【辅助检查】

1.血生化检查　初期血钙可正常或稍低,血磷降低,钙磷乘积稍低;碱性磷酸酶正常或增高。激期血钙降低,血磷和钙磷乘积明显降低,碱性磷酸酶增高。恢复期碱性磷酸酶增高,后遗症期血生化各项指标趋于好转至正常。

2.X射线检查　激期骨骺端明显增宽,临时钙化线模糊或消失,呈毛刷样、杯口样改变,骨密度减低。

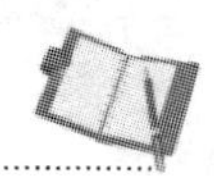

【治疗概述】

治疗目的在于控制活动期,防止骨骼畸形。故应做到早发现,早治疗。原则:补充维生素 D,以口服为主,同时用适量钙剂;增加户外活动,合理喂养;后遗症期对骨髓畸形者矫形治疗。

活动2　佝偻病患儿的入院评估

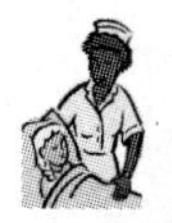

活动引入

情景:果果入院治疗,问题如下:

1. 接诊果果时需要完成哪些工作任务?

2. 请你结合所学的知识为果果进行护理评估。

【护理评估】

1. 健康史评估要点　注意询问患儿居住的环境,户外活动情况;是否早产或多胎;母亲妊娠期是否补充维生素 D;评估患儿的喂养方式、添加辅食的情况;有无胃肠道及肝、肾疾病史;是否长期服用抗惊厥药物。

2. 身体状况评估要点　询问家长患儿有无夜惊、烦躁不安、多汗、摇头等情况,检查患儿有无颅骨骼畸形及部位,评估患儿肌肉发育不良等情况。

活动3　佝偻病患儿的住院护理

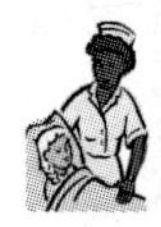

活动引入

经过对果果的入院评估:

1. 你发现果果当前有哪些护理问题? 做出护理诊断并说出依据。

2. 针对果果当前存在的护理问题,请你为她制订出一份合理的护理计划。

【护理诊断】

佝偻病的护理诊断与相关因素见表 6-3。

表 6-3　佝偻病的护理诊断与相关因素

护理诊断	相关因素
1. 营养失调:低于机体需要量	与日光照射不足和维生素 D 摄入不足有关
3. 潜在并发症	骨骼畸形、药物副作用
4. 知识缺乏	患儿家长缺乏佝偻病的预防知识及儿童喂养知识

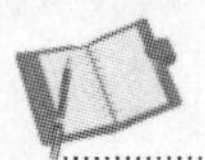

【护理措施】

1. 补充维生素 D

(1)增加日光照射,合理安排户外活动。初生儿满 1 ~2 个月后可开始直接接受阳光照射,从数分钟增加至 1 h 以上,夏季应避免太阳直射。室内活动时开窗让紫外线能透过。

(2)按医嘱给予维生素 D 制剂,以口服为主。

1)遵医嘱给维生素 D 0.5 万 ~1 万 IU/d,口服,1 个月后改为预防量 400 IU/d。

2)对有并发症或无法口服者,可一次大剂量肌内注射维生素 D_3 20 万 ~30 万 IU,2 ~3 个月后改为口服预防量。

3)注意事项:①口服时将浓缩鱼肝油制剂直接滴于舌上或食物上;②由于维生素 D 是油剂,注射时应选择较粗的针头进行深部肌内注射,以保证药物充分吸收;③需长期大剂量补充维生素 D 时不宜使用鱼肝油,应选用单纯维生素 D 制剂,以防维生素 A 中毒;④对有手足搐搦症病史的患儿,为防止发生低钙抽搐,应在使用大剂量维生素 D 前 2 ~3 d,先服用钙剂。

(3)提倡母乳喂养,按时添加辅食,给予富含维生素 D、钙、磷和蛋白质的食物。

2. 预防骨骼畸形和骨折　患儿衣着应柔软、宽松;避免早坐、久坐,以防脊柱后突畸形;避免早站、久站,以防下肢畸形;护理操作时应避免重压和强力牵拉。

3. 预防维生素 D 中毒　严格掌握应用维生素 D 的指征及预防、治疗时的具体方法、用量、时间,密切观察病情,如患儿出现厌食、烦躁不安、呕吐、腹泻或顽固性便秘等表现时,提示可能是维生素 D 过量,立即报告医生并协助处理。

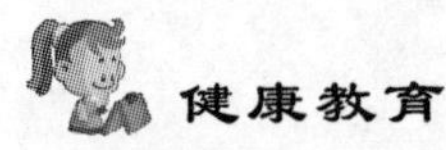

健康教育

情景:

经过你们的细心护理,果果可以出院了。果果妈妈问你回家以后应该注意什么?请你为其进行健康指导。

1. 向家长解释佝偻病的病因、潜在并发症以及相关的治疗措施。

2. 鼓励家长多带小儿进行户外活动、多晒太阳,冬季也要保证 1 ~2 h 的户外活动,夏季宜在上午 10 时前及下午 4 时后晒太阳,其他季节可在中午前后,平均每日户外活动 1 h 以上。

3. 指导家长合理喂养、及时添加富含维生素 D 的辅食。

4. 遗留有骨骼畸形的患儿指导家长可采取主动和被动运动的方法矫正,如胸廓畸形,可做俯卧抬头展胸运动;下肢畸形可施行肌肉按摩;手术矫治者,指导家长正确使用矫形器具。

5. 指导家长掌握维生素 D 预防量,从出生后 1 ~2 周开始,每日坚持服用 400 ~800 IU,注意避免过量中毒,补充至 2 岁,夏季阳光充足时可暂停或减量,春季或处于生长发育高峰期婴幼儿还应适当补钙。

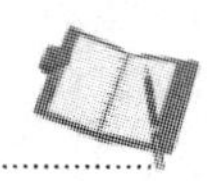

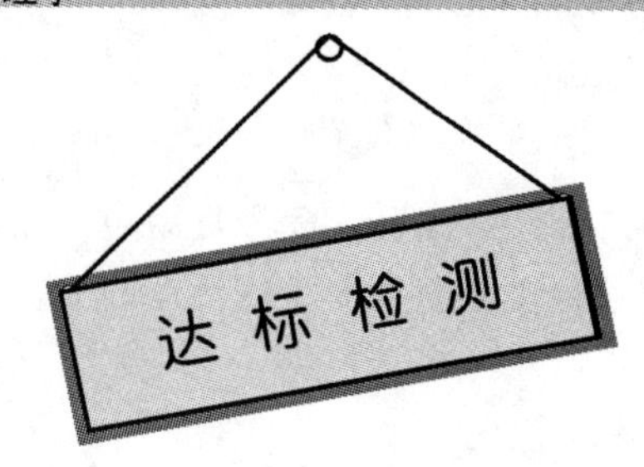

知识拷贝

【A1 型题】

1. 造成维生素 D 缺乏性佝偻病最主要的原因是(　　)
   A. 先天储存不足　　B. 日光照射不足
   C. 摄入不足　　D. 生长速度快
   E. 疾病和药物的影响
2. 3 ~6 个月时,佝偻病患儿多见的骨骼改变是(　　)
   A. 颅骨软化　　B. 方颅
   C. 肋骨串珠　　D. 手镯征、脚镯征
   E. 下肢畸形
3. 属于维生素 D 缺乏性佝偻病骨样组织堆积表现的是(　　)
   A. 颅骨软化　　B. 前囟宽大
   C. 肋骨串珠　　D. 出牙延迟
   E. “X”形腿
4. 为预防佝偻病,预防量的维生素 D 为(　　)
   A. 100 IU/d　　B. 400 IU/d
   C. 1000 IU/d　　D. 5000 IU/d
   E. 1000 0 IU/d

【A2 型题】

5. 患儿,8 个月,以烦躁不安、夜间啼哭、多汗就诊,查体有枕秃、方颅、胸部有肋骨串珠。血钙、血磷降低,X 射线见临时钙化带消失,干骺端增宽,呈毛刷状、杯口样改变。该患儿是(　　)
   A. 手足搐搦症　　B. 佝偻病初期
   C. 佝偻病激期　　D. 佝偻病恢复期
   E. 佝偻病后遗症期
6. 患儿,8 个月。近 2 个月来烦躁、易哭闹,有方颅,前囟 3 cm×3 cm,碱性磷酸酶升高。护理评估应重点询问(　　)
   A. 出生史　　B. 家族史
   C. 预防接种史　　D. 喂养史
   E. 疾病史
7. 患儿,8 个月,生后人工喂养,未添加辅食,近来烦躁不安、夜惊、多汗,有枕秃。

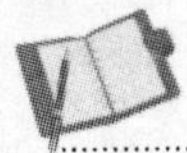

碱性磷酸酶活性明显增高。护士体检可见到的体征是(　　)

A. 鸡胸
B. 肋膈沟
C. 方颅
D. 肋骨串珠
E. "O"形腿

8. 患儿,1岁,体检发现有鸡胸,不能独自站立;查血清钙低,碱性磷酸酶明显增高。X射线见临时钙化带消失,干骺端增宽,呈毛刷状、杯口样改变。针对病情,护士对家属健康指导正确的是(　　)

A. 补充钙剂
B. 口服维生素D
C. 卧床休息
D. 加强锻炼
E. 补充铁剂

9. 患儿,4个月,人工喂养,未添加辅食。体检有枕秃,颅骨软化,诊断维生素D缺乏性佝偻病活动期。医嘱给予维生素D 4000 IU口服,护士指导改为预防量的时间是(　　)

A. 2周后
B. 3周后
C. 1个月后
D. 2个月后
E. 3个月后

【A3/A4型题】

(10~12题共用题干)

患儿,11个月,因睡眠不安、多汗、夜惊来院就诊。生后人工喂养,未添加辅食。体检可见明显方颅、肋骨串珠。

10. 该患儿病情属于佝偻病(　　)

A. 手足搐搦症
B. 佝偻病初期
C. 佝偻病激期
D. 佝偻病恢复期
E. 佝偻病后遗症期

11. 患儿最佳治疗方案是(　　)

A. 大剂量浓缩鱼肝油
B. 补充大剂量钙剂
C. 口服钙剂加维生素D
D. 小剂量维生素D
E. 大剂量维生素D

12. 对患儿母亲进行护理指导错误的是(　　)

A. 及时添加辅食
B. 多晒太阳
C. 避免久坐
D. 多进行站立锻炼
E. 预防感染

知识应用

1. 佝偻病早期表现和骨骼改变有哪些?
2. 如何为佝偻病患儿进行健康指导?

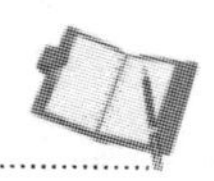

综合训练一 维生素D缺乏性佝偻病患儿护理病例分析

【目的】

1. 能初步运用护理程序对维生素D缺乏性佝偻病患儿进行护理评估,提出护理诊断,依据护理诊断制订护理计划,并进行健康指导。

2. 通过实践锻炼提高学生与患儿及家长的沟通能力,同时加强学生的责任心及对患儿同情、爱护和关心。

【实践方法】

1. 临床见习

(1)实习地点:综合性医院儿科病房。

(2)实习方法:每5~10名学生1组,由带教老师带领到病房查看患儿,边观察、边讲解,最后选择1名维生素D缺乏性佝偻病患儿作为护理对象,书写1份维生素D缺乏性佝偻病患儿的护理计划。

2. 病例讨论

(1)地点:教室。

(2)方法:①由带教老师向学生展示1~2份典型的维生素D缺乏性佝偻病患儿的病例,提出讨论的问题;②每5~10名学生一组进行讨论,并有专人组织与记录;③由各组代表发言,教师做最后总结;④每个学生书写1份维生素D缺乏性佝偻病患儿的护理计划。

(3)多媒体演示:组织观看“维生素D缺乏性佝偻病的护理”录像。

(4)展示案例

案例1:点点,13个月。生后母乳喂养至今,量少,未添加辅食,户外活动少,3个月前出现烦躁、多汗、夜惊,尚未出牙,频繁咳嗽4 d就诊。以往曾多次患“肺炎、腹泻”。查体:体温36.9 ℃,神志清,精神尚可,皮肤黏膜稍苍白,前囟2 cm×2 cm,方颅、串珠肋,肺部少量干性啰音。血钙2 mmol/L,钙磷乘积28。

问题思考:①你知道点点患的什么病吗?什么原因引起?②如何评估点点目前状况?点点有哪些健康问题?③请针对点点的健康问题制订一份合理护理计划。

案例2:毛毛,5个月。生后人工喂养至今,未添加辅食。因摇头多汗来院就诊。查体:精神、面色可,前囟2 cm×2 cm大小,平坦,头发稀少,有枕秃,双顶部有乒乓球感,心肺(-),腹软,肝肋下2 cm,四肢活动,查血钙2.25 mmol/L,血磷1.13 mmol/L,碱性磷酶活性增高。

问题思考:①毛毛发生了什么?什么原因引起的?②如何评估毛毛目前状况?③你发现毛毛现存哪些健康问题?依据是什么?④针对护理问题制订相应的护理措施。

【小结】

1. 每组选派1名学生代表展示见习结果,组间互评,老师总结。

2. 布置作业:请同学们将讨论结果填入护理计划单。

护理计划单

床号______　　姓名______　　住院号______　　住院日期______

开始时间	护理问题	预期目标	护理措施	护理评价	停止时间	签名
	1.					
	2.					
	3.					
	4.					

任务三　维生素D缺乏性手足搐搦症认知

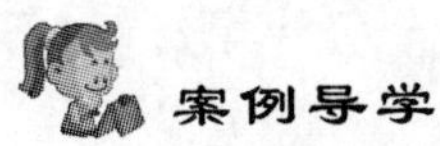

果果,6个月。多汗,易惊3个月,抽搐1次入院。患儿系35周早产,11月份出生,人工喂养,至今未添加辅食。体格检查:体温36.3 ℃,脉搏106次/min,呼吸30次/min,体重8 kg,发育正常,营养中等,神志清楚。方颅、枕秃(+),前囟1.5 cm,平坦,心、肺(-)。腹软,肝肋下1.5 cm,质软,脾未触及,查电解质:血钠135 mmol/L,血钾4.0 mmol/L,血钙1.2 mmol/L。医生诊断维生素D缺乏性手足搐搦症。

案例思考:

1.如何评估果果当前的状况?

2.果果当前有哪些健康问题需要解决?

3.针对果果目前的病情,你需要做什么?

4.如何向果果的家长进行健康宣教?

活动1　疾病知识认知

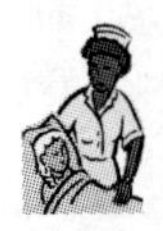

活动引入

问题:

1.果果是何原因引起的抽搐?你的判断依据是什么?

2.引起维生素D缺乏性手足搐搦症的根本原因是______,直接原因是______。

3.当血钙降低到多少时会引起神经肌肉兴奋性增高?

4.本病的典型症状和体征是什么?惊厥发作时有何特点?

5.本病的治疗原则是什么?

维生素D缺乏性手足搐搦症,又称佝偻病性手足搐搦症或佝偻病性低钙惊厥。多

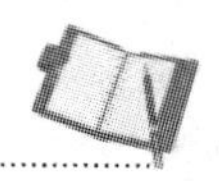

见于6个月以内的小婴幼儿。

【病因及发病机制】

血清钙离子浓度降低是引起本病的直接原因。维生素D缺乏早期,钙吸收差,血钙下降,而甲状旁腺反应迟钝不能代偿性分泌增加,使血钙进一步下降。当血清总钙浓度低于1.75 mmol/L(7 mg/dl)或血清钙离子浓度降至1.0 mmol/L(4 mg/dl)时,可出现神经肌肉兴奋性增高而出现惊厥、手足搐搦等症状。

诱发低血钙的原因:①春夏季阳光充足或维生素D治疗早期,旧骨脱钙减少,肠吸收钙相对不足,而骨骼加速钙化,钙沉积于骨,使血钙降低而易诱发本病;②有发热、感染、饥饿时,组织细胞分解释放磷,使血磷增加,引起钙离子下降而发病。

【临床表现】

1. 典型发作

(1)惊厥　最为常见,多见于小婴儿,一般不伴发热。轻者突然发生短暂的面肌或手指抽动,神志可清;重者四肢抽动,两眼上翻,神志不清。持续数秒至数分钟,发作时间长者可有发绀。发作停止后意识恢复,精神萎靡而入睡,醒后活泼如常。发作次数可数日1次至一日数次。

(2)手足搐搦　多见于较大的婴儿、幼儿。表现为突然发生手足肌肉痉挛呈弓状,手腕屈曲,手指僵直,拇指内收掌心;踝关节僵直,足趾弯曲向下(图6-11)。发作停止后活动自如。

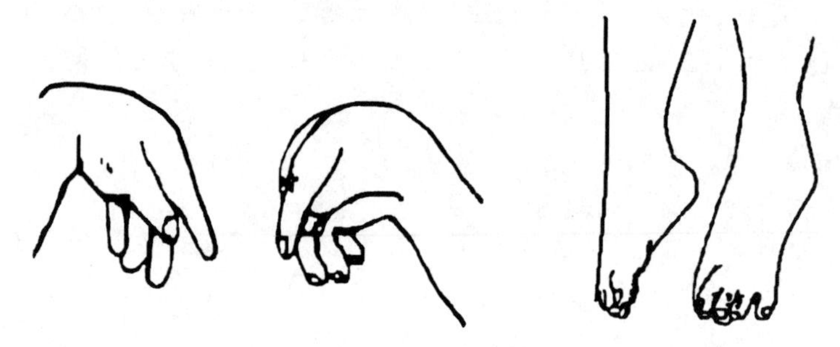

图6-11　手足搐搦

(3)喉痉挛　主要见于2岁以下的小儿。表现为突发呼吸困难,吸气时喉鸣,有时可突然发生窒息而猝死。

2. 隐性体征　没有典型发作的症状,但可通过刺激神经肌肉而引出体征。①面神经征:以手指尖或叩诊锤轻击患儿颧弓与口角间的面颊部,引起眼睑和口角抽动者为阳性,新生儿可呈假阳性;②陶瑟征:以血压计袖带包裹上臂,充气使压力维持在收缩压与舒张压之间,5 min之内该手出现痉挛症状为阳性;③腓反射:以叩诊锤叩击膝下外侧腓骨小头上腓神经处,引起足向外侧收缩者为阳性。

【辅助检查】

血清总钙低于1.75 mmol/L,或血清离子钙低于1.0 mmol/L,血磷正常或升高,尿钙阴性。

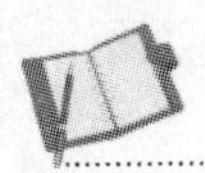

【治疗概述】

首先应控制惊厥与喉痉挛、保证呼吸道通畅，同时给钙剂治疗，然后给予维生素D治疗。

活动2　维生素D缺乏性手足搐搦症患儿的入院评估

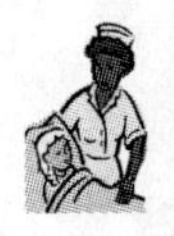

活动引入

情景：

果果入院治疗。请你结合所学的知识为果果进行护理评估。

【护理评估】

1. 健康史评估要点　评估患儿有无维生素D缺乏的病史；了解出生史、喂养史、生长发育情况；询问患儿近期是否接受较多日光照射或大剂量补充维生素D，是否有发热、感染等。

2. 身体状况评估要点　评估患儿惊厥、手足搐搦发作的特点；检查患儿有无枕秃、颅骨软等佝偻病体征。无症状时，检查有无神经兴奋性增高的体征。

活动3　维生素D缺乏性手足搐搦症患儿的住院护理

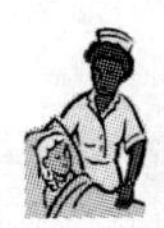

活动引入

经过对果果的入院评估：

1. 你发现果果存在哪些护理问题需要解决？请提出护理诊断。
2. 针对果果当前存在的护理问题，请你为她制订出一份合理的护理计划。
3. 假设果果在住院期间又突然出现抽搐，你该如何处理？

【护理诊断】

佝偻病性手足搐搦症的护理诊断与相关因素见表6-4。

表6-4　佝偻病性手足搐搦症的护理诊断与相关因素

护理诊断	相关因素
1. 有窒息的危险	与惊厥、喉痉挛发作有关
2. 有受伤的危险	与惊厥、手足搐搦有关
3. 营养失调：低于机体需要量	与维生素D缺乏有关
4. 知识缺乏	与患儿家长缺乏相应护理知识有关

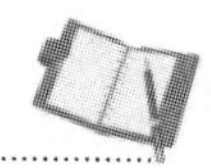

【护理措施】

1. 防止窒息

(1)惊厥发作时,首先应就地抢救。保持室内安静,减少刺激,避免家长大声呼叫及拍打患儿。松解患儿衣领,将患儿头转向侧位,以免误吸分泌物或呕吐物造成窒息。保持呼吸道通畅,及时清除口鼻分泌物。密切观察患儿呼吸、神志的变化,在缺乏医疗条件或医生到来前可试用指压或针刺人中、十宣穴等方法来制止惊厥。

(2)出现喉痉挛时,应立即将患儿舌体拉出口外,保证呼吸道通畅,按医嘱给氧,备好气管插管的用具,必要时行人工呼吸及加压给氧。

(3)按医嘱用镇静剂,常用地西泮,每次 0.1 ~0.3 mg/kg 肌内注射或静脉推注,注意静推时速度不宜过快,以每分钟 1 mg 为宜,以免过快抑制呼吸。

(4)按医嘱用钙剂,常用 10% 葡萄糖酸钙,每次 5 ~ 10 mL 加 10% 葡萄糖液 5 ~ 20 mL静脉注射,注意不能肌内或皮下注射,静脉注射速度不能过快,以防血钙骤升发生心搏骤停。注射时应选择较大的血管,避免使用头皮静脉,以防止钙剂外渗而造成组织坏死,如有渗出,可用2%普鲁卡因局部封闭。发作停止改用 10% 氯化钙口服时,服前应用3 ~5 倍糖水稀释,以减少对胃的刺激,服用3 ~5 d 后可改用葡萄糖酸钙或乳酸钙,以防止高氯性酸中毒。

2. 预防受伤　病床两侧加床档,防止患儿坠地摔伤。床档处放置棉垫,防止抽搐时碰到栏杆上,同时注意移开床上的一切硬物,以免损伤患儿。已出牙的小儿,应在上、下切牙间放置牙垫,避免舌咬伤。不要对患儿肢体强加约束,勿强力撬开紧咬的牙关,以免造成损伤。

3. 补充维生素 D　症状控制后按治疗维生素 D 缺乏性佝偻病的方法进行补充。

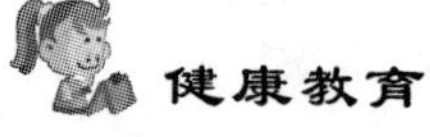

情景:

经过你们的细心护理,果果可以出院了。你来到病房把这个好消息告诉了果果和妈妈。妈妈问你回家以后应该注意什么?请你为其进行健康指导。

1. 向患儿家长讲解预防小儿维生素 D 缺乏的相关知识。

2. 介绍本病的原因和预后,解释本病不是颅内病变,一般不会造成严重后遗症,减轻家长心理压力,取得配合。

3. 讲解患儿抽搐时的正确处置方法,如就地抢救、保持呼吸道通畅,减少刺激等,并说明这样做的目的和意义。

4. 指导家长出院后按医嘱给患儿补充维生素 D 和钙剂,强调口服钙剂注意与乳类分开,最好在两餐之间服用,以免钙与脂肪酸结成凝块而影响吸收。

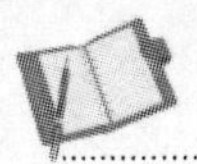

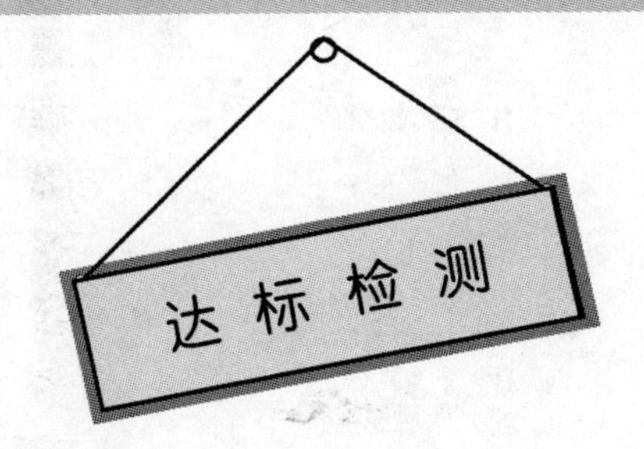

知识拷贝

【A1 型题】

1. 维生素 D 缺乏性手足搐搦症直接原因是(　　)
   A. 血钙降低　　B. 血镁降低
   C. 血磷降低　　D. 血钙增高
   E. 血钠增高

2. 血钙浓度低于何值可引起手足搐搦症(　　)
   A. 1.5 ~ 1.63 mmol/L　　B. 1.63 ~ 1.75 mmol/L
   C. 1.75 ~ 1.88 mmol/L　　D. 1.88 ~ 2.0 mmol/L
   E. 2.0 ~ 2.13 mmol/L

【A2 型题】

3. 患儿,5 个月。出生后人工喂养,发作性吸气困难,伴有吸气时喉鸣音,体温 37.2 ℃,有颅骨软化,心肺正常,血钙 1.5 mmol/L,该患儿是(　　)
   A. 中毒性肺炎　　B. 手足搐搦症
   C. 气管异物　　D. 婴儿惊厥
   E. 急性喉炎

4. 患儿,9 个月,人工喂养,未添加辅食。平日睡眠不安、夜惊、多汗,以间断抽搐就诊。体检可见(　　)
   A. 脑膜刺激征　　B. 面神经征
   C. 吸吮反射　　D. 觅食反射
   E. 握持反射

5. 患儿,7 个月,人工喂养,平时多汗、夜惊、睡眠不安,因腹泻进行静脉补液,补液过程中患儿突然出现惊厥。此时首要的处理是应用(　　)
   A. 维生素 D　　B. 钙剂
   C. 氯化钾　　D. 地西泮
   E. 脱水剂

【A3/A4 型题】

(6 ~ 8 题共用题干)

患儿,6 个月,以发热、咳嗽 2 d,抽搐 3 次入院。患儿冬季出生,人工喂养,未加辅食,平日睡眠不安,夜惊,多汗,查体:体温 37.5 ℃,咽部充血,有枕秃,颈软,神经系统检查(-)。

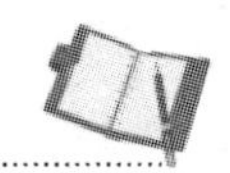

6. 你首先考虑该患儿是(　　)

A. 化脓性脑膜炎
B. 癫痫
C. 高热惊厥
D. 低血糖
E. 手足搐搦症

7. 针对病情,应检查的项目是(　　)

A. 血钠
B. 血糖
C. 血钙、血磷
D. 血镁
E. 血钾

8. 该患儿正确的治疗步骤是(　　)

A. 止惊、补充维生素 D、补钙
B. 止惊、补钙、补充维生素 D
C. 补钙、止惊、补充维生素 D
D. 补充维生素 D、补钙、止惊
E. 补钙、补充维生素 D、止惊

知识应用

1. 维生素 D 缺乏性手足搐搦症的诱因和急救处理有哪些?

2. 案例:圆圆,9 个月。因惊厥发生两次就诊。患儿生后牛乳喂养至今,未添加辅食。昨日突然发生惊厥,四肢抽动、两眼上翻,面肌抽动、神志不清,每次发作持续 1 min,缓解后活动自如。查体:体温 36.8 ℃,精神好,有枕秃,余无异常。

思考问题:

(1) 圆圆患的何病? 圆圆为什么会发生惊厥? 引起本病的原因有哪些?

(2) 如果你接诊,如何评估圆圆的目前状况? 圆圆的身体状况会发生什么变化?

(3) 你知道圆圆存在哪些健康问题吗?

(4) 如果你遇到惊厥的患儿会进行急救处理吗?

(庞　攀)

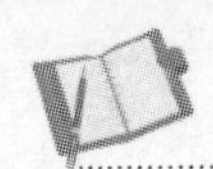

项目七
消化系统疾病患儿的护理

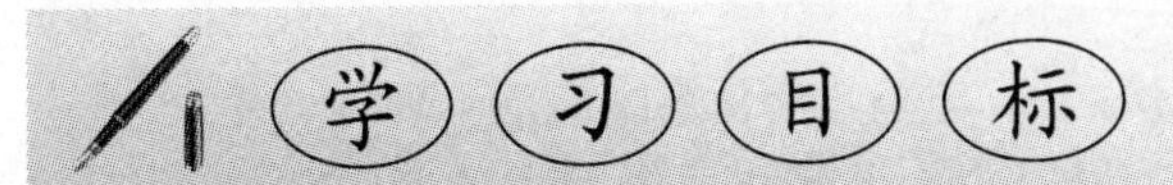

知识和技能目标

1. 理解小儿消化系统解剖、生理特点。
2. 能区别常见的口炎，并对其进行护理。
3. 分析腹泻的病因及发病机制，识记小儿腹泻的临床表现和治疗原则。
4. 能应用护理程序为消化系统疾病患儿实施整体护理。

过程与方法目标

1. 案例导学、情景设置、问题引领，指导学生通过各种途径（课本、互联网、图书阅览室等）查阅资料，对所学内容进行预习。
2. 通过小组合作学习，体验团队合作过程，学会自主学习。
3. 根据案例，模拟进行“腹泻患儿”病情评估，体验岗位角色内涵。

情感态度与价值观

1. 通过模拟接诊，锻炼学生的沟通能力。
2. 培养学生关心体贴儿童的态度及实际工作中的团队合作精神。

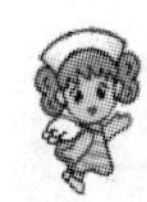

项目分析

本项目主要介绍小儿消化系统解剖生理特点，口炎、腹泻及液体疗法患儿的护理。重点为口炎护理，小儿腹泻的临床表现和整体护理，难点为液体疗法。

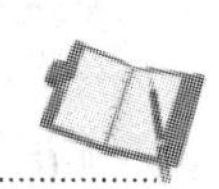

任务一　小儿消化系统解剖生理特点认知

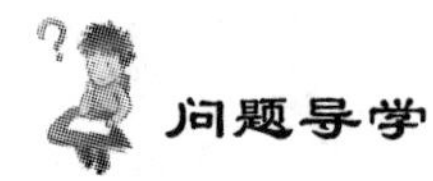

1. 请你结合所学知识想想消化系统包括哪些器官？各有什么功能？
2. 你知道上下消化道的分界吗？各包括哪些器官？
3. 小儿消化系统解剖生理特点与临床有什么关系？
4. 你知道小儿消化系统疾病常见的症状有哪些？

消化系统疾病是婴幼时期常见疾病之一，与小儿消化系统解剖生理特点关系密切。消化道有摄取、消化及吸收营养物质的功能，而小儿消化系统发育尚未完善，功能不成熟，若护理不当易发生消化功能紊乱，影响小儿的生长发育。

活动1　探究小儿消化系统解剖生理特点与临床疾病关系

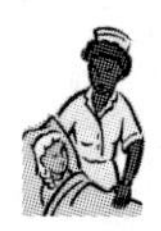

活动引入

情景1：

宝宝4个月了，经常会流“口水”，有人说是吃多了“食积”引起的，还有人说宝宝要出牙了才会流“口水”。妈妈来咨询，如果你接诊，如何为其解释呢？

情景2：

宝宝2个月，母乳喂养，哺乳后经常会有乳汁从口腔流出，姥姥说宝宝吃多了，少喂点，结果还会发生同样现象。妈妈来咨询，如果你接诊，如何为其解释呢？

消化道以十二指肠为界，分为上、下消化道。上消化道由口腔、食管、胃组成，下消化道由空肠、回肠和大肠组成。

（一）口腔

足月新生儿出生时已具有较好的吸吮、吞咽功能，双颊部脂肪垫发育良好有助于吸吮，早产儿则较差。新生儿及婴儿口腔黏膜薄嫩，血运丰富，唾液腺发育不完善，唾液分泌量少，口腔黏膜干燥，易受损伤和局部感染。小儿3～4个月以后唾液分泌量开始增加，5～6个月时更显著，而婴儿口腔浅，又不会及时吞咽所分泌的唾液，故常发生生理性流涎。

（二）食管

新生儿和婴儿食管呈漏斗状，食管下端贲门括约肌发育不成熟，控制能力差，常发生胃食管反流，一般在8～10个月时症状逐渐消失。新生儿食管长约10 cm，1岁时

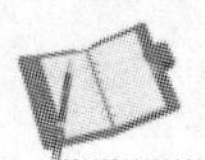

11～12 cm,5 岁时 16 cm,学龄儿童 20～25 cm,临床上可作为插胃管时的参考值。

（三）胃

婴儿胃呈水平位,开始站立行走时转变成垂直位。而贲门括约肌发育不成熟而松弛,幽门括约肌发育良好,加上吸奶时常吞咽过多空气,易发生溢乳和呕吐。小儿年龄越小胃的容量越小,新生儿为 30～60 mL,1～3 个月为 90～150 mL,1 岁时为 250～300 mL,5 岁时为 700～850 mL。胃排空时间,因食物种类不同而异,水为 1.5～2 h,母乳为 2～3 h,牛乳为 3～4 h。早产儿胃内容物的排空慢,易发生胃潴留。

（四）肠

小儿肠管相对较长,为身长的 5～7 倍（成人为 4.5 倍）,肠黏膜血管丰富,有利于消化和吸收。肠壁薄,通透性高,屏障功能差,肠道内细菌或毒素等易经肠黏膜进入体内,可引起全身感染或变态反应性疾病。婴幼儿肠系膜相对较长且柔软,黏膜下组织松弛,肌层发育差,结肠无明显的结肠带与肠脂垂,升结肠与后壁固定差,活动度大,易患肠套叠和肠扭转。直肠相对较长,黏膜和黏膜下层固定性差,肌层发育不良,易发生脱肛。

活动 2 小儿消化功能、肠道细菌及粪便特点认知

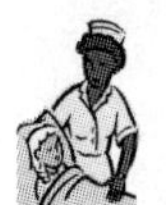

活动引入

问题：

1. 为什么小儿不易发生肝硬化而易发生肝大?
2. 你知道吗,3 个月以前的小儿为什么不宜喂淀粉类食物吗?
3. 母乳喂养儿与人工喂养儿肠道菌群有什么不同? 为什么?
4. 你知道健康小儿的粪便是什么样的吗?

（一）肝

小儿肝相对较大,婴幼儿在右肋下 1～2 cm 可触及,质地柔软,无压痛,6 岁以后则不能触及。小儿肝血管丰富,肝结缔组织发育较差,肝细胞再生能力强,不易发生肝硬化。小儿肝功能发育不完善,解毒能力差,易受各种不利因素影响,如缺氧、感染、中毒、心力衰竭等均可使肝细胞发生肿胀、脂肪浸润、变性、坏死、纤维增生而肿大,影响其正常生理功能。婴儿期胆汁分泌较少,对脂肪的消化、吸收功能较差。

（二）胰腺

3～4 个月以前的婴儿胰淀粉酶含量少、活性低,唾液淀粉酶量也较少,故 3～4 个月以前婴儿不宜哺喂淀粉类食物。新生儿及婴幼儿胰脂肪酶和蛋白酶的活性均较低,对脂肪和蛋白质消化、吸收都不够完善,易引起消化不良。

（三）肠道细菌

胎儿消化道内无细菌,出生后数小时细菌经口、鼻侵入至肠道,主要分布在结肠和直肠。肠道菌群受食物成分影响,单纯母乳喂养儿肠道内以双歧杆菌为主;人工喂养儿

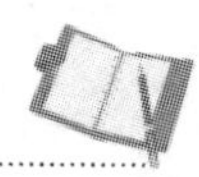

或混合喂养儿肠道内以大肠杆菌为主。婴幼儿肠道内正常菌群弱,易受内外界因素影响而导致菌群失调,引起消化功能紊乱,发生腹泻。

(四)健康小儿粪便(表7-1)

表7-1　各类粪便特点

项目	胎粪	母乳喂养粪便	人工喂养粪便	混合喂养粪便
外观	墨绿色	黄色、金黄色	淡黄色或灰黄色	黄色
性状	黏稠	均匀糊状	较稠,多成形	软
气味	无臭味	不臭,呈酸性	较臭,中或碱性	较臭,接近成人
次数	出生后12 h内开始排便	2~4次/d	1~2次/d	1~2次/d

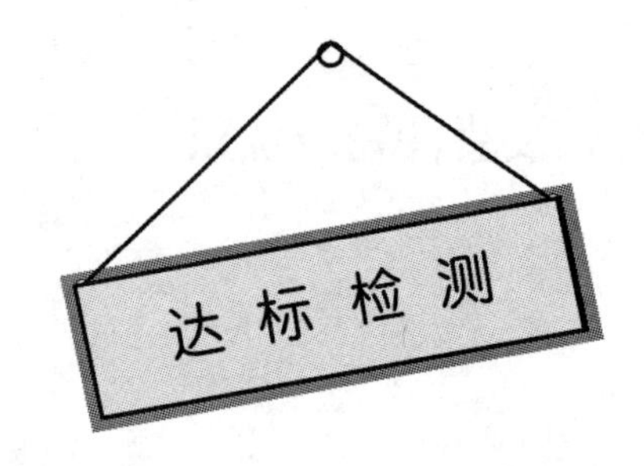

知识拷贝

【A1型题】

1. 小儿生理性流涎多发生在(　　)
   A. 3~4个月　　B. 5~6个月
   C. 6~7个月　　D. 8~9个月
   E. 10~11个月
2. 婴儿易发生溢乳的原因是(　　)
   A. 胃较垂直　　B. 贲门括约肌发育良好
   C. 常发生胃肠逆蠕动　　D. 胃排空时间短
   E. 幽门括约肌发育良好
3. 关于婴幼儿肠道的特点下列哪项正常(　　)
   A. 人工喂养者肠道内以致病性大肠杆菌为主
   B. 长度长、面积大
   C. 母乳喂养儿肠道内以双歧杆菌为主
   D. 肠系膜相对较长致脱肛发生较多　　E. 直肠较长易发生肠套叠
4. 胎粪的性状是(　　)
   A. 淡黄色、干　　B. 暗褐色、糊状

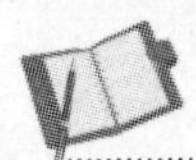

C. 陶土色、软膏状　　D. 金黄色、软膏状

E. 墨绿色、黏稠状

5. 关于婴幼儿肠道特点错误的是(　　)

A. 直肠相对较长,黏膜下层固定性差,易发生脱肛

B. 母乳喂养儿肠道内以双歧杆菌为主

C. 小儿肠系膜相对较长且柔软,活动度大,易患肠套叠和肠扭转

D. 人工喂养儿肠道内以乳酸杆菌为主

E. 肠黏膜血运丰富,有利于消化和吸收

6. 1 岁小儿胃容量为(　　)

A. 50 ~ 100 mL　　B. 100 ~ 150 mL

C. 150 ~ 200 mL　　D. 250 ~ 300 mL

E. 200 ~ 250 mL

7. 牛乳在胃内排空的时间是(　　)

A. 1 ~ 1.5 h　　B. 1.5 ~ 2 h

C. 2 ~ 2.5 h　　D. 2.5 ~ 3 h

E. 3 ~ 4 h

8. 婴儿不宜喂淀粉类食物的月龄是(　　)

A. 3 个月以下　　B. 5 个月以下

C. 7 个月以下　　D. 8 个月以下

E. 9 个月以下

9. 关于小儿肝描述正确的是(　　)

A. 解毒功能比较好　　B. 结缔组织发育差易发生肝硬化

C. 肝细胞再生能力强,心力衰竭时肝细胞不易发生肿胀

D. 婴幼儿肝右肋下可触及 1 ~ 2 cm

E. 婴儿对脂肪的消化、吸收功能较好

任务二　口炎认知

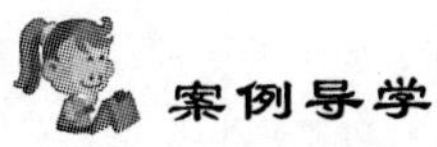

东东,2 岁,以发热伴拒食、流涎,哭闹 2 d 就医。查体:体温 39.7 ℃,急性病容,精神差。口腔颊黏膜、牙龈见单个小水疱,周围有红晕,部分水疱破溃形成小溃疡,颌下淋巴结肿大,有压痛。血常规示白细胞总数 8×10^9/L,中性粒细胞 35%,淋巴细胞 70%。

医生诊断为口炎(图 7-1、图 7-2)。

案例思考:

1. 如何评估东东当前状况?

2. 东东当前有哪些健康问题需要解决?请列出东东的首优护理问题?

3. 请运用所学知识对社区、家庭进行卫生宣教工作？

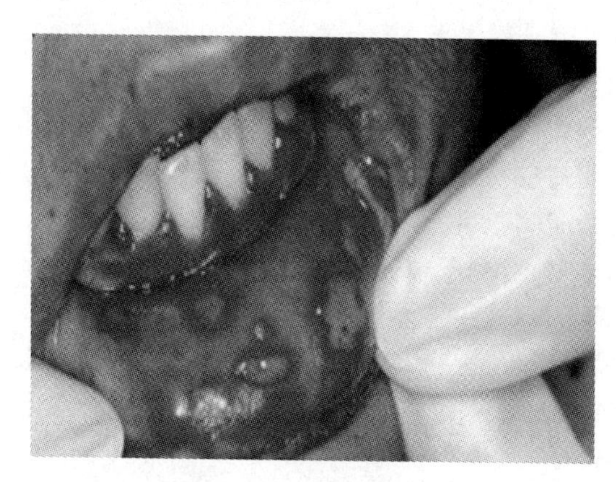

图 7-1　口炎图片(1)

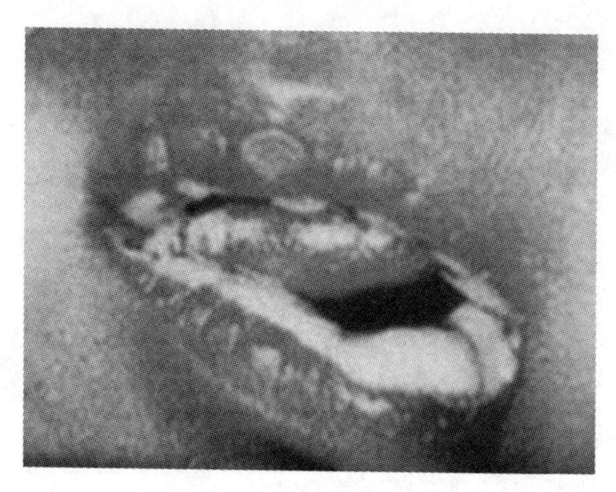

图 7-2　口炎图片(2)

活动 1　疾病知识认知

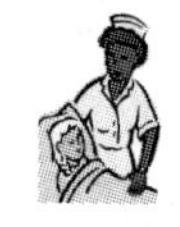

活动引入

问题：

1. 何谓口炎？引起口炎常见的病原体有哪些？
2. 三种常见口炎的临床表现有什么不同？口腔清洗液及局部用药有什么不同？
3. 如何预防口炎？

口炎是指由各种原因引起的口腔黏膜的炎症，如病变仅局限于舌、齿龈或口角，可称为舌炎、齿龈炎或口角炎。多见于婴幼儿，可单独发病，或继发于急性感染、营养不良、维生素 B_2 缺乏等全身性疾病。临床以口腔黏膜破损、疼痛、流涎及发热为特点。

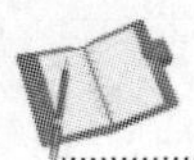

【常见口炎】

鹅口疮(又称雪口病)、疱疹性口炎、溃疡性口炎的区别(表7-2)。

表7-2　三种常见口炎区别

项目	鹅口疮	溃疡性口炎	疱疹性口炎
致病菌	白色念珠菌	链球菌,金黄色葡萄球菌、肺炎链球菌	单纯疱疹病毒
易感者	新生儿、营养不良、腹泻、长期使用广谱抗生素或激素的患儿	婴幼儿、机体抵抗力降低、口腔不洁	1~3岁小儿多见
病因及诱因	常继发于营养不良,长期应用广谱抗生素或糖皮质激素	常发生于急性感染、长期腹泻等	常继发于卫生条件差的家庭及托幼机构。传染性强,可引起小流行
局部表现	口腔黏膜表面覆盖白色点片状乳凝块样物,略高于黏膜表面,粗糙,不易擦去,强行拭之,局部黏膜潮红、渗血	口腔黏膜充血、水肿,继而形成溃疡,散在或融合成片,边缘清楚,表面有较厚的纤维素性渗出物,形成灰白色或黄白色假膜,易拭去而遗流溢的血糜烂	齿龈红肿、口腔黏膜散在的小水疱,周围有红晕,破溃成溃疡,表面覆盖少量黄白色纤维素性渗出物,病程1~2周
全身表现	无全身症状,不疼痛、不流涎	局部疼痛(拒食、流涎、哭闹、烦躁)、发热(38~40 ℃),伴有颌下淋巴结肿大	
辅助检查	取白膜少许涂片,加10%氢氧化钠一滴,镜下可见真菌的菌丝和孢子	白细胞总数及中性粒细胞增高	白细胞总数正常或降低
口腔清洗液	哺乳前后用2%碳酸氢钠溶液清洁口腔	3%的过氧化氢溶液或1%利凡诺溶液	
局部用药	局部涂10万~20万U/mL制霉菌素鱼肝油混合溶液,2~3次/d	①锡类散、2.5%~5%金霉素鱼肝油;②疼痛严重者可在饭前用2%利多卡因涂抹局部;③疱疹性口炎可以用疱疹净	
全身治疗	①病因治疗:治疗全身性疾病;②控制感染:严重者全身用药,但鹅口疮可口服微生态制剂;③对症治疗:体温>38.5 ℃时采用物理降温或给予药物降温;④支持治疗:注意水及营养的补充		

活动2　口炎患儿的入院评估

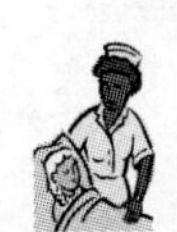

活动引入

1. **情景:**

东东,2岁,以发热,伴拒食、流涎,哭闹2 d就医。

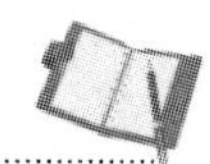

2. 问题：

(1)如何对东东进行健康史评估？

(2)东东的身体状况发生了什么变化？

【护理评估】

1. 健康史评估要点

(1)询问拒食、烦躁、发热等症状出现的时间、诱发因素。

(2)注意询问有无饮食过热、过硬或不适当的擦拭口腔致使口腔黏膜损伤史。

(3)有无与口腔炎患儿密切接触史。

(4)评估婴儿喂养方式、辅食添加情况与饮食卫生习惯，年长儿饮食习惯。

(5)了解患儿乳具、食具的消毒情况，是否注意口腔卫生。

(6)询问患儿有无进食哭闹或拒乳现象及流涎情况。

(7)询问患儿有无营养不良、长期腹泻、急性感染等疾病史，是否有长期使用广谱抗生素、糖皮质激素史。

2. 身体状况评估要点

(1)测量体温，观察患儿精神状态、哺乳情况。

(2)评估口腔黏膜局部表现，如颊黏膜、齿龈、舌、上腭等处有无红肿、疱疹、溃疡或白膜，了解病变损伤的范围、形态。

(3)了解患儿有无因疼痛而哭闹、烦躁、拒食、流涎等表现。

(4)检查颌下淋巴结有无肿大。

活动3　口炎患儿的住院护理

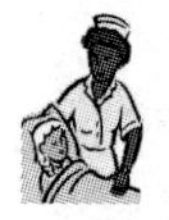

活动引入

经过对东东的入院评估：

1. 你发现东东当前有哪些护理问题需要解决？请提出护理诊断、列出首优问题？

2. 针对东东的护理问题，请你为东东制订一份合理的护理计划。

【护理诊断】

口炎的护理诊断与相关因素见表7-3。

表7-3　口炎的护理诊断与相关因素

护理诊断	相关因素
1. 口腔黏膜改变	与护理不当、口腔不洁、感染有关
2. 疼痛	与口腔黏膜炎症有关
3. 体温过高	与感染有关

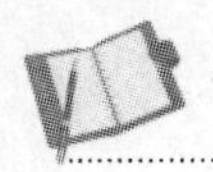

【护理措施】

1. 保持口腔清洁

(1)鼓励患儿多饮水以清洁口腔，如进食后漱口，减少口腔细菌繁殖。

(2)鹅口疮患儿在哺乳前后用2%碳酸氢钠溶液清洗口腔，以哺乳后1 h为宜。

(3)溃疡面用3%过氧化氢溶液或0.1%利凡诺溶液清洗口腔，较大儿童可用含漱剂。

2. 正确涂药

(1)局部用药　①鹅口疮：局部涂抹10万~20万U/mL制霉菌素鱼肝油混悬液，每日2~3次；②疱疹性口炎及溃疡性口炎局部涂抹2.5%~5%金霉素鱼肝油，每日2~3次，亦可用西瓜霜、锡类散或冰硼散涂患处。

(2)涂药方法　涂药前先将无菌纱布或干棉球放在颊黏膜腮腺管口处或舌系带两侧，以隔断唾液，再用干棉球将病变部黏膜表面吸干后涂药(应用棉签在溃疡面上滚动式涂药)。涂药后嘱患儿闭口10 min，然后取出纱布或棉球，不可立即漱口、饮水或进食。

3. 饮食护理

(1)补充足够的营养和液体，以高能量、高蛋白、富含维生素的温凉流质或半流质饮食为宜，同时避免摄入刺激性食物。

(2)对不能进食者，应给予肠道外营养，以确保能量与水分供给。

4. 对症护理

(1)维持正常体温　注意测量体温，体温超过38.5 ℃时，给予松解衣服、温水擦浴、置冰袋(新生儿及婴儿不用)等物理降温，遵医嘱使用退热剂。

(2)止痛　因疼痛影响进食者，遵医嘱在进食前可用2%利多卡因涂抹局部。

(3)皮肤护理　对流涎患儿，及时清除流出物，保持皮肤干燥、清洁，避免引起皮肤湿疹及糜烂。

5. 防止交叉感染　为患儿进行口腔护理前后要洗手；患儿的乳具、餐具、玩具、毛巾等要及时消毒。乳母要注意个人卫生，内衣要及时更换清洗，防止继发感染及交叉感染；鹅口疮患儿使用过的奶瓶、水瓶及奶头应放于5%碳酸氢钠溶液中浸泡30 min后用清水洗净再煮沸消毒；疱疹性口炎患儿应与健康儿进行隔离，以防传染。

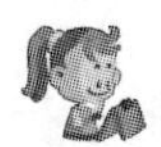

健康教育

情景：

经过你们的细心护理东东已经痊愈，可以出院了。妈妈问护士宝宝回家以后应该注意什么？请你为其进行健康指导。

1. 向家长讲解口炎发生的原因、影响因素，避免粗暴擦伤口腔黏膜。

2. 指导食具专用，告知做好清洁消毒的重要性。鹅口疮患儿使用过的奶瓶、水瓶及奶头应放于5%碳酸氢钠溶液中浸泡30 min后用清水洗净再煮沸消毒。

3. 纠正患儿吮指、不刷牙等不良习惯，保持口腔清洁，如每次喂奶或进食后漱口；口

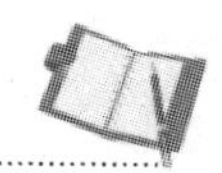

唇干燥时,可以涂少许甘油、油膏或食用油,防止干裂、糜烂。

4. 宣传均衡营养科学喂养,避免挑食、偏食,培养良好的饮食习惯。

5. 疱疹性口炎传染性较强,应注意隔离,以防传播。

6. 给家属讲解并示范口炎发生后饮食及局部涂药的护理方法。

7. 提高抗病能力,增强体质,避免营养不良及维生素缺乏。当小儿患急性感染、腹泻等疾病时应适当补充维生素 C 和 B 族维生素。

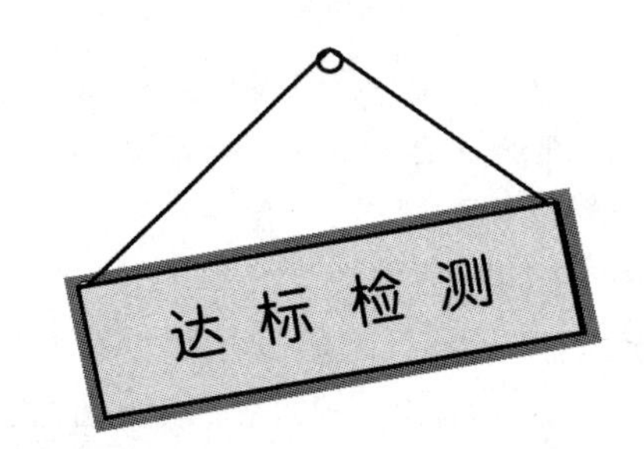

知识拷贝

【A1 型题】

1. 疱疹性口腔炎的病原体是(　　)
   A. 腺病毒　　B. 白色念珠菌
   C. 单纯疱疹病毒　　D. 链球菌
   E. 金黄色葡萄球菌

2. 溃疡性口腔炎最常见的病原体是(　　)
   A. 金黄色葡萄球菌　　B. 腺病毒
   C. 白色念珠菌　　D. 链球菌
   E. 单纯疱疹病毒

3. 鹅口疮的临床特点的是局部口腔黏膜出现(　　)
   A. 红肿　　B. 透明小水疱
   C. 浅表溃疡　　D. 白色凝乳块状物附着
   E. 火山口样溃疡

4. 疱疹性口炎与鹅口疮的共同点是(　　)
   A. 淋巴结肿大　　B. 疼痛、流涎
   C. 进食困难　　D. 发热
   E. 口腔黏膜损伤

5. 有关口炎患儿护理错误的是(　　)
   A. 宜进食高热能、高维生素、高蛋白饮食
   B. 乳具、餐具、玩具、毛巾等要及时消毒
   C. 在进食前可常规用 2% 利多卡因涂抹局部
   D. 局部涂药后嘱患儿闭口 10 min
   E. 乳母要注意个人卫生

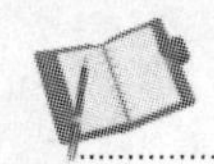

6. 需要和健康小儿隔离的口炎是(　　)

A. 口腔刺破　　B. 鹅口疮

C. 溃疡性口炎　　D. 口腔烫伤

E. 疱疹性口炎

【A2 型题】

7. 患儿 10 个月,以发热、哭闹、拒食、流涎 2 d 入院。检查:体温 39.2 ℃,口唇和颊黏膜上有多个溃疡,表面覆盖黄白色渗出物,周围有红晕。血常规示,白细胞总数 9×10^9/L,中性粒细胞 30%,淋巴细胞 70%。该患儿可能是(　　)

A. 疱疹性咽峡炎　　B. 鹅口疮

C. 溃疡性口炎　　D. 单纯性口炎

E. 疱疹性口炎

8. 患儿,1 岁,以发热,伴拒食、流涎 2 d 就医。查体:体温 39.7 ℃,口腔颊黏膜见多个小水疱,周围有红晕,部分水疱破溃形成小溃疡。医生诊断为疱疹性口炎。健康指导正确的是(　　)

A. 该口炎的病原体是柯萨奇病毒　　B. 清洗口腔可以用 2% 碳酸氢钠溶液

C. 疼痛严重影响进食者,饭前可用 2% 利多卡因涂抹患处

D. 疱疹性口炎不传染,不需要隔离

E. 局部用药后立即漱口

9. 患儿,1 岁,1 d 前发热,哭闹不止,就医后确诊为疱疹性口腔炎。该病的临床特征是口腔黏膜处早期有(　　)

A. 易破溃的小水疱　　B. 溢血创面

C. 充血水肿　　D. 大溃疡

E. 白色乳凝块状物

知识应用

1. 小儿常见口炎的临床表现及治疗有何异同?

2. 简述鹅口疮患儿的护理措施。

3. 如何预防小儿口炎?

4. 案例:宝宝,2 岁,2 d 前发热,体温 39.8 ℃,伴拒食、流涎,哭闹。查体:体温 39.7 ℃,急性病容,精神差。口角皮肤见疱疹,口腔颊黏膜、牙龈、舌可见单个小水疱,周围有红晕,部分水疱破溃形成小溃疡;颌下淋巴结肿大,有压痛。白细胞总数 8×10^9/L,中性粒细胞 35%,淋巴细胞 70%。

思考问题:

(1) 宝宝可能是什么病?

(2) 如何评估宝宝当前状况,宝宝的身体状况发生了什么变化?

(3) 宝宝存在哪些护理问题?

(4) 针对宝宝的护理问题制订一份合理的护理计划。

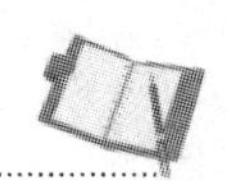

任务三　小儿腹泻认知

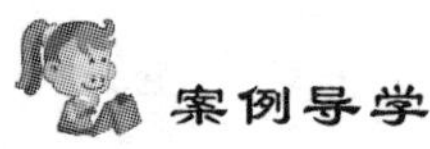

东东，11 个月，以呕吐腹泻 2 d，伴无尿 5 h 入院。查体：体温 38 ℃，脉搏 140 次/min、呼吸 38 次/min、体重 7.9 kg，前囟、眼窝明显凹陷，口唇极干燥呈樱桃红，皮肤弹性极差，四肢冷，脉细弱，皮肤有花纹，腹平软，肠鸣音活跃。心、肺无异常。腹软，肝脾肋下未触及，肠鸣音活跃。血钠 125 mmol/L，CO_2 CP 10 mmol/L，血钾 3.85 mmol/L。医生诊断为婴儿腹泻。

案例思考：

1. 如何评估东东的当前状况？

2. 东东当前有哪些健康问题需要解决？请列出东东的首优护理问题并制订护理计划。

活动1　疾病知识认知

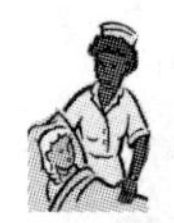

问题：

1. 小儿腹泻常见的病原体有哪些？

2. 为什么东东会出现前囟、眼窝凹陷，口唇干燥呈樱桃红，皮肤弹性差，四肢冷等表现？

小儿腹泻又称腹泻病，是一组由多因素引起的以呕吐、大便次数增多和性状改变为特点的消化道综合征。

【病因及发病机制】

1. 易感因素

(1)小儿消化系统发育不成熟，胃酸和消化酶分泌不足，消化酶活性较低，对食物的耐受性较差。

(2)婴儿生长发育快，所需营养物质相对较多，胃肠道负担重，易发生消化功能紊乱。

(3)机体防御功能较差，人工喂养因牛乳中缺乏分泌型 IgA(sIgA)、乳铁蛋白、溶菌酶等免疫活性物质，故人工喂养儿肠道感染的发生率明显高于母乳喂养儿。

(4)新生儿肠道菌群尚未完全建立，对致病菌的拮抗作用差，或因使用广谱抗生素引起肠道菌群失调，对致病菌的拮抗作用降低，均易患肠道感染。

2. 病因分类特点(表 7-4)

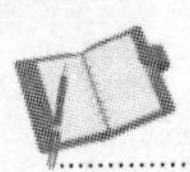
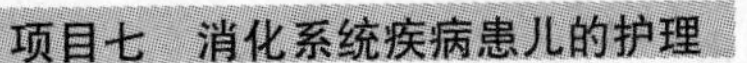

表 7-4　小儿腹泻病因分类特点

项目	感染性腹泻				非感染性腹泻	
	肠道内感染(病原经粪-口途径感染)			肠道外感染	饮食因素	气候因素
	病毒性肠炎	产毒性肠炎	侵袭性肠炎			
病因	各种病毒,以轮状病毒为主	各种产毒性细菌,以产毒性大肠杆菌为主	各种侵袭性细菌,以侵袭性大肠杆菌为主	如上呼吸道感染、肺炎、泌尿系感染疾病时,病原体毒素所致	喂养不当食物质和量不合理	天气过热导致消化酶分泌减少或腹部受冷肠蠕动亢进
临床特点	脱水和电解质紊乱	脱水和电解质紊乱	全身中毒症状重	以胃肠道症状为主,无水和电解质紊乱及全身中毒症状		
大便特点	水样或蛋花汤样便	蛋花汤样或水样便	黏液脓血便	量少,黄、绿色稀便或蛋花汤样,有泡沫,伴有不消化食物		
腹泻类型	重型腹泻			轻型腹泻		

3. 发病机制

(1)非感染性腹泻　当饮食过量或食物成分不恰当时,食物不能充分消化吸收,积滞于小肠上部,使肠腔内酸度减低,导致肠道下部细菌上移和繁殖,发生内源性感染。细菌分解食物使之发酵、腐败,产生有机酸(乙酸、乳酸等)增加了肠腔渗透压,影响水的吸收,使肠腔内水分增多,腐败产生的毒性产物(如胺类)刺激肠壁,使肠蠕动增加,引起腹泻。

(2)感染性腹泻

1)病毒性肠炎　轮状病毒感染时,侵犯小肠黏膜上皮细胞,使之变性坏死,绒毛变短脱落,以至于小肠黏膜回吸收水分和电解质能力受损而引起腹泻。同时,发生病变的肠黏膜细胞分泌双糖酶不足且活性降低,导致乳糖消化不全,被细菌分解产生有机酸,增加了肠腔内渗透压,使水分进入肠腔加重腹泻。

2)肠毒素性肠炎　各种产生肠毒素的细菌(如产毒性大肠杆菌)感染肠道后,黏附在肠黏液膜表面产生不耐热和耐热两种肠毒素,毒素与小肠黏膜上皮细胞膜上的受体结合,抑制肠黏膜对钠、水的吸收,同时小肠分泌增多,致使小肠液量增多,超过结肠吸收限度,发生大量水样便,导致脱水和电解质紊乱。

3)侵袭性肠炎　各种侵袭性细菌(包括侵袭性大肠杆菌、空肠弯曲菌、金黄色葡萄球菌等)感染肠道时,可直接侵袭小肠和结肠壁,致使黏膜充血、水肿、炎性细胞浸润,并发生溃疡和渗出等病变,排出黏液脓血便。由于结肠不能充分吸收从小肠进入结肠的液体,同时某些细菌还会产生肠毒素,亦可发生水样便。

【临床表现】

1. 轻型腹泻　多由饮食、气候因素或肠道外感染引起,以胃肠道症状为主。主要表现是食欲减退、恶心、呕吐,大便每日多在 10 次以下,呈黄色或黄绿色,稀糊状或蛋花汤样便,内有奶瓣,少量黏液。无水、电解质紊乱、酸碱平衡失调及全身中毒症状。

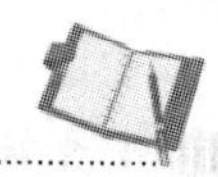

2. 重型腹泻　多由肠道内感染所致或由轻型腹泻发展而来。

(1)胃肠道症状　腹泻频繁,每日 10 次以上,呈黄绿色水样或蛋花汤样便,有少量黏液,侵袭性细菌感染大便呈黏液脓血便。常伴有食欲低下、呕吐、腹痛、腹胀、臀红。

(2)全身中毒症状　发热、烦躁、精神萎靡、嗜睡甚至昏迷、休克等。

(3)脱水　由于呕吐、腹泻丢失体液过多,加之水分摄入不足,导致不同程度的脱水,使体液总量尤其是细胞外液减少,同时可伴有钠、钾和其他电解质丢失。体液减少的量用脱水程度表示,丢失水与电解质的比例用脱水性质表示。

1)脱水程度　指患病以来累积的体液损失量,临床上根据体液损失量的不同,将脱水分为轻、中、重三度(表 7-5)。

表 7-5　三度不同程度脱水的临床表现

项目	轻度	中度	重度
失水量占体重比例	<5%	5% ~ 10%	>10%
累积损失量(mL/kg)	30 ~ 50	50 ~ 100	100 ~ 120
精神状态	稍差	萎靡、烦躁不安	极度萎靡、昏睡、昏迷
皮肤弹性	稍差	差	极差(图 7-4)
前囟、眼窝凹陷	轻	明显	深度凹陷、闭目露睛(图 7-5)
哭时眼泪	有泪	减少	无泪
口腔黏膜	稍干燥	干燥	极干燥
周围循环衰竭(休克表现)	无(四肢温暖)	不明显(四肢稍凉、脉搏稍快、血压稍下降)	明显(四肢厥冷、皮肤发绀有花纹、血压下降)
尿量	稍减少	明显减少	极少或无尿
代谢性酸中毒	不明显	明显	严重

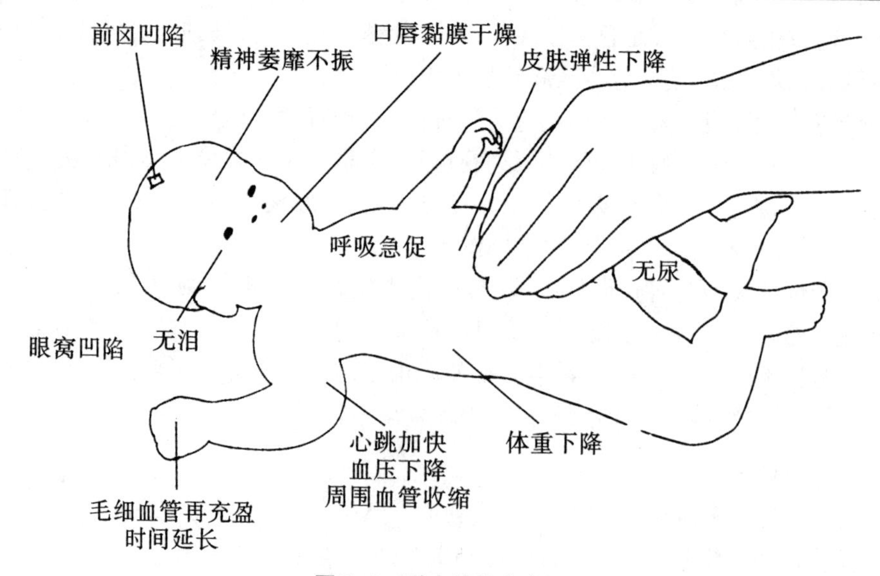

图 7-3　脱水的临床表现

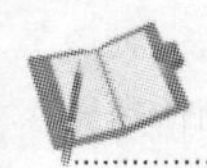

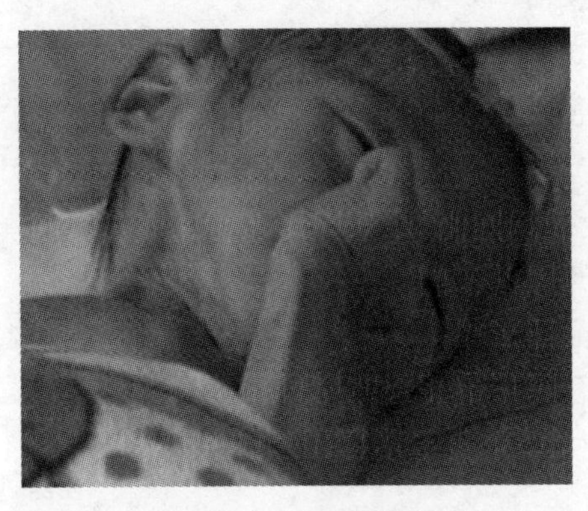

图 7-4　皮肤弹性差

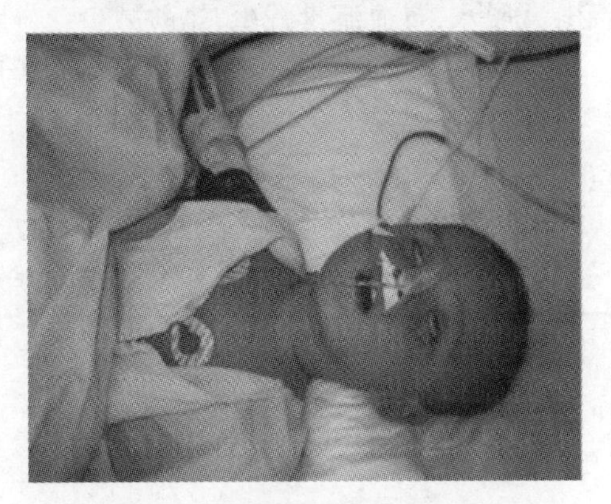

图 7-5　眼窝凹陷、眼不能闭合

2)脱水性质　指现存体液渗透压的改变。由于腹泻时水和电解质二者丢失比例不同,造成体液渗透压的改变,导致不同性质脱水。临床上根据水与血钠丢失比例不同,分为低渗性脱水、等渗性脱水和高渗性脱水三种(表 7-6)。临床上以等渗性脱水最常见,其次是低渗性脱水,最少见的是高渗性脱水。

表 7-6　三种不同性质脱水的临床表现

项目	低渗性脱水	等渗性脱水	高渗性脱水
水和钠丢失情况	失钠>失水	失钠=失水	失钠<失水
血清钠(mmol/L)	<130	130～150	>150
水的转移	由细胞外移向细胞内	动态平衡	由细胞内移向细胞外
细胞外液	明显减少	减少	稍减少
细胞内液	增多	接近正常	减少
皮肤弹性	极差	差	尚可
周围循环障碍	出现早,而且重较早发生休克	随脱水程度	不明显
血压	明显下降	下降	正常或稍低
口渴程度	不明显	明显	极渴
神经系统症状	脑细胞水肿:嗜睡、昏迷	萎靡	脑细胞皱缩:烦躁、易激惹、惊厥

(4)代谢性酸中毒　是因代谢紊乱,使血浆中[HCO_3^-]的量减少或[H^+]浓度增高引起的酸碱平衡紊乱。

1)病因　①腹泻时丢失大量碱性肠液;②进食少,热量摄入不足,脂肪分解过多,产生大量酮体;③血容量减少,血液浓缩,血流缓慢,组织缺氧,无氧酵解增多,大量乳酸

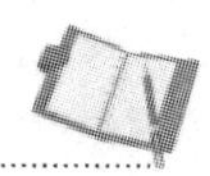

堆积；④脱水，肾血流量减少，排酸减少，酸性代谢产物堆积。

2）临床表现　中、重度脱水伴有不同程度的酸中毒。临床根据血[HCO_3^-]（正常值 22～27 mmol/L）或二氧化碳结合力（CO_2CP）测定值的不同将酸中毒分为轻、中、重三度（表7-7）。

表7-7　不同程度酸中毒的临床表现

项目	轻度	中度	重度
HCO_3^-（mmol/L）（CO_2CP）	13～18	9～13	<9
精神状态	正常	烦躁或萎靡	昏睡或昏迷
口唇颜色	正常	樱桃红	暗红或紫红
呼吸改变	稍快	深而快	不规则

（5）低钾血症　当血清钾<3.5 mmol/L时称低钾血症。

1）病因　低血钾的原因为吐泻丢失过多以及摄入不足；而肾保钾功能比保钠差，在缺钾时仍有一定量的钾继续排出。低钾血症状多在脱水与酸中毒纠正后，尿量增多时出现。

2）临床表现　主要表现为神经、肌肉兴奋性降低，如精神萎靡，肌张力减低，腹胀、肠蠕动减弱或消失，腱反射减弱或消失。低钾对心脏的影响表现为心率增快、心音低钝、心律失常，心电图显示T波增宽、低平或倒置，Q-T间期延长，ST段下降，出现U波（图7-6）。

（6）低钙血症、低镁血症　腹泻持久，原有佝偻病或营养不良患儿，当酸中毒纠正后，血清结合钙增多，离子钙减少，可出现低血钙症状。低镁血症一般在低钠、低钾、低钙纠正后出现。低血钙或低血镁时神经肌肉兴奋性增高，表现为手足抽搐、惊厥（图7-7）。

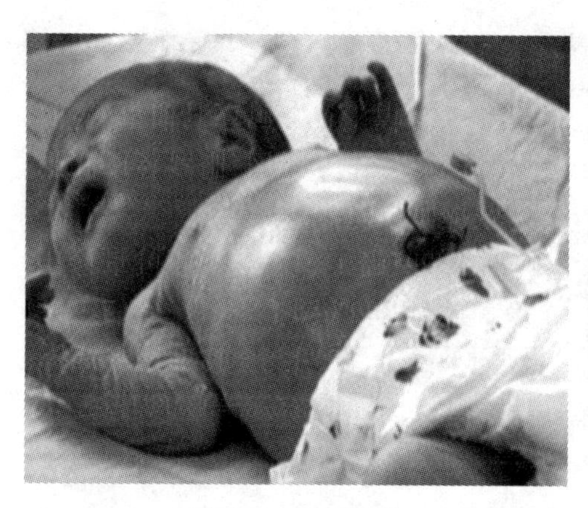

图7-6　低钾腹胀

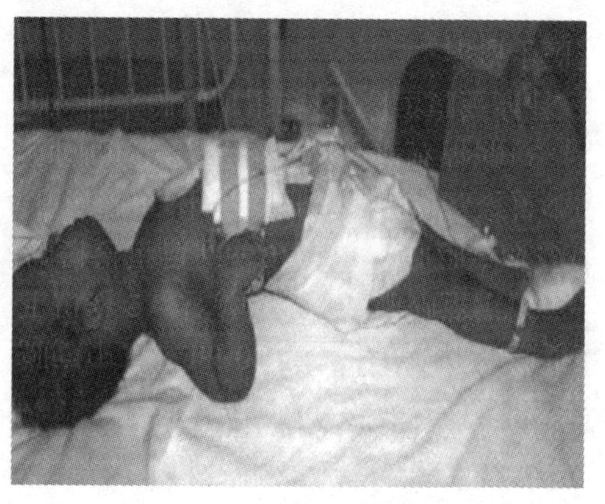

图7-7　低钙血症抽搐表现

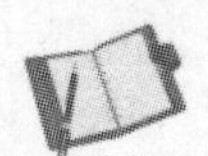
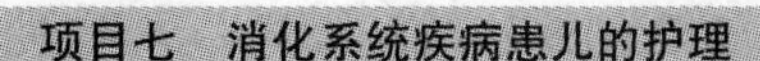

3. 迁延性腹泻和慢性腹泻　迁延性腹泻和慢性腹泻多与营养不良和急性期治疗不彻底有关，以人工喂养儿、营养不良儿多见。表现为腹泻迁延不愈，病情反复，大便次数和性质极不稳定。严重时可发生水电解质紊乱。

4. 生理性腹泻　多见于6个月以内纯母乳喂养儿，外观虚胖，常有湿疹，生后不久出现腹泻，除大便次数增多外，无其他症状，食欲好，不影响生长发育，添加辅食后，大便转正常。

5. 常见不同病原体所致腹泻的临床特点（表7-8）

表7-8　不同病原菌所致腹泻特点

项目	发病特点	临床表现	大便性状	大便镜检
轮状病毒肠炎	于秋冬季节，又称“秋季腹泻”，多见于6个月~2岁的婴幼儿	伴有上呼吸道感染症状，呕吐先于腹泻，常出现水及电解质紊乱	黄色、淡黄色水样便或蛋花汤样便，无腥臭味	有少量白细胞
致病性大肠杆菌肠炎	每年的5~8月份，气温较高季节又称“夏季腹泻”	可发生水和电解质紊乱	呈黄绿色蛋花汤样，有腥臭味和较多黏液	有少量白细胞
产毒性大肠杆菌肠炎	常发生于夏季	可伴发热、脱水、电解质紊乱、酸中毒	蛋花汤样或水样，含有黏液	无白细胞
侵袭性大肠杆菌肠炎	常发生于夏季	高热，腹痛、里急后重，全身中毒症状和休克	呈黏液脓血便，有腥臭味	可见大量白细胞、红细胞、脓细胞
出血性大肠杆菌肠炎	常发生于夏季	伴痉挛性腹痛，可低热或无热	由水样便转为血性便，有特殊臭味	有大量红细胞、白细胞
金黄色葡萄球菌性肠炎	继发于使用大量抗生素后	发热、脱水、电解质紊乱、酸中毒，甚至休克等	黄色或暗绿色海水样大便，黏液较多，有腥臭味	有大量脓细胞
真菌性肠炎	白色念珠菌感染所致	常伴鹅口疮或肛周炎	黄色稀便，泡沫较多含黏液，有时可见豆腐渣样细块	可见真菌孢子和菌丝

【辅助检查】

1. 血常规检查

（1）白细胞总数增多及中性粒细胞增多，提示细菌感染。

（2）白细胞总数正常或稍低，提示病毒感染。

（3）嗜酸粒细胞增多，提示寄生虫感染或过敏性病变。

2. 粪便检查　可以判断病因、明确病原。

（1）常规　镜检无或偶见白细胞者，提示侵袭性细菌以外原因引起；有大量的白细

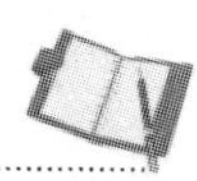

胞者,常由各种侵袭性细菌感染引起;有大量的脂肪滴者多为非感染等因素所致。

(2)培养 细菌培养有助于明确病原体。

(3)涂片 发现念珠菌孢子及假菌丝有助于真菌性肠炎诊断。

(4)病毒学检查 有助病毒性肠炎诊断。

3. 血液生化检查

(1)血液中电解质测定 血钠可提示脱水性质,血钾浓度可以反映体内缺钾程度。必要时查血钙和血镁。

(2)血气分析 根据二氧化碳结合力或 HCO_3^- 可以进一步了解患儿有无酸中毒及程度。

【治疗概述】

调整饮食、减少胃肠道负担,预防和纠正脱水,合理用药,控制感染,加强护理,预防并发症的发生。

1. 调整饮食 腹泻期间强调继续进食,以满足生理需要,补充疾病消耗,缩短病程,促进恢复(参见护理措施)。

2. 纠正水和电解质紊乱

(1)口服补液 用于预防脱水及纠正轻、中度脱水无明显的呕吐和腹胀者。

(2)静脉补液 用于中、重度脱水或吐泻频繁或腹胀者。

3. 控制感染

(1)病毒性肠炎 为自限性疾病,仅用饮食疗法和支持疗法常可痊愈,一般无须用抗生素,应合理使用液体疗法,选用微生态疗法和肠黏膜保护剂。

(2)细菌性肠炎 可选用氨基糖苷类、第三代头孢菌素及氧头孢烯类(如头孢噻肟、头孢唑肟、头孢曲松钠等)。

(3)金黄色葡萄球菌 停用原抗生素,改用新型青霉素(如苯甲异噁唑青霉素,氯唑青霉素或双氯青霉素),万古霉素或用头孢菌素等。

(4)真菌 停用一切抗生素,采用制霉菌素、克霉唑,或选用氟康唑口服。

5. 肠黏膜保护剂 可以吸附病原体,保护肠黏膜,促进受损黏膜上皮细胞的再生和修复,如蒙脱石散剂(思密达)。

6. 肠道微生态疗法 微生态制剂适用于迁延性和慢性腹泻伴有明显菌群失调的患儿,有助于恢复肠道正常菌群的生态平衡,抑制病原菌定植和侵袭,控制腹泻。

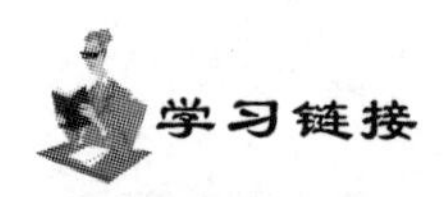

肠道微生态制剂

常用双歧杆菌制剂(丽珠肠乐也叫回春生),乳酸杆菌制剂(如妈咪爱、乐托尔、乳酶生素片等),双歧杆菌、乳酸杆菌、粪链球菌三联制剂(培菲康),促菌生为无毒蜡样芽孢杆菌制剂,整肠生为地衣芽孢杆菌制剂。

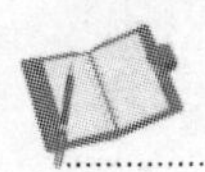

活动2　腹泻患儿的入院评估

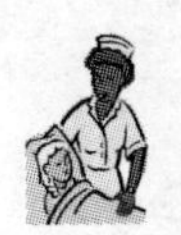

活动引入

1. 情景：

东东，11 个月，以呕吐腹泻 2 d 伴无尿 5 h 入院治疗。

2. 问题：

(1)接诊东东时需要完成哪些工作任务？

(2)请你结合所学的知识为东东进行护理评估。

【护理评估】

1. 健康史评估要点

(1)注意询问腹泻发生的时间、诱发因素，大便的次数、性状与量。

(2)有无食欲减退、恶心、呕吐，是否发热及发热程度。

(3)评估患儿的喂养史，包括喂养方式、添加辅食或断奶方法是否得当，人工喂养乳品的调配浓度、喂哺的次数、量，有无过食或突然改变食物种类。

(4)有无不洁饮食史、食物过敏史。

(5)询问急性感染、营养不良、贫血等疾病史，有无天气变化受凉史，有无长期服用广谱抗生素、糖皮质激素史等。

2. 身体状况评估要点

(1)测量生命体征、体重。

(2)观察意识状态、尿量、大便性状及量。

(3)评估患儿有无前囟、眼窝凹陷，尿量减少，皮肤弹性差，血压下降等脱水表现，是否有精神萎靡不振、口唇樱红、呼吸深快、呼气有无丙酮气味等酸中毒表现，是否有腹胀、肌张力下降等低钾血症表现。

(4)检查肛周皮肤情况，了解肛周皮肤有无潮红、糜烂等。

活动3　腹泻患儿的住院护理

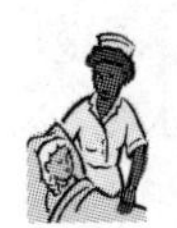

活动引入

经过你对东东的入院评估：

1. 你发现东东有哪些健康问题需要解决？请做出护理诊断、列出首优护理问题？

2. 针对东东的护理问题，制订一份合理的护理计划。

3. 在补液时，应注意观察哪些内容？

4. 若输液中东东突然出现烦躁不安、心率和呼吸加快，你知道东东的病情发生了什么变化？若第二天你巡视病房发现东东的眼肿了，你知道东东为什么会出现眼肿？

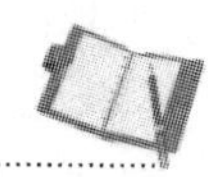

【护理诊断】

腹泻的护理诊断与相关因素见表7-9。

表7-9 腹泻的护理诊断与相关因素

护理诊断	相关因素
1. 排便异常:排便次数增多(腹泻)	与喂养不当、感染导致胃肠功能紊乱有关
2. 体液不足	与腹泻、呕吐丢失过多和摄入量不足有关
3. 有皮肤完整性受损的危险	与大便次数增多刺激臀部皮肤有关

【护理措施】

1. 排便异常(腹泻)的护理

(1)根据患儿病情,合理安排饮食,减轻胃肠道负担,恢复消化功能。

1)严重呕吐者暂禁食4~6 h(不禁水),母乳喂养儿除外,腹泻次数减少后,给予流质或半流质饮食,由少到多,由稀到稠,逐渐过渡到正常饮食。

2)母乳喂养儿可继续哺喂母乳,暂停辅食。

3)人工喂养儿可喂稀释的牛奶(牛奶加等量米汤稀释)、配方奶或暂停辅食。①6个月以内者可喂稀释的牛奶(牛奶加等量米汤稀释)、配方奶、脱脂乳或其他代乳品,暂停辅食;②6个月以上者用已习惯的饮食,暂停辅食。腹泻次数减少后,给予半流质饮食,由少到多,由稀到稠,逐渐过渡到正常饮食。

4)病毒性肠炎多因双糖酶(主要是乳糖酶)缺乏,不宜用蔗糖,暂停乳类,改用豆制代乳品或发酵奶喂养,以减轻腹泻,缩短病程。腹泻停止后,继续给予营养丰富的饮食,并每日加餐1次,共2周,以赶上正常生长。

(2)严格消毒隔离,防止感染传播,做好床边隔离。护理患儿前后认真洗手,防止交叉感染。

(3)观察记录粪便次数、颜色、性状及量,按医嘱及时采集标本送检,了解粪便常规、粪便培养等检查结果。

(4)按医嘱指导患儿合理用药,并注意观察药效和病情。

1)指导患儿正确使用肠黏膜保护剂和微生态疗法。如蒙脱石散剂(思密达)在两餐之间口服效果好。培菲康(双歧杆菌、乳酸杆菌、粪链球菌三联制剂)应放在冰箱冷藏保存保证疗效。

2)若患儿出现呼吸深快、精神萎靡,口唇樱红,提示有酸中毒,通知医生及时使用碱性溶液纠正。

3)若患儿出现精神萎靡,肌张力低下,腹胀、肠蠕动减弱或消失,腱反射减弱或消失,提示有低血钾存在,通知医生及时补充钾盐纠正。

2. 腹泻脱水的护理

(1)口服补液　用于预防脱水及纠正轻、中度脱水无明显的呕吐和腹胀者。

1)指导口服补液量　预防脱水一般按20~40 mL/kg服用,4~6 h内服完。纠正

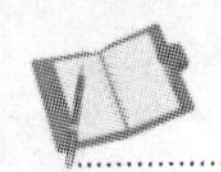

轻度脱水服用量为50～80 mL/kg，中度脱水为80～100 mL/kg，于8～12 h内补充。

2）示范喂服口服液的方法　2岁以下患儿每次喂给5 mL（约1小勺），1～2 min喂1次；如有呕吐应停止10 min后再慢慢喂服，每2～3 min喂1勺。年长儿可直接用杯子少量多次饮用。治疗过程中，可喂白开水，防止高钠血症的发生。

3）病情观察　要注意观察患儿呕吐、腹泻情况，观察尿量、前囟、眼窝及皮肤弹性等，补液至腹泻停止；如出现眼睑水肿，随时停止补液；病情不见缓解或有加重，及时联系医生诊治。

（2）静脉补液　对中度以上脱水，或呕吐严重、腹胀患儿，遵医嘱静脉补液。

1）输液前　注意事项：①按医嘱正确配制溶液，注意药物配伍禁忌，严格执行"三查七对"，向患儿家属解释静脉补液的重要性和护理中应该注意的问题，对不配合的患儿可酌情给予镇静剂或适当的使用约束法；②建立静脉通道，严格无菌操作，遵守操作流程。

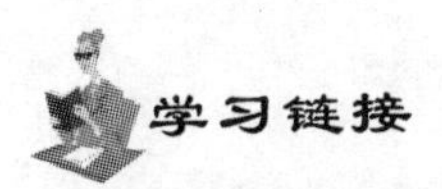

家庭配制口服补液盐（ORS液）

ORS液简易配方：食盐1.75 g（相当于1/2啤酒瓶盖）和20 g白糖（相当于一般小勺2小勺量）放入容器中，加入500 mL（相当于1啤酒瓶量）温开水或用米汤，充分搅匀后少量多次口服。

2）输液过程中注意的事项

▲按医嘱分批输入，补液中遵循"三定"（定量、定性、定速）、"三先"（先快后慢、先浓后淡、先盐后糖）、"三见"（见尿补钾、见酸补碱、见惊补钙）分阶段、分步骤补液的原则；密切观察患儿生命体征及输液反应，做到"四观"（观滴数，观局部有无红肿，观尿量；观眼泪和皮肤弹性、前囟及眼窝凹陷情况）。

▲严格控制输液速度，明确每小时输入液体量，计算出每分钟输液滴数（1 mL约15滴），注意防止输液速度过快或过慢。有条件者最好用输液泵，以便准确地控制输液速度。

▲注意观察输液管是否通畅，防止静脉针头或静脉留置管滑脱，避免局部渗漏红肿，保证补液顺利进行。

▲输液过程中如患儿出现寒战、发热等输液反应，及时报告医生，停止或更换输液，并遵医嘱用药治疗。

▲监测生命体征，严格观察病情变化。若患儿出现烦躁不安、心率及呼吸加快、肺部出现湿性啰音，应警惕是否输液过量或过速而致心力衰竭和肺水肿；若患儿出现四肢无力、腹胀、肠鸣音减弱等表现提示低血钾；若输液过程中患儿出现惊厥、震颤等表现提示低血钙、低血镁。

▲正确记录24 h出入量。观察静脉补液效果：若输液3～4 h，患儿开始排尿，提示血容量已恢复；若24 h后皮肤弹性恢复、前囟及眼窝凹陷消失，提示脱水已纠正；若24

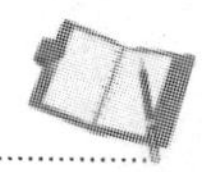

h后尿量增多脱水加重,提示输入液体张力偏低,应及时通知医生增加电解质溶液的输入;若24 h后出现眼睑水肿,提示输入液体张力偏高,应及时通知医生减少电解质溶液的输入。

3. 维持皮肤完整性

(1)选用柔软布类尿布,注意及时更换,避免使用不透气塑料布或橡皮布。

(2)每次便后用温水清洗臀部并吸干,保持会阴部及臀部皮肤干燥、清洁,检查肛周皮肤有无发红、破损。

(3)局部皮肤发红处涂以5%鞣酸软膏或40%氧化锌油并按摩片刻,促进局部血液循环。

(4)局部皮肤有溃疡、糜烂时,暴露或照射臀部。①在季节或室温条件允许的情况下,将臀部洗净后充分暴露于空气中或接受日光照射,每次10 ~20 min,每日2 ~3次,暴露时注意保暖;②若皮肤溃疡、糜烂时局部可用灯泡照射(灯泡功率25 ~40 W,距臀部的距离为35 ~45 cm),每次15 ~20 min,每日2 ~3次,以促进愈合。应专人护理,照射前局部不用药,避免烫伤。

(5)女婴应注意会阴部的清洁,预防上行性尿路感染。

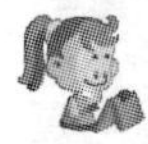

健康教育

情景:

经过你们的细心护理东东已经痊愈,可以出院了。妈妈问护士东东回家以后应该注意什么?请你为其进行健康指导。

1. 向家长解释腹泻的病因、潜在并发症以及相关的治疗措施。
2. 宣传母乳喂养的优点,指导合理喂养、按时添加辅食,防止过食及突然变动饮食结构。
3. 注意饮食卫生,食物新鲜、食具消毒,教育儿童饭前便后洗手,勤剪指甲。
4. 指导患儿家长配制和使用ORS溶液,强调应少量多次饮用,并同时饮水。
5. 适当户外活动,增强体质,注意天气变化,防止患儿受凉或过热。
6. 预防和及时治疗营养不良、佝偻病等营养性疾病。
7. 避免长期滥用广谱抗生素,以免造成肠道菌群失调。
8. 告诉家属消化道黏膜保护剂不能和其他药物同服,应在两次喂奶或两餐之间。

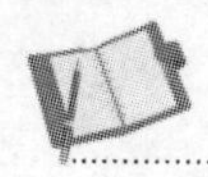

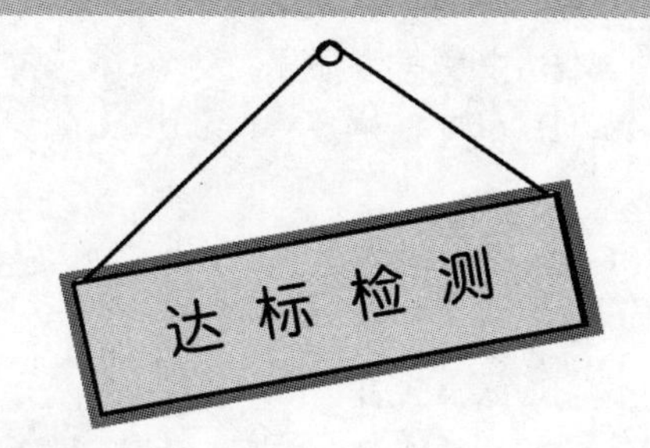

知识拷贝

【A1 型题】

1. 引起夏季婴幼儿腹泻最常见的细菌是(　　)
   A. 沙门菌　　B. 大肠杆菌
   C. 空肠弯曲菌　　D. 耶尔森菌
   E. 金黄色葡萄球菌
2. 引起婴幼儿秋季腹泻的病原体是(　　)
   A. 空肠弯曲菌　　B. 大肠杆菌
   C. 埃可病毒　　D. 轮状病毒
   E. 柯萨奇病毒
3. 轻型腹泻与重型腹泻的区别点是(　　)
   A. 大便次数　　B. 热度高低
   C. 病程长短　　D. 呕吐轻重
   E. 有无脱水、电解质及酸碱平衡紊乱
4. 腹泻伴严重呕吐患儿,可暂禁食(　　)
   A. 2 ~4 h　　B. 4 ~6 h
   C. 6 ~8 h　　D. 8 ~10 h
   E. 10 ~12 h

【A2 型题】

5. 患儿,7 个月,腹泻 3 d,大便每日 10 余次,大便呈黄绿色水样,最容易发生的酸碱紊乱是(　　)
   A. 混合型酸中毒　　B. 代谢性酸中毒
   C. 呼吸性酸中毒　　D. 代谢性碱中毒
   E. 呼吸性碱中毒
6. 男婴,4 个月,生后 2 个月出现腹泻,每日 5 ~6 次,稀黄含少量奶瓣,体重 6.5 kg,对其处理应为(　　)
   A. 使用止泻药物　　B. 暂禁食
   C. 做大便培养　　D. 使用抗生素
   E. 合理添加辅食
7. 患儿,10 个月,吐泻 1 周,精神萎靡,前囟眼窝明显凹陷,口渴,皮肤弹性差,尿量减少,四肢稍凉,血钠 125 mmol/L,考虑为(　　)

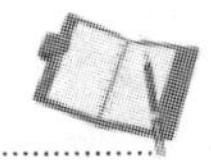

A. 轻度等渗脱水
B. 中度等渗脱水
C. 重度等渗脱水
D. 中度低渗脱水
E. 重度低渗脱水

8. 患儿,9 个月,腹泻 6 h,体温 37.5 ℃,肛周出现潮红,该患儿目前最主要的护理问题是(　　)

A. 皮肤完整性受损
B. 体温过高
C. 体液不足
D. 营养失调:低于机体需要量
E. 心输出量减少

【A3/A4 型题】

(9~11 题共用题干)患儿,7 个月。腹泻 3 d,大便每日 10 余次,蛋花汤样,无腥臭味,镜检偶见白细胞。呕吐每日 4~5 次。查体:精神萎靡,皮肤干燥,弹性差,前囟及眼窝明显凹陷,哭时泪少。血钠 132 mmol/L,血钾 4 mmol/L。

9. 该患儿腹泻的病原体最可能是(　　)

A. 痢疾杆菌
B. 轮状病毒
C. 产毒性大肠杆菌
D. 侵袭性大肠杆菌
E. 白色念珠菌

10. 该患儿诊断为婴儿腹泻合并(　　)

A. 轻度等渗脱水
B. 中度等渗脱水
C. 重度等渗脱水
D. 中度低渗脱水
E. 重度低渗脱水

11. 护理该患儿时,不应采取的措施是(　　)

A. 加强臀部护理
B. 腹胀时应注意有无低血钾
C. 详细记录出入水量
D. 早期应用止泻药物
E. 继续喂养,暂停辅食

知识应用

1. 如何区别三种不同程度的脱水?
2. 如何预防小儿腹泻和护理臀红?
3. 简述小儿腹泻的护理要点。

综合训练二　腹泻患儿的护理病例分析

【实践目的】

1. 能初步运用护理程序对腹泻患儿进行护理评估,提出护理诊断,并依据护理诊断制订护理措施,并能实施护理。

2. 通过实践锻炼、提高学生与患儿及家长的沟通能力,同时加强学生的责任心及对患儿同情、爱护和关心。

【实践方法】

1. 临床见习

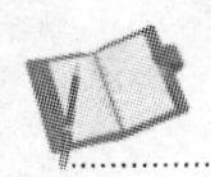

(1)实习地点:综合性医院儿科病房。

(2)实习方法:每5~10名学生1组,由带教老师带领到病房查看病人,边观察、边讲解,最后选择1名腹泻患儿作为护理对象,书写1份腹泻患儿的护理计划。

2.病例讨论

(1)地点:教室。

(2)方法:①由带教老师向学生展示1~2份较典型的腹泻患儿的简要病史,提出讨论的问题;②每5~10名学生一组进行讨论,并有专人组织与记录;③由各组代表发言,教师作最后总结;④每个学生书写1份腹泻患儿的护理计划。

(3)多媒体演示:组织观看“腹泻患儿护理”电教片。

(4)展示案例

案例1:宝宝,10个月,人工喂养儿。因腹泻3 d入院。查体:体温38.5 ℃,脉搏136次/min,呼吸42次/min,口腔黏膜干燥,四肢皮肤可见少许花纹。腹胀,肝脾未触及,肠鸣音减弱,肌张力减低,腱反射减弱。肛周糜烂血常规示:红细胞3.9×10^{12}/L,血红蛋白110g/L,白细胞14×10^{9}/L,中性粒细胞0.82,淋巴细胞0.18。血生化:血Na^{+} 128mmol/L,血K^{+} 2.6mmol/L,血Cl^{-} 88mmol/L,血Ca^{2+} 1.88mmol/L,CO_2CP8mmol/L。大便常规:白细胞3~5/HP,脂肪球(++)。心电图:ST段降低,T波倒置,U波出现。

思考问题:①如何评估宝宝的目前状况?②宝宝的身体状况发生了什么变化?③如何做好宝宝臀部护理?④请你为宝宝家属进行健康指导?

案例2:宝宝,1岁,发热2d,伴蛋花样大便每天7~8次。查体:体温38 ℃,脉搏120次/min,体重8kg,精神差,眼窝凹陷,口唇干,皮肤弹性差,尿量减少。大便常规:白细胞(+);血Na^{+}140mmol/L,血K^{+}3.5mmol/L,血Cl^{-}100mmol/L。

思考问题:①宝宝发生了什么?②如何评估宝宝目前状况?③宝宝存在哪些健康问题?④为宝宝实施护理时应注意观察什么?

【小结】

1.每组选派1名学生代表展示见习结果,组间互评,老师总结。

2.布置作业:①请同学们将讨论结果填写护理计划单中(综合能力训练一护理计划单)。②如何判断脱水程度和性质?

任务四　小儿液体疗法认知

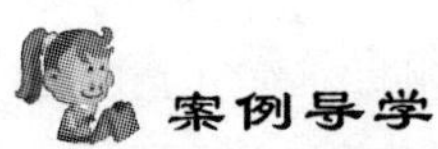

东东,11个月,以呕吐腹泻2 d伴无尿5 h入院。查体:体温38 ℃,脉搏140次/min、呼吸38次/min、体重8 kg,前囟、眼窝明显凹陷,口唇极干燥呈樱桃红,皮肤弹性极差,四肢冷,脉细弱,皮肤有花纹,腹平软,肠鸣音活跃。心、肺无异常。腹软,肝脾肋下未触及,肠鸣音活跃。血钠125 mmol/L,CO_2 CP 10 mmol/L,血钾3.85 mmol/L。医生诊断东东是重型腹泻,重度低渗性脱水伴中度酸中毒。

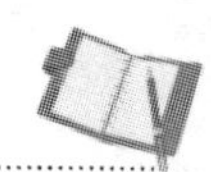

案例思考：

1. 你知道东东应补什么液体，补多少吗？
2. 应首先补充什么液体，补多少，多少时间补完，为什么？

活动1 探究小儿体液代谢的特点

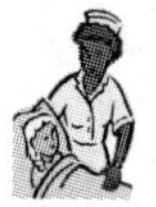

活动引入

问题：

1. 什么是体液、细胞内液、细胞外液？
2. 了解小儿体液特点有什么意义？
3. 小儿体液成分与成人有何不同？举例说明。

（一）体液总量及分布特点

小儿年龄越小，体液总量所占比例越大，间质液所占比例越大，间质液比例高是造成小儿体液总量增多的主要原因。体液的分布可分为三个区域，即细胞区、血浆区和间质区，前者为细胞内液，后两者为细胞外液。血浆和细胞内液的比例基本稳定，与成人近似（表7-10）。小儿腹泻发生急性脱水时，由于细胞外液首先丢失，所以在短期内出现脱水症状。

表7-10 不同年龄小儿的体液分布（占体重的%）

体液分布	新生儿	1岁	2~14岁	成 人
总 量	80	70	65	55~60
细胞内液	35	40	40	40~45
细胞外液	45	30	25	15~20
血浆液	5	5	5	5
间质液	40	25	20	10~15

（二）水的交换特点

小儿新陈代谢旺盛，每日水的摄入与排出较成人多，年龄越小越明显。婴儿每日体内水的出入量约等于细胞外液的1/2，而成人仅为1/7，婴儿水交换率比成人快3~4倍。此外，由于小儿体表面积相对较大，呼吸频率快，使不显性失水量相对增多，所以小儿对缺水的耐受力较成人差，病理情况下，容易发生脱水。

（三）体液的电解质组成

小儿体液电解质的组成和浓度与成人相似，唯新生儿生后数日内血钾、氯、磷及乳

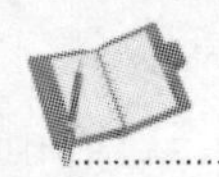

酸偏高，血钠、钙、碳酸氢盐含量偏低。细胞外液电解质以 Na^+、Cl^-、HCO_3^-等为主，Na^+是维持细胞外液渗透压的主要离子。细胞内液的电解质以 K^+、Mg^{2+}、HPO_3^-、蛋白质等为主，K^+是维持细胞内液渗透压的主要离子。

（四）体液调节的特点

体液调节主要受肾、肺、皮肤、血浆中缓冲系统以及神经内分泌系统的调节，其中肾脏的浓缩和稀释功能对体液平衡调节起着重要作用。小儿肾功能不成熟，体液调节能力差，易发生水紊乱及代谢性酸中毒。

活动2 常用溶液及其配制认知

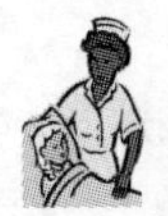

活动引入

情景：

东东以呕吐腹泻2 d伴无尿5 h入院，医生诊断东东是重型腹泻，重度低渗性脱水伴中度酸中毒。东东需要静脉补充2∶1液和4∶3∶2液。

问题：

1. 你知道什么是2∶1液和4∶3∶2液？
2. 你会配制吗？它们分别有什么作用？
3. 请同学们列表比较2∶1液、2∶3∶1液、4∶3∶2液的组成、张力、作用、用途。

（一）非电解质溶液

临床常用的非电解质溶液为5%和10%的葡萄糖溶液。前者为等渗液，后者为高渗液。葡萄糖溶液进入体内，很快被氧化成二氧化碳、水和能量（约每小时1 g/kg），液体的渗透压随之消失。因此，在混合液配制时视各种浓度的葡萄糖溶液为零张力，主要供给机体热量和补充水，不能起到维持血浆渗透压作用。

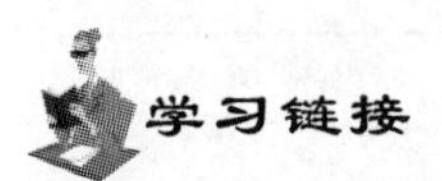

学习链接

张力、渗透压、等渗溶液、等张溶液概念

1. 张力 是指溶液中不能透过细胞膜的颗粒所造成的渗透压。

2. 渗透压 是指溶液中电解质与非电解质颗粒对水的吸引力（或产生的张力）。其大小取决于溶质颗粒数目的多少。

3. 等渗溶液 是指溶液的渗透压与血浆渗透压相近称为等渗溶液（如0.9% NaCl溶液），高于或低于血浆渗透压的则相应地称为高渗或低渗溶液。

4. 等张溶液 是指能使悬浮于其中的红细胞保持正常体积和形状的盐溶液，称为等张溶液。如0.9% NaCl溶液即是等渗溶液又等张溶液。

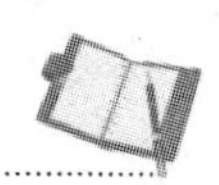

（二）电解质溶液

主要用于补充所丢失的体液、所需电解质，纠正酸碱平衡失调，为有张力的溶液，可以维持体液的渗透压。常用的电解质溶液有：

1. 0.9%氯化钠溶液（即生理盐水） 与血浆渗透压相似，为等渗液。其含 Na^+ 和 Cl^- 各为154 mmol/L，Na^+ 与 Cl^- 之比为1∶1（血浆 Na^+ 为142 mmol/L 与 Cl^- 103 mmol/L 之比为3∶2），氯的含量比血浆高1/3，若大量或长期补给，可使血氯增高，造成高氯性酸中毒。

2. 复方氯化钠溶液（林格液） 为等渗液，含0.9%氯化钠、0.03%氯化钙和0.03%氯化钾，作用及缺点与生理盐水基本相同，但大量输入时不会发生稀释性低血钙和低血钾。

3. 碱性溶液 用于纠正酸中毒，常用的碱性液有：

（1）碳酸氢钠溶液 可直接增加缓冲碱，纠正酸中毒的作用迅速，是治疗代谢性酸中毒的首选药物。5%碳酸氢钠溶液为高渗液，可用5%或10%葡萄糖溶液稀释3.5倍，即可成为1.4%等渗溶液。抢救严重酸中毒时，也可用5%碳酸氢钠溶液直接静脉推注，但不宜过多使用，以免使细胞外液成为高渗状态。有呼吸衰竭和二氧化碳潴留者慎用碳酸氢钠。

（2）乳酸钠溶液 乳酸钠需要在有氧条件下，经肝代谢后产生 HCO_3^- 而发挥作用，显效较缓慢。新生儿、肝功能不全、缺氧、休克，尤其是乳酸潴留引起的酸中毒，不宜选用。11.2%乳酸钠溶液为高渗液，可用5%或10%葡萄糖溶液稀释6倍，即成为1.87%乳酸钠等渗溶液。

4. 氯化钾溶液 用于纠正低钾血症。制剂为10%或15%的溶液，静脉输入时，应配制成0.2%～0.3%浓度，最高浓度不超过0.3%，禁止静脉推注。

（三）混合溶液

将各种等渗溶液按不同比例混合在一起配制成混合溶液，目的是减少或避免各自的缺点。几种常用混合溶液的组成、张力及简便配制方法（表7-11、表7-12）。

表7-11 几种常用混合溶液的组成、张力

混合溶液名称	组成			张力	常用于	Na^+∶Cl^-
	盐	糖	碱			
1∶1盐糖溶液	1	1	—	1/2张	等渗性脱水	1∶1
1∶2盐糖溶液	1	2	—	1/3张	高渗性脱水	1∶1
1∶3盐糖溶液	1	3	—	1/4张	高渗性脱水	1∶1
2∶1等张含钠液	2	—	1	等张	休克扩容	3∶2
2∶3∶1溶液	2	3	1	1/2张	等渗性脱水	3∶2
4∶3∶2溶液	4	3	2	2/3张	低渗性脱水	3∶2
2∶6∶1溶液	2	6	1	1/3张	高渗性脱水	3∶2

注意：①混合溶液中的盐和碱均是等渗溶液；②混合溶液中的盐和碱的比例保持在2∶1

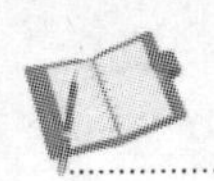

表 7-12　混合溶液的简便配制

溶液种类	张力	10%氯化钠(mL)	5%碳氢钠或11.2%乳酸钠(mL)	5%或10%葡萄糖(mL)
1∶1 盐糖溶液	1/2 张	20	—	加至 500
1∶2 盐糖溶液	1/3 张	15	—	加至 500
1∶4 盐糖溶液	1/5 张	10	—	加至 500
2∶1 等张含钠液	等张	30	47(30)	加至 500
2∶3∶1 溶液	1/2 张	15	24(15)	加至 500
4∶3∶2 溶液	2/3 张	20	33(20)	加至 500

（四）口服补液盐溶液（简称 ORS 液）

世界卫生组织（WHO）推荐用于小儿腹泻预防脱水及纠正轻、中度脱水时的一种口服溶液。口服补液盐的配方：氯化钠 3.5 g、碳酸氢钠 2.5 g（枸橼酸钠 2.9 g）、氯化钾 1.5 g、葡萄糖 20 g，加温开水 1000 mL 配成。张力是 2/3 张。

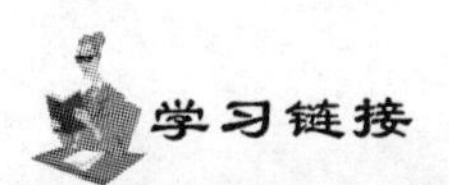

混合溶液张力的计算方法

$$\text{混合溶液的张力}=\frac{\text{混合溶液中电解质的份数（或毫升数）}}{\text{混合溶液的总份数（或总毫升数）}}$$

即：$\frac{\text{盐}+\text{碱}}{\text{盐}+\text{糖}+\text{碱}}$

注意：混合溶液中的盐和碱均为等渗溶液

活动 3　小儿液体疗法应用

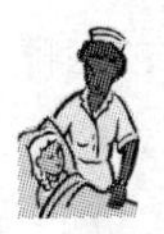

活动引入

1. 情景：

东东，11 个月，体重 8 kg，医生诊断东东是重型腹泻，重度低渗性脱水伴中度酸中毒。住院治疗。

2. 问题：

（1）你知道东东首先补充何种液体，补多少，多少时间补完？

（2）东东经输液 6 h 后，脱水好转，排尿增多，但又出现精神萎靡、心音低钝、肠鸣音

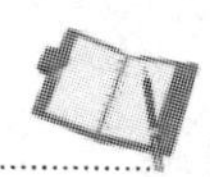

减弱，此时应首先考虑何种电解质紊乱？

(3)若东东需要静脉补钾，其浓度为多少？

【小儿腹泻的液体疗法】

液体疗法是小儿腹泻护理的重要环节。目的是通过补充不同种类的液体，以纠正水电解质紊乱和酸碱平衡失调，维持机体的正常生理功能。具体实施时要全面了解患儿疾病情况，补液中应做到补其所失，纠其所偏，供其所需。液体疗法包括口服补液和静脉补液两种。

1. 口服补液(口服 ORS 溶液)　适用于中度以下脱水、无明显呕吐患儿，主要用于补充累积损失量和继续损失量。

(1)补液量　预防脱水 20 ~ 40 mL/kg，于 4 ~ 6 h 内服完；轻度脱水 50 ~ 80 mL/kg，中度脱水 80 ~ 100 mL/kg，于 8 ~ 12 h 内服完。继续损失量的补充可按累积损失量的 1/2给予。

(2)方法　2 岁以下的患儿每 1 ~ 2 min 喂服 5 mL(约 1 小勺)，年长儿少量多次口服。有明显腹胀，休克，心、肾功能不全及新生儿不宜口服补液。

2. 静脉补液　适用于严重呕吐及腹泻伴中、重度脱水患儿。补液时应考虑"三定(定量、定性、定速)"、"三先(先快后慢、先浓后淡、先盐后糖)"、"三见(见尿补钾、见惊补钙、见酸补碱)"原则。临床上根据脱水的程度和性质决定液输入溶液的成分和量。第一天补总量应包括累积损失量、继续损失量、生理需要量 3 部分。

(1)累积损失量　指发病后至治疗前所丢失水和电解质的量。

1)补液量(定量)　根据脱水程度决定补液的量。

轻度脱水：补 30 ~ 50 mL/kg

中度脱水：补 50 ~ 100 mL/kg

重度脱水：补 100 ~ 120 mL/kg

2)补液种类(定性)　临床上根据血钠的浓度来判断脱水性质，决定补液种类。若脱水性质判断有困难时，按等渗处理。

低渗性脱水：补 2/3 张含钠液

等渗性脱水：补 1/2 张含钠液

高渗性脱水：补 1/5 ~ 1/3 张含钠液

3)补液速度(定速)　取决于脱水程度和继续损失的量和速度，遵循先快后慢的原则。累积损失量应在前 8 ~ 12 h 内补足，滴速 8 ~ 10 mL/(kg · h)。重度脱水伴有周围循环障碍者，可按如下补液：①先扩容，用 2 : 1 等张含钠液，20 mL/kg(总量<300 mL)，于 30 ~ 60 min 内滴完；②然后再补充剩余累积损失量(总液量 1/2－扩容所用液体量)，在 8 ~ 12 h 内输完。

(2)继续损失量　指补液开始后因呕吐、腹泻等继续丢失的液体量。

1)补液量(定量)　一般按每日 10 ~ 40 mL/kg 计算。

2)补液种类(定性)　一般用 1/3 ~ 1/2 张含钠液。

3)补液速度(定速)　于 12 ~ 16 h 内输入，5 mL/(kg · h)。

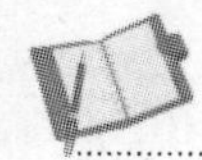

(3)生理需要量　维持机体基础代谢所需要液体量。

1)补液量(定量)　一般按每日 60～80 mL/kg 计算。

2)补液种类(定性)　一般用 1/5～1/4 张含钠液。

3)补液速度(定速)　同继续损失量。

实际补液过程中,要对上述三方面进行综合分析,混合使用。并根据治疗效果,随时进行调整。腹泻患儿第一天补液量(表 7-13)。

表 7-13　腹泻患儿第一天补液量

项目	轻度脱水(mL/kg)	中度脱水(mL/kg)	重度脱水(mL/kg)
累积损失量	30～50	50～100	100～120
继续损失量	10～40	10～40	10～40
生理需要量	60～80	60～80	60～80
合计	90～120	120～150	150～180

(4)纠正酸中毒　首选 5% 碳酸氢钠。轻度酸中毒在补充累积损失量后即可纠正。因输入的混合溶液中已含有一部分碱性溶液,输液后循环血量和肾功能改善,酸中毒可自行纠正,不需补充碱性溶液。对重度酸中毒患儿,则应补充碱性溶液。碱性溶液计算方法有以下几种:①无化验条件时,常用 5% 碳酸氢钠 5 mL/kg,可提高血浆二氧化碳结合力(CO_2CP)5 mmol/L;②根据 HCO_3^- 测定值来计算,5% 碳酸氢钠的毫升数=(18-患儿 HCO_3^-)mmol/L×体重(kg)×1.0;③根据剩余碱(BE)测定值来计算,5% 碳酸氢钠的毫升数=(-BE)×体重(kg)×0.5。临床上一般先补总量的 1/2,然后根据病情变化酌情补给。

(5)纠正低血钾　低血钾症状多在脱水与酸中毒纠正后,尿量增多时出现。补液过程中注意观察病情,及时补钾,但必须严格掌握静脉补充原则:①见尿补充钾;②浓度小于 0.3%(即 100 mL 溶液中加 10% 氯化钾不超过 3 mL);③每日静脉补钾时间不应少于 8 h,补钾总量为 200～300 mg/kg;④禁止静脉推注,避免导致高钾血症,危及生命;⑤细胞内的钾离子浓度恢复正常要有一个过程,因此纠正低钾血症需要有一定时间,一般静脉补钾要经过 4～6 d;⑥病情好转,能口服时改为口服补钾。

(6)纠正低血钙、低血镁　在输液中,脱水和酸中毒被纠正后,患儿出现抽搐,应及时补钙,常用 10% 葡萄糖酸钙每次 5～10 mL 加 5%～10% 葡萄糖稀释 1～3 倍后缓慢静脉滴入,每日 1～2 次,连用 3～5 d。药液切勿渗出血管外,以免引起剧痛和局部坏死。个别患儿用钙剂无效,考虑为低镁血镁,可用 25% 硫酸镁每次 0.1 mL/kg 深部肌内注射,每天 1～2 次,症状缓解后停用。

第二天及以后补液:经第一天补液后,脱水和电解质紊乱已基本纠正,第二天及以后主要是补充继续损失量和生理需要量,继续补钾,供给热量。补液量根据吐泻和进食情况估算,继续损失量丢多少补多少,随时丢随时补的原则,一般按 10～40 mL/(kg·d),用 1/2～1/3 张含钠液补充。生理需要量按 60～80 mL/(kg·d),用 1/5～1/3 张含钠液补充。将这两部分相加总量为100～120 mL/(kg·d),于12～24 h内均匀静脉滴注。

【常见疾病液体疗法】

1. 新生儿维持输液　新生儿心、肺功能差,肾调节水、电解质及酸碱平衡功能不完善,补液时应注意:①尽可能不用静脉输液,需要补液时,电解质液的量应减少,以1/5张含钠液为宜;②补液的速度应缓慢,除急需扩容者外,全日液量应在24 h内缓慢滴入;③新生儿肝功能不成熟,有酸中毒时选用碳酸氢钠溶液;④新生儿由于生理性溶血,生后数日内,血钾偏高,一般不宜补钾。

2. 婴幼儿肺炎的液体疗法　重症肺炎患儿,因肺循环阻力加大,心脏负担较重,在一般情况下,应尽量口服补液供给足够的热量。因脱水、电解质紊乱而必须静脉补液时应注意:①输液总量减少约1/3,每日补液总量为60～80 mL/(kg·d);②液体中电解质浓度不能过高,以0.9%氯化钠溶液与10%葡萄糖溶液配制成1∶3或1∶4的盐、糖液为宜;③补液的速度要慢,控制在3～5 mL/(kg·h)。以10 kg体重小儿为例,为30～50 mL/h,即0.5～0.8 mL/min(8～12滴/min);④伴有酸中毒者,以改善肺的气体交换为主;⑤有低血钾时,可适当补钾,10%氯化钾,50～100 mg/(kg·d)计算,浓度小于0.3%,缓慢静脉滴注。

3. 重度营养不良伴腹泻的液体疗法　婴幼儿营养不良时,因长期摄入不足或摄入后不能被充分吸收利用或其他疾病等长期消耗过多,故伴腹泻时多为低渗性脱水,补液时应注意:①补液量按照体重计算后,减少总量的1/3或降级补液;②液体性质以等张液或2/3张含钠液(4∶3∶2液)为宜;③补液速度应慢,一般3～5 mL/(kg·h),以免加重心、肺负担;④营养不良患儿,大多缺钾、缺钙。腹泻以后,缺钾、缺钙的情况更为明显,故应及早补充钾、钙。

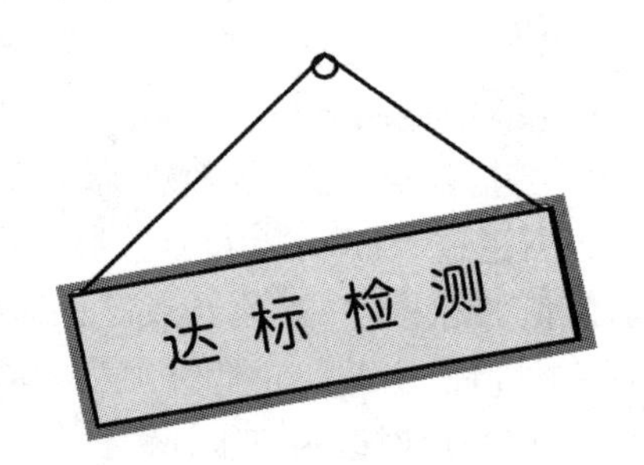

知识拷贝

【A1型题】

1. 婴儿体内较成年人含水量相对多,主要增加的部分是(　　)
   A. 细胞外液、细胞内液　　B. 细胞外液、血浆
   C. 细胞外液、间质液　　D. 细胞内液、间质液
   E. 细胞内液、血浆

2. 下列哪种溶液是等渗溶液(　　)
   A. 5%碳酸氢钠溶液　　B. 1.4%碳酸氢钠溶液

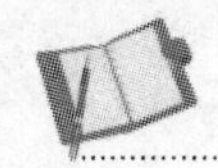

C. 11.2%乳酸钠溶液　　D. 10%葡萄糖溶液

E. 口服补液盐溶液

3. 婴儿腹泻中度脱水累积损失量应给予(　　)

A. 30 ~ 50 mL/kg　　B. 60 ~ 75 mL/kg

C. 80 ~ 100 mL/kg　　D. 100 ~ 120 mL/kg

E. 120 ~ 150 mL/kg

4. 婴儿腹泻有明显周围循环障碍者,扩容时宜选用(　　)

A. 等张含钠液 40 ~ 50 mL/kg　　B. 高张含钠液 20 ~ 50 mL/kg

C. 2/3 张含钠液 20 ~ 30 mL/kg　　D. 1/2 张含钠液 40 ~ 50 mL/kg

E. 等张含钠液 20 mL/kg

【A2 型题】

5. 10 个月患儿,腹泻 4 d,中度脱水,行静脉补液,补液过程中患儿突然发生惊厥应首先考虑(　　)

A. 低钠血症　　B. 低钾血症

C. 低钙血症　　D. 低镁血症

E. 低血糖症

6. 患儿,9 个月,呕吐腹泻 3 d 入院。查体:重度脱水貌,四肢凉,6 h 无尿,血钠 135 mmol/L,首选的处理措施是快速静脉滴注(　　)

A. 2∶1 液 20 mL/kg　　B. 1∶1 液 20 mL/kg

C. 3∶2∶1 液 20 mL/kg　　D. 1.4%碳酸氢钠 20 mL/kg

E. 4∶3∶2 液 20 mL/kg

【A3/A4 型题】

(7 ~ 10 题共用题干)

患儿,11 个月,呕吐、腹泻 3 d,患儿呈昏睡状,前囟、眼窝深陷,已 6 h 无尿。急查血钠 142 mmol/L。

7. 该患儿脱水属于(　　)

A. 轻度等渗脱水　　B. 中度低渗脱水

C. 中度等渗脱水　　D. 重度低渗脱水

E. 重度等渗脱水

8. 该患儿行静脉补液时,首先应用的液体是(　　)

A. 1/2 张的含钠液　　B. 1/3 张的含钠液

C. 1/4 张的含钠液　　D. 1/5 张的含钠液

E. 2∶1 等张含钠液

9. (假设信息)补液 8 h 后,余有生理盐水 200 mL,5%葡萄糖液 600 mL,剩余的该组液体张力是(　　)

A. 1/2 张　　B. 1/3 张

C. 1/4 张　　D. 1/5 张

E. 等张

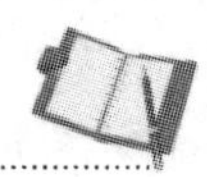

10.(假设信息)医嘱给予补钾,现剩余液体中最多可加入10%氯化钾(　　)

A. 0.8 mL　　B. 2.4 mL

C. 8 mL　　D. 24 mL

E. 32 mL

知识应用

1. 何谓2∶3∶1液、4∶3∶2液、2∶1等张含钠液?什么情况下应用?

2. 如何判断小儿脱水的程度和性质?

综合训练三　腹泻患儿的液体疗法练习

【实践目的】

1. 能初步运用护理程序对腹泻患儿进行护理评估,提出护理诊断,并依据护理诊断制订护理措施,并能实施护理,并制订补液方案。

2. 通过实践锻炼、提高学生与患儿及家长的沟通能力,同时加强学生的责任心及对患儿同情、爱护和关心。

【实践方法】

1. 临床见习

(1)实习地点:综合性医院儿科病房。

(2)实习方法:每5~10名学生1组,由带教老师带领到病房查看病人,边观察、边讲解,最后选择1名腹泻患儿作为护理对象,制订1份腹泻患儿的补液方案。

2. 病例讨论

(1)地点:教室。

(2)方法:①由带教老师向学生展示1~2份较典型的腹泻患儿的简要病史,提出讨论的问题。②每5~10名学生一组进行讨论,并有专人组织与记录。③由各组代表发言,教师做最后总结。④每个学生制订1份腹泻患儿的第一天补液方案。

(3)多媒体演示:组织观看"腹泻患儿护理、小儿液体疗法"电教片。

(4)展示案例

案例1:宝宝,10个月,人工喂养儿。因腹泻3 d入院。查体:体温38.5 ℃,脉搏136次/min,呼吸42次/min,口腔黏膜干燥,四肢皮肤可见少许花纹。腹胀,肝脾未触及,肠鸣音减弱,肌张力减低,腱反射减弱。肛周糜烂。血常规示:红细胞3.9×10^{12}/L,血红蛋白110 g/L,白细胞14×10^{9}/L,中性粒细胞0.82,淋巴细胞0.18。血生化:血Na^+ 128 mmol/L,血K^+ 2.6 mmol/L,血Cl^- 88 mmol/L,血Ca^{2+} 1.88 mmol/L,CO_2CP 8 mmol/L。大便常规:白细胞3~5/HP,脂肪球(++)。心电图:ST段降低,T波倒置,U波出现。

思考问题:①如何判断宝宝脱水程度及性质?补液时应首先给哪种液体,补多少?②宝宝输液4 h后,脱水好转,排尿增多,现在需要静脉补钾,其浓度是多少?③如何做好宝宝臀部护理?④请你为宝宝家属进行健康指导?

案例2:宝宝,1岁,发热2 d,伴蛋花样大便7~8次/d。查体:体温38 ℃,脉搏120次/min,体重8 kg,精神差,眼窝凹陷,口唇干,皮肤弹性差,尿量减少。大便常规:

白细胞(+)；血 Na^+140 mmol/L，血 K^+3.5 mmol/L，血 Cl^-100 mmol/L。

思考问题：①宝宝发生了什么？②如何评估宝宝目前状况？③宝宝存在哪些健康问题？④如何为宝宝制订第一天补液方案？补液中应注意观察什么？

【小结】

1. 每组选派 1 名学生代表展示见习结果，组间互评，老师总结。

2. 布置作业：①请同学们将讨论结果填入护理计划单。②如何配制 4∶3∶2 液、3∶2∶1 液、2∶1 液？③毛毛，8 个月，因呕吐、腹泻 2d 就医，医生诊断毛毛是重度低渗性脱水。请你为毛毛制定第一天补液方案。

（孙玉凤）

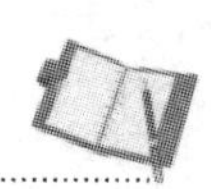

项目八 呼吸系统疾病患儿的护理

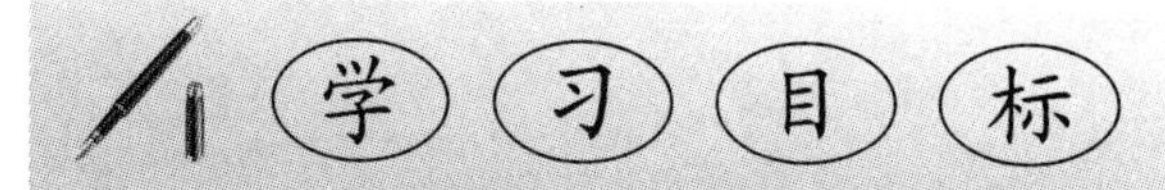

知识和技能目标

1. 理解小儿呼吸系统解剖、生理特点与临床疾病关系。

2. 识记急性上呼吸道感染、急性支气管炎和小儿肺炎的概念、病因、临床表现和治疗原则。

3. 分析肺炎的病因及发病机制。

4. 应用护理程序为呼吸疾病患儿制订护理计划并实施整体护理。

过程与方法目标

1. 案例导学、情景设置、问题引领，指导学生通过各种途径（课本、互联网、图书阅览室等）查阅资料，对所学内容进行预习。

2. 通过小组合作学习，体验团队合作过程，学会自主学习。

3. 根据案例，模拟进行“上呼吸道感染患儿”“肺炎患儿”的病情评估。

情感态度与价值观

1. 通过模拟接诊，锻炼学生的沟通能力。

2. 培养学生关心体贴儿童的态度及实际工作中的团队合作精神。

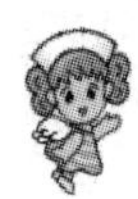

项目分析

本项目主要介绍小儿呼吸系统解剖生理特点，急性上呼吸道感染，急性支气管炎和小儿肺炎。重点为小儿肺炎的临床表现和整体护理；难点为小儿肺炎的发病机制。

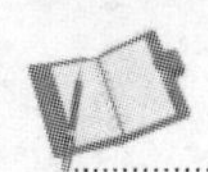

任务一　小儿呼吸系统解剖生理特点认知

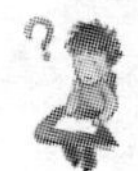

问题导学

1. 你知道上下呼吸道的分界吗？各包括哪些器官？
2. 小儿呼吸系统解剖生理特点与临床有什么关系？
4. 你知道小儿呼吸系统疾病常见的症状有哪些？

活动1　探究小儿呼吸系统解剖特点与临床疾病关系

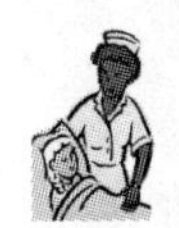

活动引入

问题：

1. 为什么小儿患上呼吸道感染时易发生鼻腔阻塞？
2. 小儿为什么易患中耳炎？
3. 为什么气管异物易进入右侧支气管？
4. 小儿呼吸系统解剖生理特点与呼吸系统疾病有什么关系？

呼吸系统以环状软骨为界分为上、下呼吸道。上呼吸道包括鼻、鼻窦、咽、咽鼓管、会厌及喉。下呼吸道包括气管、支气管、毛细支气管及肺泡。

（一）上呼吸道解剖特点及临床意义（表8-1）

表8-1　上呼吸道解剖特点与临床疾病关系

部位	解剖特点	疾病影响
鼻	婴幼儿的鼻腔相对短小，鼻道狭窄，没有鼻毛，黏膜柔嫩，血管丰富	易受损伤感染，发生炎症时，易造成鼻腔阻塞，常使吮乳发生困难并出现张口呼吸
鼻窦	鼻腔黏膜与鼻窦黏膜相连，且鼻窦口相对较大	上呼吸道感染时，易引起急性鼻窦炎
鼻泪管	鼻泪管较短，开口部的瓣膜发育不全	鼻腔感染后易引起眼结膜炎

续表 8-1

部位	解剖特点	疾病影响
咽部	婴幼儿咽部狭窄且垂直,咽鼓管相对较宽,直而短,呈水平位	鼻咽炎时易引起中耳炎
	腭扁桃体 1 岁后开始逐渐增大,4～10 岁发育达高峰,14～15 岁时逐渐退化	扁桃体炎多见于年长儿,1 岁以内少见
	婴幼儿咽部富有淋巴组织,咽后壁间隙组织疏松	1 岁婴儿易患咽峡炎,在淋巴组织感染后易发生咽后壁脓肿
喉部	小儿喉部呈漏斗形,相对狭窄,软骨柔软,声带及黏膜柔嫩,富于血管和淋巴组织	喉部发炎时易充血水肿,出现声音嘶哑,喉头阻塞,出现吸气性呼吸困难

(二)下呼吸道解剖特点及临床意义(表 8-2)

表 8-2　下呼吸道解剖特点与临床疾病关系

部位	解剖特点	疾病影响
气管与支气管	气管和支气管管腔相对狭窄,软骨柔软,缺乏弹力组织,支撑作用弱	易引起气道狭窄甚至阻塞而致呼吸困难
	黏膜血管丰富,黏液腺分泌不足、纤毛运动能力差	气道较干燥,易患呼吸道感染而导致清除呼吸道分泌物困难
	右侧支气管较直、短、粗,似气管直接延伸	异物易进入右侧支气管,引起右侧局部肺不张或肺气肿
肺	婴幼儿肺弹力组织发育较差,间质发育旺盛,血管丰富;肺泡小而数量少,肺含血多而含气少	小儿易发生肺部感染,感染时缺氧症状较为严重,并易引起间质性炎症、肺不张或肺气肿
胸廓	婴幼儿的胸廓较短、呈桶状,肋骨呈水平位;膈肌位置较高;胸腔较小而肺相对较大,呼吸肌发育差;纵隔相对较大,纵隔周围组织松软、富于弹性	呼吸时胸廓活动范围小,肺的扩张受到限制,不能充分进行通气和换气,易发生缺氧而发绀;胸腔积液或积气时易致纵隔移位

活动 2　小儿呼吸系统生理特点认知

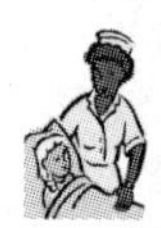

活动引入

问题:

1. 为什么年龄越小呼吸频率越快?
2. 随着小儿的生长发育呼吸的类型有什么变化?
3. 为什么小儿易患呼吸道感染?

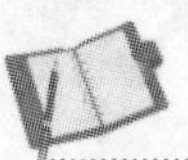

（一）呼吸频率和节律

小儿生长快，代谢旺盛，需氧量高，因解剖特点呼吸运动较弱，使呼吸量受到一定限制，只能增加呼吸频率来满足机体代谢的需要。故年龄越小，呼吸频率越快（表8-3）。婴幼儿因呼吸中枢发育未完善，易出现呼吸节律不齐。

（二）呼吸类型

婴幼儿时期呼吸肌发育不完善，呼吸时胸廓活动范围小，主要靠膈肌上下运动，呈腹式呼吸。随着年龄增长，呼吸肌逐渐发育成熟，小儿开始站立行走后膈肌及腹腔脏器逐渐下降，肋骨由水平位逐渐倾斜，胸廓前后径和横径增大，出现胸腹式呼吸。

（三）呼吸功能的特点

小儿肺活量、潮气量、每分通气量和气体弥散量均较成人小，肺活量约为成人肺活量的1/3，小儿年龄越小潮气量越小；小儿气道管径细小，气道阻力较成人大，由于呼吸功能的储备能力较低，因此，当患呼吸系统疾病时，易发生呼吸衰竭。

表8-3　各年龄小儿呼吸、脉搏频率

年龄	呼吸（次/min）	脉搏（次/min）	呼吸：脉搏
新生儿	40～50	120～140	1：3
1岁以下	30～40	110～130	1：（3～4）
2～3岁	25～30	100～120	1：（3～4）
4～7岁	20～25	80～100	1：4
8～14岁	18～20	70～90	1：4

（三）小儿呼吸系统防御及免疫特点

小儿呼吸道非免疫性防御功能及特异性免疫防御功能较差，清除异物的作用较成人差。婴幼儿体内免疫球蛋白含量低，尤其是分泌型IgA（sIgA）水平低，肺巨噬细胞功能不足，乳铁蛋白、溶菌酶、干扰素及补体系统等数量和活性不足，故易导致呼吸道反复感染。

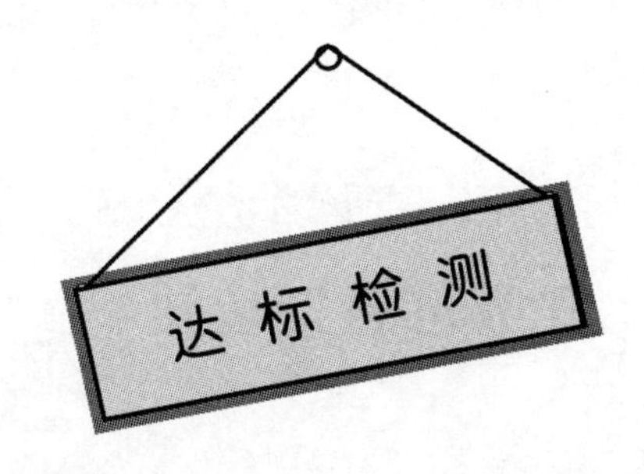

知识拷贝

【A1型题】

1. 婴幼儿上呼吸道感染易发生中耳炎的原因是（　　）

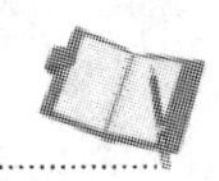

A. 耳咽管短、宽、呈水平位
B. 缺少分泌型 IgA
C. 鼻咽腔狭窄
D. 鼻窦发育差
E. 鼻腔无鼻毛、鼻泪管短

2. 小儿扁桃体发育高峰期是(　　)
A. 4～10 岁
B. 8～10 岁
C. 1～3 岁
D. 3～4 岁
E. 10 岁

3. 关于婴儿肺组织的特点错误的是(　　)
A. 血管丰富
B. 间质发育旺盛
C. 肺泡数量较多
D. 弹力组织发育差
E. 肺组织发育未完善

4. 婴儿的呼吸类型是(　　)
A. 胸式呼吸
B. 腹式呼吸
C. 胸腹式呼吸
D. 胸式与腹式交替
E. 以上都不是

5. 健康婴儿的呼吸次数每分钟是(　　)
A. 15～20
B. 25～30
C. 30～40
D. 45～50
E. 55～60

6. 婴幼儿易患上呼吸道感染的因素主要是(　　)。
A. 缺乏 sIgA
B. 缺乏 IgM
C. 缺乏 sIgG
D. 缺乏 IgE
E. 缺乏 IgA

7. 符合婴幼儿呼吸系统解剖生理特点的是(　　)
A. 左侧支气管粗短
B. 胸腔大而肺相对小
C. 肺含血多含气少
D. 喉腔宽大垂直状
E. 呼吸表浅而慢

知识应用

婴幼儿为什么易患上呼吸道感染?

任务二　急性上呼吸道感染认知

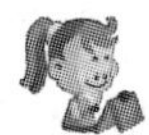

案例导学

贝贝,10 个月,以发热、咳嗽 1 d,半小时前抽搐一次急诊入院。1 d 前无明显诱因出现发热,体温 39.8 ℃,伴流涕、咳嗽,逐渐出现精神差,半小时前抽搐一次,持续约

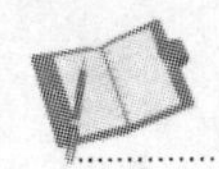

3 min,后自行恢复。查体:体温 39.5 ℃,脉搏 120 次/min、呼吸 40 次/min,咽充血明显,余(-)。血常规示:白细胞 $4×10^9$/L,淋巴细胞 70%,中性粒细胞 30%。

案例思考:

1. 如何评估贝贝的当前状况?

2. 贝贝有哪些健康问题需要解决?请列出贝贝的首优护理问题?制订护理计划。

3. 针对贝贝的病情,你需要做什么?怎么做?

活动1 疾病知识认知

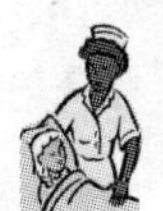

活动引入

问题:

1. 何谓急性上呼吸道感染?什么原因引起的?

2. 婴幼儿患急性上呼吸道感染与年长儿表现有什么不同?

3. 如何区别两种特殊类型上呼吸道感染?

4. 急性上呼吸道感染常见的并发症有哪些?

急性上呼吸道感染(简称上感),俗称“感冒”,指病原体侵犯喉以上呼吸系统的急性炎症的统称,是小儿最常见的疾病。该病全年均可发生,以冬春季节和气候骤变时多见,多为散发,主要通过飞沫传播。

【病因】

1. 病原体 90%以上是由病毒感染所致,有呼吸道合胞病毒、流感病毒、腺病毒、鼻病毒、柯萨奇病毒等。病毒感染后可继发细菌感染,最常见为溶血性链球菌,其次为肺炎链球菌、流感嗜血杆菌等。

2. 诱发因素 婴幼儿由于上呼吸道解剖和免疫特点是本病的易感因素,若患有佝偻病、营养不良、贫血、先天性心脏病等或居室拥挤、空气污染、被动吸烟、气候骤变、护理不当等均有利于病原体的繁殖和传播,容易诱发本病。

【临床表现】

病情轻重不一,与年龄、病原体和机体抵抗力有关。婴幼儿症状较重,以全身症状为主,年长儿症状较轻,以呼吸系统局部症状为主。

1. 一般类型上感

(1)症状 ①局部症状:主要是鼻咽部症状,如鼻塞、流涕、喷嚏、咽部不适、咽痛、咳嗽和声音嘶哑等。新生儿和小婴儿可因鼻塞而出现张口呼吸或拒乳。②全身症状:突然起病,发热,严重时出现畏寒、头痛、食欲差、乏力。婴幼儿可有呕吐、腹泻、烦躁不安,甚至出现高热惊厥。部分患儿可出现阵发性脐周疼痛。一般病程 3~5 d。

(2)体征 体检可见鼻腔黏膜充血、水肿、分泌物增多;咽部充血、扁桃体肿大、有渗出物,颌下淋巴结肿大、有触痛。肠道病毒感染患儿可出现不同形态的皮疹。

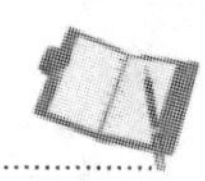

2. 两种特殊类型上感(表8-4)

表8-4　特殊类型的上感

项目		疱疹性咽峡炎	咽-结合膜热
病原体		柯萨奇A组病毒	腺病毒
发病季节		夏、秋季	春、夏季
临床特点	症状	高热、咽痛、流涎、拒食	高热、咽痛、畏光、流泪
	体征	咽部充血,软腭、悬雍垂有数个疱疹(2～4 mm大小),周围有红晕,疱疹破溃后形成溃疡	咽部充血,一侧或双侧滤疱性眼结合膜炎(结膜充血、眼睑水肿),耳后淋巴结肿大
病程		1周左右	1～2周

3. 并发症　上呼吸道感染可累及邻近器官或向下蔓延而并发鼻窦炎、中耳炎、结膜炎、咽后壁脓肿、颈淋巴结炎、喉炎、支气管炎及肺炎等,其中肺炎是婴幼儿时期最严重的并发症。年长儿链球菌感染可引起急性肾炎、风湿热等。若病毒感染可引起病毒性心肌炎、脑膜脑炎等。

【辅助检查】

病毒感染者白细胞计数正常或偏低,细菌感染者白细胞计数增高,中性粒细胞增高。

【治疗概述】

治疗原则以加强护理和对症治疗,防治并发症。如休息,保持良好环境,多饮水,补充维生素C,注意呼吸道隔离,预防并发症。抗病毒常用利巴韦林(病毒唑)或辅以中成药如板蓝根冲剂、抗病毒口服液等。如继发细菌感染或有并发症者可选用抗生素。若为链球菌感染或既往有肾炎、风湿热病史者,可用青霉素,疗程为10～14 d。

活动2　急性上呼吸道感染患儿的入院评估

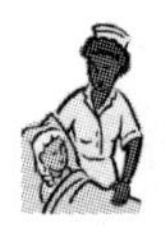

活动引入

1. **情景:**贝贝入院治疗。

2. **问题:**

(1)接诊贝贝时需要完成哪些工作呢?

(2)请你结合所学的知识为贝贝进行护理评估。

【护理评估】

1. 健康史评估要点

(1)评估患儿起病诱因及时间,既往有无上呼吸道感染病史及呼吸道疾病接触史。

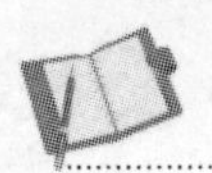

(2)了解患儿发热程度及热型,询问有无咽痛等不适而烦躁、哭闹。

(3)仔细询问患儿有无咳嗽、鼻塞、流涕等症状及特点。

(4)了解发病后患儿的精神状态、饮食、睡眠情况,有无腹痛、腹泻、呕吐等。

2. 身体状况评估要点

(1)测量体温,检查皮肤有无潮红、皮疹、结合膜是否充血,颌下淋巴结有无肿大,触痛。

(2)观察患儿有无烦躁,易激惹;新生儿及小婴儿注意鼻塞有无影响吸吮,呼吸困难。

(3)检查口腔黏膜、咽部有无红肿及疱疹,咽扁桃体是否肿大、有无分泌物。

(4)有无并发症的表现,如腹痛、支气管及肺部受累症状。

3. 社会心理因素评估要点

(1)本病起病急,婴幼儿全身症状重,少数患儿并发高热惊厥。

(2)反复呼吸道感染及营养不良患儿,易并发支气管炎及肺炎。

(3)评估家长对该病预防和护理知识的了解程度,近期有无流行病学史(有无感冒流行)等。

活动3　急性上呼吸道感染患儿的住院护理

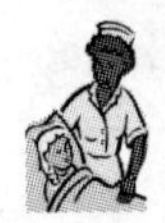

活动引入

经过你们对贝贝的入院评估:

1. 你发现贝贝当前有哪些护理问题需要解决?请提出护理诊断、列出首优问题?
2. 针对贝贝的护理问题,请你为贝贝制订一份合理的护理计划。
3. 护理中应注意观察哪些内容?

【护理诊断】

急性上呼吸道感染护理诊断与相关因素见表8-5。

表8-5　急性上呼吸道感染护理诊断与相关因素

护理诊断	相关因素
1. 体温过高	与呼吸道感染有关
2. 舒适的改变	与咽痛、鼻塞、头痛等有关
3. 潜在并发症:高热惊厥	与小儿神经系统发育不完善有关

【护理措施】

1. 维持正常体温

(1)监测体温　每2~4 h测体温一次。服退热药或物理降温后30 min应复测体温并记录,体温骤升或骤降时要随时测量并记录。

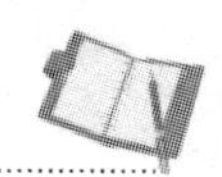

(2)控制体温

1)物理降温　①体温超过38.5 ℃时应采用如头部冷湿敷、枕冰袋或在颈部及腹股沟处放置冰袋;②体温超过39 ℃时用温水浴(水温较体温低1~2 ℃,多用于婴幼儿)或乙醇擦浴(新生儿和婴幼儿禁用乙醇擦浴);③体温超过40 ℃时用冷盐水灌肠等。

2)药物降温　必要时按医嘱给予退热剂:①口服退热剂,如对乙酰氨基酚、布洛芬;②25%安乃近溶液滴鼻,主用于婴儿。

(3)一般护理　①保证患儿摄入充足的水分,利于排汗降温;②患儿盖被不宜过厚,要松解衣服或襁褓,以利散热;③及时更换汗湿的衣服,避免再着凉而使症状加重或反复。

2.促进患儿舒适

(1)保证环境舒适:①保持室内空气新鲜,每日通风1~2次,每次15~30 min,避免对流风;②保持室温在18~20 ℃,湿度50%~60%,以减少空气对呼吸道黏膜刺激,湿化气道、利于呼吸道分泌物排出。

(2)保证鼻腔通畅:①及时清除鼻腔分泌物,保持鼻孔周围的清洁,并用少量的凡士林涂抹鼻翼周围的皮肤,以减轻分泌物对皮肤的刺激;②如鼻塞严重妨碍吮乳和睡眠者,可在喂乳前15 min及临睡前适当用0.5%的麻黄碱溶液滴鼻,每次1~2滴,每日2~3次,使鼻腔通畅;③指导家长或嘱患儿不要捏住双侧鼻孔用力擤鼻涕,以免鼻咽腔压力增加使炎症经咽鼓管进入中耳而引起中耳炎。

(3)若患儿咽部不适或咽痛时,可用温盐水漱口,含服润喉片或雾化吸入。

3.病情观察

(1)密切观察患儿有无兴奋、烦躁、惊跳等惊厥先兆表现,对有高热惊厥史的患儿,应避免声、光等刺激,当患儿出现惊厥先兆时,应取平卧位,保持呼吸道通畅,减少刺激,并立即报告医生,按医嘱给予镇静药,并迅速采取降温措施。

(2)注意观察患儿口腔黏膜及皮肤有无皮疹,咳嗽的性质及有无神经系统症状等,以便早期发现麻疹、猩红热、百日咳、流行性脑脊髓膜炎(流脑)等传染病。

(3)若患儿哭闹不止不让动耳朵,或外耳道有分泌物时,提示并发中耳炎,应报告医生,及时处理。

4.休息和饮食

(1)注意休息　高热患儿应卧床休息,有利于机体康复和减少并发症的发生。护理操作要集中进行,以保证患儿安静休息。

(2)加强营养　给予患儿富含维生素C、高蛋白、高能量,清淡易消化的流质或半流质饮食,应少量多餐,多食新鲜蔬菜及水果,多喂温开水,保证患儿摄入充足营养,促进疾病恢复。

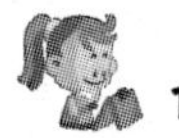

健康教育

情景:经过你们的细心护理贝贝已经痊愈,可以出院了。妈妈问护士贝贝回家以后应该注意什么?请你为其进行健康指导。

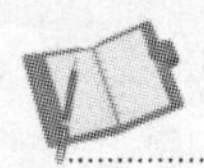

1. 向家长介绍上呼吸道感染的病因、症状、转归及有关用药、病情观察及预防知识，使他们对本病有正确的认识。

2. 指导家长合理喂养，婴儿期提倡母乳喂养，及时添加辅食，保证蛋白质和维生素的摄入，营养均衡，纠正偏食。

3. 居室要宽敞、整洁、采光好。避免在小儿房间吸烟，室内要经常通风换气，保持空气新鲜，打扫卫生采用湿拭清扫。

4. 平素多进行户外活动，多晒太阳，预防佝偻病的发生。加强体格锻炼，增强机体抵抗能力，提高小儿对气候骤变的适应能力。

5. 气温骤变时注意随时增减衣服，避免受凉。

6. 在上呼吸道感染的高发季节尽量少带小儿去人多的公共场所，有流行趋势时，可用食醋熏蒸法将居室空气进行消毒（即用食醋 5～10 mL/m^3 加水 1～2 倍，加热熏蒸到全部气化），或给易感儿服用板蓝根、金银花、连翘等中药汤剂预防。

7. 积极防治营养不良、佝偻病等疾病，对反复呼吸道感染者可按医嘱用左旋咪唑等增强免疫功能的药物。

8. 若小儿已患上呼吸道感染，应注意与其他儿童隔离，以免传染他人或交叉。

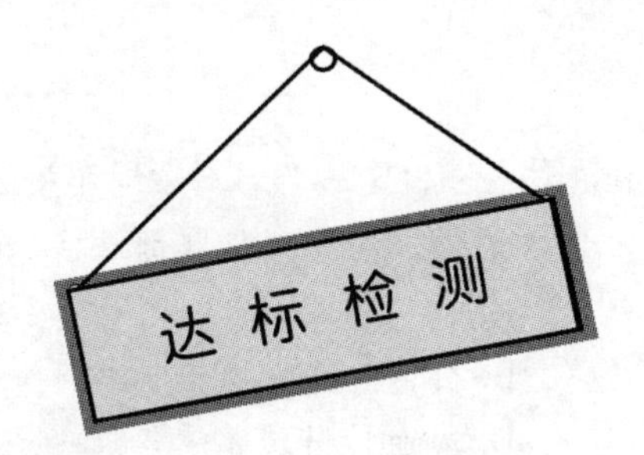

知识拷贝

【A1 型题】

1. 婴儿急性上呼吸道感染的主要表现是（　　）
   A. 鼻塞　　B. 流涕
   C. 咳嗽　　D. 拒乳
   E. 发热

2. 对急性上呼吸道感染高热婴儿应特别警惕发生（　　）
   A. 中耳炎　　B. 支气管炎
   C. 肺炎　　D. 惊厥
   E. 呼吸衰竭

3. 对急性上感发热患儿护理不当的是（　　）
   A. 一般每 4 h 测体温 1 次　　B. 体温超过 37.5 ℃者降温
   C. 降温措施后半小时测体温　　D. 大量出汗者及时补水
   E. 烦躁不安者镇静

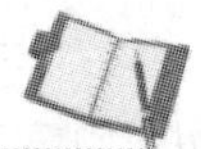

4. 预防小儿急性上呼吸道感染最关键的措施是(　　)

A. 避免受凉　　B. 避免劳累

C. 增强体质　　D. 加强隔离

E. 预防用药

【A2 型题】

5. 患儿,11 个月,发热、咳嗽、鼻塞、哭闹不安 1 d,测体温 39.7 ℃,咽充血,扁桃体不大,两肺呼吸音正常,患儿目前最主要的护理问题是(　　)

A. 体温过高　　B. 清理呼吸道无效

C. 有体液不足的危险　　D. 低效性呼吸型态

E. 恐惧

6. 患儿,7 个月,发热、咳嗽,医生诊断为急性上呼吸道感染,入院后测体温 38.8 ℃,在采集健康史的过程中,患儿突然出现两眼上翻,四肢抽动,最大可能是发生了(　　)

A. 心力衰竭　　B. 高热惊厥

C. 中毒性脑病　　D. 低钙惊厥

E. 化脓性脑膜炎

【A3/A4 型题】

(7 ~9 题共用题干)

患儿,1 岁,突起发热、哭闹、流涎、拒食。体检:体温 39.3 ℃,烦躁不安,咽部充血,咽腭弓、悬雍垂、软腭等处可见 2 ~4 mm 大小的疱疹,心肺听诊、腹部触诊正常。

7. 该患儿可能感染的病原体是(　　)

A. 疱疹病毒感染　　B. 白色念珠菌感染

C. 流感病毒感染　　D. 溶血性链球菌感染

E. 柯萨奇病毒感染

8. 该患儿哭闹、拒食的主要原因可能是(　　)

A. 头痛　　B. 咽部疼痛

C. 腹部不适　　D. 心理恐惧

E. 食欲减退

9. (假设信息)若患儿突然出现惊厥,其原因最有可能是(　　)

A. 高热　　B. 低血糖

C. 低血钙　　D. 颅内压升高

E. 癫痫

知识应用

1. 如何区别两种特殊类型上呼吸道感染?

2. 如何预防小儿急性上呼吸道感染?

3. 案例:宝宝,1 岁,以发热 2 d、拒食 1 d 入院。查体:体温 39.0 ℃,脉搏 120 次/min、呼吸 40 次/min,咽充血明显,有散在的水疱及溃疡,周围有红晕。余(-)。白细胞 5×10^9/L,淋

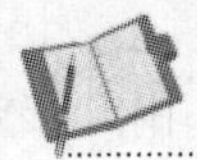

巴细胞65%,中性粒细胞35%。

思考问题:

(1)请判断宝宝是什么病?什么原因引起?

(2)如何评估宝宝目前的状况?

(3)宝宝存在哪些健康问题?列出护理诊断。

(4)请你为该宝宝制订一份合理的护理计划。

任务三　急性支气管炎认知

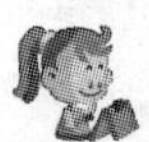

案例导学

贝贝,9个月,2 d前洗澡后出现发热,体温为38.9 ℃,继之咳嗽,为阵发性咳嗽,有痰,不易咳出。在当地诊所给予治疗(具体用药不详),病情无好转,遂来院就治。查体:体温39.5 ℃,脉搏150次/min,呼吸36次/min,咽充血,双肺呼吸音粗,可闻及可变的干性啰音,心腹检查无异常。该患儿诊断为急性支气管炎。

案例思考:

1. 如何评估贝贝的当前状况?
2. 贝贝当前有哪些健康问题需要解决?
3. 针对贝贝的病情,你需要做什么?
4. 怎样做好家属的卫生宣教工作?

活动1　疾病知识认知

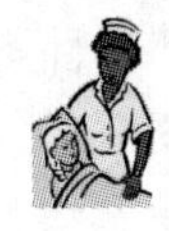

活动引入

问题:

1. 何谓急性支气管炎?常见的病原体有哪些?
2. 急性支气管炎的临床特点是什么?
3. 急性支气管炎与喘息性支气管炎有什么不同?

急性支气管炎是指由于各种致病原引起的支气管黏膜的急性炎症。婴幼儿发病率较高,常继发于上呼吸道感染之后,或为急性呼吸道传染病一种表现。

【病因】

凡能引起上呼吸道感染的病原体皆可导致本病,常为混合感染;特异性体质、免疫功能失调、营养不良、佝偻病、先天性心脏病等患儿常易反复发作;气候骤变、空气污染、化学因素的刺激等易诱发本病。

【临床表现】

1. 一般类型支气管炎(急性支气管炎)

(1)症状　起病可急可缓,大多先有上呼吸道感染症状,以咳嗽为主。早期为刺激性干咳,后因分泌物增多为湿咳。婴幼儿常伴发热、乏力、纳差、呕吐、腹泻等全身症状。

(2)体征　早期肺部听诊呼吸音粗糙,之后可闻及不固定的散在的干、湿性啰音。啰音常在体位改变或咳嗽后减少或消失。一般无气促和发绀。

2. 特殊类型支气管炎　特殊类型支气管炎又称为喘息性支气管炎(也称哮喘性支气管炎)。多见于3岁以下,有湿疹或其他过敏史的患儿,且有反复发作倾向。

(1)症状　患儿除具有一般支气管炎症状外,还伴有类似哮喘的表现。起病急,常继发于上感之后,主要表现为呼气时间延长(呼气性呼吸困难)。

(2)体征　听诊双肺布满喘鸣音(哮鸣音)及少量的粗湿性啰音,叩诊呈过清音。呼吸困难严重时可见鼻翼扇动、三凹征。

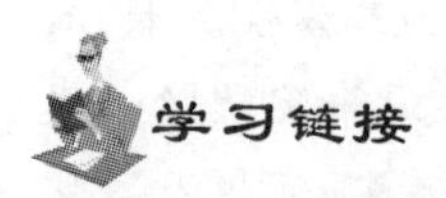

喘息性支气管炎特点

①多见于3岁以下,有湿疹或其他过敏史的患儿;②常继发于上感之后,咳嗽频繁,有呼气性呼吸困难伴喘息,夜间或清晨较重,或在哭闹、活动后加重,肺部叩诊呈过清音,两肺可闻及呼气性喘鸣音及少量粗湿性啰音;③有反复发作倾向,但大多数患儿预后良好,随年龄增长,复发次数减少,于4~5岁前痊愈,但少数可发展成为支气管哮喘;④血嗜酸性粒细胞与血清特异性IgE可升高。

【辅助检查】

急性支气管炎时,一般白细胞总数正常或减少,合并细菌感染者白细胞总数和中性粒细胞增高;喘息性支气管炎时血嗜酸性粒细胞与血清特异性IgE可升高。胸部X射线检查,显示肺纹理增粗或无异常改变。

【治疗原则】

主要是控制感染(细菌感染者应用抗生素)和对症治疗,如止咳、化痰、平喘等,严重时可采用雾化吸入或喘咳宁气物剂吸入。一般不用镇咳剂或镇静剂,以免抑制咳嗽反射,影响痰液咳出。

活动2　急性支气管炎患儿的入院评估

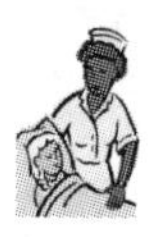

活动引入

1. **情景:**贝贝入院治疗。

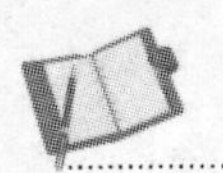

2. 问题：

(1)接诊贝贝入院时需要完成哪些工作呢?

(2)如何评估贝贝当前状况? 贝贝身体状况发生了什么变化?

【护理评估】

1. 健康史评估要点　询问患儿的年龄,发病及持续时间,有无诱发因素;详细询问患儿既往健康状况,有无湿疹、过敏史,有无反复呼吸道感染史或发生过喘息;了解患儿饮食情况,有无呕吐及腹泻;询问患儿有无呼吸道传染病接触史。

2. 身体状况评估要点　注意测量患儿体温、呼吸、脉搏;评估患儿有无咳嗽、咳痰、喘息,观察咳嗽的性质,痰液的颜色、量,是否能顺利咳出,喘息及缺氧程度;检查患儿双肺有无呼吸音的改变及啰音的特点;观察有无佝偻病、营养不良、虚胖、胸部畸形等表现。

3. 社会心理因素　评估家长认知情况,家长有无因患儿严重喘息导致呼吸困难而出现焦虑、担心等,了解患儿的居住环境。

活动3　急性支气管炎患儿的住院护理

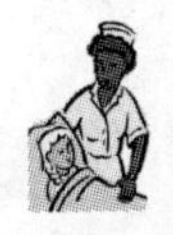

活动引入

经过你们对贝贝的入院评估:

1. 你发现贝贝有哪些护理问题需要解决? 请做出护理诊断。

2. 针对贝贝的护理问题,请你为贝贝制订一份合理的护理计划,并实施护理。

3. 护理中应注意观察哪些内容?

【护理诊断】

急性支气管炎护理诊断与相关因素见表8-6。

表8-6　急性支气管炎护理诊断与相关因素

护理诊断	相关因素
1. 清理呼吸道无效	与痰液黏稠不易咳出,气道分泌物堆积有关
2. 舒适的改变	与炎症导致的频繁咳嗽、喘息有关
3. 体温过高	与细菌或病毒感染有关

【护理措施】

1. 保持呼吸道通畅

(1)保持室内空气清新,定时开窗通风,避免直吹或对流风;室内温湿度适宜(温度18～22 ℃,湿度50%～60%),减少对支气管黏膜的刺激,利于呼吸道分泌物排出。

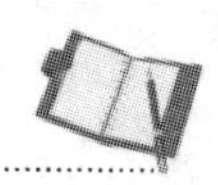

(2)保持安静,避免剧烈的活动和游戏,防止咳嗽加重,并且减少氧的消耗;卧床时应经常更换体位,促使呼吸道分泌物的排出。

(3)保证充足的水分和营养,鼓励患儿多饮水,使痰液稀释易于咳出;选择高蛋白、高热量、高维生素、清淡的流质或半流质饮食,少食多餐。

(4)观察咳嗽、痰液的性质,指导并鼓励患儿有效咳嗽。置患儿于半坐卧位或舒适体位,并经常更换体位,拍背,协助患儿排痰。具体方法:如五指并拢、掌指关节略屈呈空心掌状,由下向上、由外向内轻拍背部,同时边拍边鼓励患儿咳嗽,以使呼吸道及肺泡内分泌物松动排出。

(5)若痰液黏稠不宜咳出者,可按医嘱给予超声雾化吸入,湿化呼吸道,使痰液稀释促进排痰。雾化吸入器中加入生理盐水、庆大霉素、利巴韦林(病毒唑)、地塞米松、糜蛋白酶等药物,每天 2 次,每次 20 min 雾化吸入。

(6)痰液过多,按医嘱给予吸痰,动作要轻柔,以防损伤呼吸道黏膜,吸痰在哺乳 1 h以后。

2. 维持体温正常　密切观察体温变化,体温超过 38.5 ℃时采取物理降温、按医嘱给予退热剂等措施。

3. 病情观察　注意观察患儿的精神、面色、咳嗽、呼吸的变化,若发生呼吸困难、发绀,立即给予吸氧并告知医生。

4. 用药护理　按医嘱给予抗生素、解痉、祛痰、平喘等药物,注意观察药物的疗效及副作用。口服止咳糖浆后不要立即喝水,以使药物更好地发挥疗效。

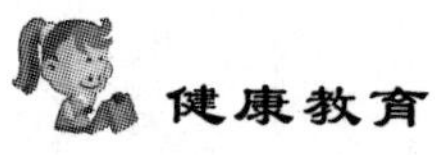

健康教育

情景:经过你们的细心护理贝贝已经痊愈,可以出院了。妈妈问护士贝贝回家以后应该注意什么?请你为其进行健康指导。

1. 向患儿及家长介绍本病的病因、主要表现及防治要点。

2. 指导患儿及家长开展户外活动,进行体格锻炼,增强机体对气温变化的适应能力。

3. 根据气温变化增减衣服,避免受凉或过热等;在呼吸道疾病流行期间,避免到人多拥挤的公共场所,以免交叉感染。

4. 加强营养,增强体质。积极防治营养不良、佝偻病、贫血和各种传染病,按时预防接种,增强机体免疫力。

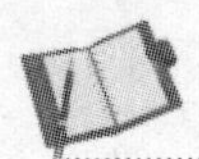

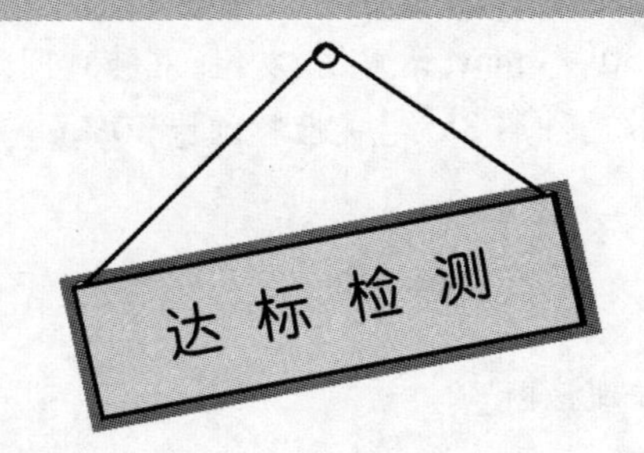

知识拷贝

【A2 型题】

1. 患儿,2 岁,发热、咳嗽 2 d,痰多,不易咳出,气促明显,体温 38.3 ℃,随呼吸出现痰鸣音,肺部听诊闻及粗大水泡音,患儿主要的护理问题是(　　)

A. 体温过高　　B. 清理呼吸道无效

C. 气体交换受损　　D. 潜在并发症心力衰竭

E. 低效性呼吸型态

2. 患儿,7 个月,发热、咳嗽,医生诊断急性支气管肺炎,入院后测体温 39.5 ℃,在采集健康史的过程中,患儿突然出现两眼上翻,四肢抽动,最大可能是发生了(　　)

A. 心力衰竭　　B. 高热惊厥

C. 中毒性脑病　　D. 低钙惊厥

E. 化脓性脑膜炎

【A3/A4 型题】

(3~4 题共用题干)

患儿,4 个月,发热、咳嗽 4 d,经抗生素治疗体温下降,咳嗽减轻,但痰液黏稠、咳出困难,气促,经拍背效果不佳,肺部听诊闻及粗大水泡音。

3. 为保持气道通畅,应采取的措施是(　　)

A. 吸氧　　B. 吸痰

C. 止咳　　D. 平喘

E. 雾化吸入

4. 患儿居室的温度、相对湿度宜是(　　)

A. 16~18 ℃,40%~50%　　B. 16~18 ℃,50%~60%

C. 18~22 ℃,40%~50%　　D. 18~22 ℃,50%~60%

E. 20~24 ℃,50%~60%

知识应用

1. 如何区别急性支气管炎与喘息性支气管炎?

2. 如何协助患儿排痰?

3. 案例:宝宝,1.5 岁,发热、咳嗽 2 d,加重 1 d 就医。宝宝 2 d 前无明显原因发热,体温波动在体温 37.6~38.5 ℃,咳嗽,初为干咳,昨天咳嗽有痰,精神不振,食欲差。查体：体温 38.5 ℃，脉搏 120 次/min，呼吸 30 次/min，无气促、发绀，双肺可闻及不固定的干性啰音。血常规示：白细胞 4×10^9/L，淋巴细胞 85%，中性粒细胞 30%。胸部 X 射线示：肺纹理增粗。

思考问题：

(1)如何评估宝宝目前的状况？

(2)宝宝存在哪些健康问题？列出护理诊断。

(3)请你为该患儿制订一份合理的护理计划。

任务四　肺炎认知

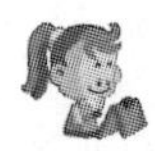

案例导学

贝贝，8 个月，以发热、咳喘 7 d 为主诉入院。查体：体温 39.2 ℃，脉搏 160/min，呼吸 60/min；患儿烦躁不安，面色轻度青紫，呈点头样呼吸，听诊双肺布满细湿性啰音；肝肋下可触及 3 cm，质稍硬，脾未及。血常规示：白细胞总数 12×10^9/L，中性粒细胞 60%；胸部 X 射线示：双肺纹理增粗，可见点片状淡薄影。

案例思考：

1. 如何评估贝贝的当前状况？
2. 贝贝当前有哪些健康问题需要解决？
3. 针对贝贝的病情，你需要做什么？怎么做？
4. 怎样做好家属的卫生宣教工作？

活动 1　疾病知识认知

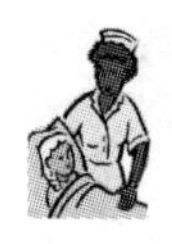

活动引入

问题：

1. 请解释肺炎、急性肺炎、迁延性肺炎概念。
2. 引起肺炎常见的病原体有哪些？
3. 肺炎患儿临床表现有哪些？
4. 肺炎患儿出现哪些临床表现，提示合并心力衰竭？
5. 你知道肺炎患儿应该做哪些辅助检查吗？

肺炎系指不同病原体或其他因素所致的肺部炎症，临床以发热、咳嗽、气短、呼吸困难和肺部固定湿性啰音为共同表现。该病是儿科常见疾病中威胁儿童健康和生命的疾

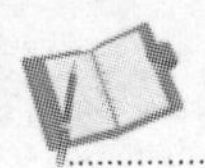

病之一,也是我国儿童保健重点防治的“四病”之一。

【分类】

1. 按病理分类　支气管肺炎、大叶性肺炎、间质性肺炎。

2. 按病因分类　感染性肺炎和非感染性肺炎。感染性肺炎包括病毒性、细菌性、支原体性、衣原体性、真菌性、原虫性肺炎。非感染性肺炎包括吸入性和坠积性肺炎等。

3. 按病程分类　急性肺炎(病程<1 个月)、慢性肺炎(病程>3 个月)和迁延性肺炎(病程 1 ~ 3 个月)。

4. 按病情分类　轻症肺炎(临床以呼吸系统表现为主)和重症肺炎(除呼吸系统严重受累外,其他系统也受累及全身中毒症状)。

5. 按临床表现典型与否　可分为典型性肺炎和非典型性肺炎(SARS)。

【病因】

1. 病原体　主要为细菌和病毒。细菌中以肺炎链球菌多见,其次为葡萄球菌、流感嗜血杆菌等;病毒中最常见的为呼吸道合胞病毒,其次为腺病毒、流感病毒等;其他:如支原体(见于年长儿)、霉菌性(见于滥用抗生素、激素的婴幼儿,营养不良患儿)。

2. 诱发因素　小儿肺炎的发生与环境关系密切,如居住拥挤、通风不良、阴暗潮湿、空气污浊及气候骤变等。婴幼儿营养不良、维生素 D 缺乏性佝偻病、贫血、先天性心脏病等疾病时,可使肺炎的发病率增加。

【发病机制】

病原体多由呼吸道入侵,也可经血行入侵,引起支气管、肺泡、肺间质的炎症。支气管黏膜充血、水肿、管腔变窄甚至阻塞,造成通气障碍;肺泡壁充血、水肿、增厚,肺泡腔内充满炎性渗出物,从而造成换气功能障碍。通气和换气障碍导致缺氧、二氧化碳潴留,而引起机体代谢及器官功能障碍。重症肺炎常伴有毒血症,而引起不同程度的感染中毒症状。缺氧、二氧化碳潴留及毒血症可导致循环、消化、神经系统受累及水、电解质与酸碱平衡紊乱。

【临床表现】

支气管肺炎是小儿时期最常见的肺炎,多见于婴幼儿。

1. 轻型肺炎　以呼吸系统症状为主,主要表现为发热、咳嗽、气促,但无全身中毒症状及其他脏器功能的损害。

(1)症状

1)发热　热型不定,多为不规则热,新生儿或重度营养不良儿可不发热,甚至低体温。

2)咳嗽　早期为刺激性干咳,之后为湿咳,咳嗽剧烈时常伴有呕吐。

3)气促　多发生在发热、咳嗽之后,表现为呼吸频率加快,每分钟可达 40 ~ 80 次;重者可有鼻翼扇动、点头呼吸或抽泣样呼吸、三凹征、口周发绀。

(2)体征　肺部听诊早期呼吸音粗糙,之后可闻及固定的中、细湿性啰音,背部两肺底及脊柱两旁为多,于吸气末更明显;若病灶融合扩大时出现肺实变。

2. 重型肺炎　患儿除呼吸系统症状外,常有全身中毒症状及循环、消化、神经系统受累的表现。

(1)循环系统　常见心肌炎、心力衰竭。

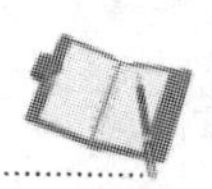

1)心肌炎　表现为面色苍白、心动过速、心音低钝、心电图显示ST段下移和T波低平、倒置。

2)心力衰竭　表现为:①心率增快,婴儿>180次/min,幼儿>160次/min;②呼吸突然加快,>60次/min;③极度烦躁不安,明显发绀,面色发灰;④心音低钝,有奔马律;⑤颈静脉怒张,肝短期内增大1.5 cm或在肋下可触及3 cm以上,少尿或无尿,颜面或下肢水肿等。

(2)神经系统　常表现为烦躁或嗜睡,脑水肿时出现意识障碍、惊厥、前囟膨隆、脑膜刺激征等。

(3)消化系统　常表现为纳差、呕吐、腹泻、腹胀等,发生中毒性肠麻痹表现为严重腹胀、肠鸣音消失,腹胀严重使膈肌抬高,加重呼吸困难。也可出现消化道出血,表现为呕吐咖啡渣样物,便血或大便潜血阳性等。

3.并发症　若延误诊断或病原体致病力强,可引起脓胸、脓气胸、肺大疱、肺脓肿等并发症。

4.几种不同病原体所致肺炎的特点(表8-7)

表8-7　几种不同病原体所致肺炎的特点

项目	呼吸道合胞病毒性肺炎	腺病毒肺炎	金黄色葡萄球菌肺炎	支原体肺炎
病原体	呼吸道合胞病毒	腺病毒	金黄色葡萄球菌	肺炎支原体
好发年龄	婴幼儿多见,尤其以2~6个月	6个月~2岁多见	多见新生儿及婴幼儿	婴幼儿及年长儿
症状	干咳、低中度发热、喘憋为突出表现	起病急,稽留热,全身中毒症状重,频咳,喘憋,呼吸困难、发绀	起病急、病情重、发展快,呈弛张型高热,婴儿可呈稽留热,中毒症状重	起病较慢,刺激性干咳为突出表现,类似百日咳
体征	以哮鸣音为主,肺底部可听到细湿性啰音	肺部体征出现晚,高热4~5 d,可闻及细小湿性啰音	肺部体征出现早,可闻及中、细湿性啰音,有猩红热样皮疹或荨麻疹	肺部体征不明显
X射线特点	肺气肿和支气管周围炎影像,点片状阴影	出现早,呈片状阴影,可融合成大病灶,有肺气肿	变化快,由小片状阴影迅速形成多发性小脓肿、肺大疱、脓胸等	4种改变:①支气管肺炎的征象;②肺门阴影增浓;③间质性肺炎征象;④均匀实变影
实验室检查	血白细胞计数正常	血白细胞计数正常	血白细胞计数明显增加,中性粒细胞比例增加并有核左移现象	血白细胞计数大多正常或增多

【辅助检查】

1. 血常规　病毒性肺炎白细胞数大多正常或降低；细菌性肺炎白细胞总数和中性粒细胞数常增高，并有核左移，胞浆中可见中毒颗粒。

2. 病原学检查　取鼻咽拭子或气管分泌物标本可做病毒分离、细菌培养以确定病原体，用免疫学方法进行细菌特异性抗原、抗体检测。

3. 胸部X射线检查　支气管肺炎早期肺纹理增粗，以后出现大小不等的斑片状阴影，可融合成片，以双肺下野、中内带及心膈区居多，可伴有肺气肿、肺不张。

【治疗概述】

采取综合措施，积极控制感染，改善肺的通气功能，对症治疗及防治并发症。

1. 控制感染

(1)抗生素治疗　①原则：早期、联合足量、足疗程、敏感、易渗入下呼吸道的药物；②疗程：用药时间至体温正常后5～7 d，临床症状基本消失3 d后停药。

(2)抗病毒治疗　利巴韦林(病毒唑)、干扰素等。

(3)抗真菌治疗　停止使用抗生素及激素，选用两性霉素，直至病灶消失；氟尿嘧啶，常与两性霉素B合用。

2. 对症治疗　吸氧、祛痰、止咳、平喘、退热，纠正水、电解质和酸碱失衡，防治心力衰竭、中毒性脑病、中毒性肠麻痹等。

3. 并发症治疗　并发脓胸及脓气胸者，及时进行胸腔穿刺引流，严重者可进行胸腔闭式引流。

活动2　肺炎患儿的入院评估

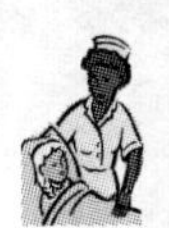

活动引入

1. **情景**：贝贝，8个月，以发热、咳喘7 d入院治疗。

2. **问题**：

(1)接诊贝贝时需要完成哪些工作任务？

(2)请你结合所学的知识为贝贝进行护理评估。

【护理评估】

1. 健康史评估要点

(1)详细询问发病诱因及发病时间。

(2)询问患儿的年龄，出生时是否足月顺产，有无窒息史。

(3)了解患儿生后是否按时预防接种，生长发育情况及家庭成员是否有呼吸道疾病史。

(4)评估患儿有无反复上呼吸道感染史，发病前有无呼吸道传染病如麻疹、百日咳等。

2. 身体状况评估要点

(1)测量生命体征。了解患儿有无发热，热型及热程。

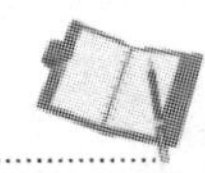

（2）评估患儿的精神状态、面色、咳嗽、咳痰情况。

（3）观察咳嗽的性质，痰液的颜色、量、黏稠度，痰液能否顺利咳出。

（4）注意患儿有无呼吸增快、鼻翼扇动、三凹征、发绀等呼吸困难的表现，有无循环系统、神经系统、消化系统受累的临床表现。

3. 社会心理因素　了解患儿有无因住院惧怕医护人员及陌生环境，与家人分离而产生焦虑、攻击行为、发呆、沉闷不语或抑郁等；有无因各种检查、治疗的刺激而紧张、悲伤、愤怒、恐惧等；评估家长对该病知识的了解情况。

活动3　肺炎患儿的住院护理

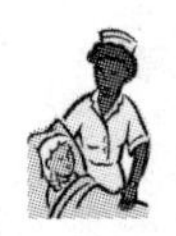

活动引入

问题：

1. 贝贝当前有哪些护理问题需要解决？请提出护理诊断、列出首优护理问题？
2. 针对贝贝的护理问题，请你为贝贝制订一份合理的护理计划。
3. 护理中应注意观察哪些内容？

【护理诊断】

肺炎护理诊断与相关因素见表8-8。

表8-8　肺炎护理诊断与相关因素

护理诊断	相关因素
1. 气体交换受损	与肺部炎症有关
2. 清理呼吸道无效	与呼吸道分泌物过多、黏稠、不易排出有关
3. 体温过高	与肺部感染有关
4. 营养失调：低于机体需要量	与摄入不足、消耗增加有关
5. 潜在并发症：心力衰竭、中毒性脑病等	与肺部炎症毒素和缺氧有关

【护理措施】

1. 保持呼吸道通畅　及时清除口鼻分泌物，经常变换体位，同时轻拍背部，协助患儿排痰。具体措施详见本项目任务三。

2. 改善呼吸功能，纠正缺氧状态

（1）保证环境舒适　病室定时通风换气（避免对流风），保持室内空气清新。温湿度适宜，室温控制在18～22 ℃，湿度保持在55%～60%。

（2）保证患儿休息　保证患儿安静休息，尽量避免哭闹，减少氧耗，减轻心脏负担。置患儿于半卧位，或抬高床头30°～60°，应经常帮助患儿翻身更换体位，或抱起患儿，减轻肺部瘀血和防止肺不张。

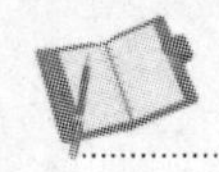

(3)氧疗　若患儿有呼吸困难、喘憋、口唇发绀、面色苍白等应立即遵医嘱给氧。①一般采用鼻导管吸氧,氧流量0.5～1 L/min,氧浓度为40%,氧气应湿化,以免损伤呼吸道黏膜。②缺氧严重者可用面罩吸氧,氧流量2～4 L/min,氧浓度为50%～60%。

3.维持正常体温　对体温过高的患儿应积极给予物理降温(详见本项目任务二),必要时按医嘱给退热剂进行药物降温,同时观察降温效果及体温变化。

4.补充营养和水分　供给患儿高蛋白、高能量、高维生素,清淡易消化流质或半流质饮食,应少量多餐;鼓励患儿多饮水,防止痰液黏稠不易咳出;严重不能进食者,遵医嘱静脉补充营养。

5.密切观察病情

(1)观察患儿有无心力衰竭　若患儿突然出现烦躁不安、面色苍白、发绀、呼吸和心率加快,提示合并心力衰竭,应及时报告医生,同时让患儿取半卧位,减少刺激,给予吸氧并减慢输液速度,输液时滴速应控制在每小时5 mL/kg。若患儿突然咳粉红色泡沫痰,提示急性肺水肿,立即将患儿置于端坐位,双腿下垂,并间歇吸入(每次不宜超过20 min)经20%～30%乙醇湿化的氧气。

(2)观察患儿有无中毒性脑病　若患儿出现烦躁、嗜睡、惊厥、呼吸不规则等表现时,提示合并中毒性脑病,应及时报告医生。

(3)观察患儿有无中毒性肠麻痹表现　若患儿腹胀明显同时伴低钾血症时,及时补钾;若有中毒性肠麻痹,应禁食,胃肠减压,遵医嘱皮下注射新斯的明,促进肠蠕动,消除腹胀,缓解呼吸困难。

(4)其他　若患儿体温持续不退或退而复升,中毒症状加重、呼吸困难、频繁咳嗽并咳出大量脓痰者,提示并发肺脓肿;如患儿病情突然加重,出现剧烈咳嗽、烦躁不安、呼吸困难、胸痛、面色青紫、患侧呼吸运动受限等,提示并发了脓胸或脓气胸,应立即配合医生做好胸穿或胸腔闭式引流的准备,做好术前护理。

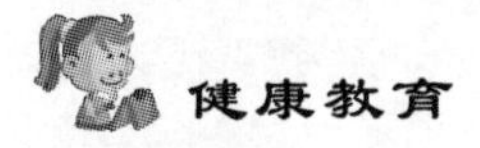

健康教育

情景:

经过你们的细心护理贝贝已经痊愈,可以出院了。妈妈问护士贝贝回家以后应该注意什么?请你为其进行健康指导。

1.向家长介绍肺炎的病因,临床表现,治疗过程及预后情况。

2.讲解肺炎的护理要点,如经常更换体位的重要性,教会家长患儿咳嗽时协助排痰的方法。

3.宣传肺炎预防的相关知识,如保护环境和家庭卫生、不随地吐痰,培养良好的卫生习惯。

4.积极防治上呼吸道感染,呼吸系统疾病感染的高发季节,尽量避免到人多的公共场所,避免交叉感染。

5.强调预防本病的关键是合理喂养,婴儿期提倡母乳喂养,均衡营养。

6.加强体格锻炼,多进行户外活动,提高机体对气温变化的适应能力及抗病能力。

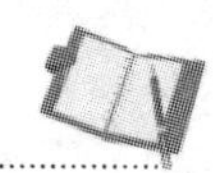

7. 在寒冷季节或气候骤变外出时,应注意保暖避免受凉,但应冷暖适度。

8. 按时预防接种,定期进行健康检查;积极治疗佝偻病、贫血、营养不良、先天性心脏病及各种急性传染病等,以减少肺炎的发生。

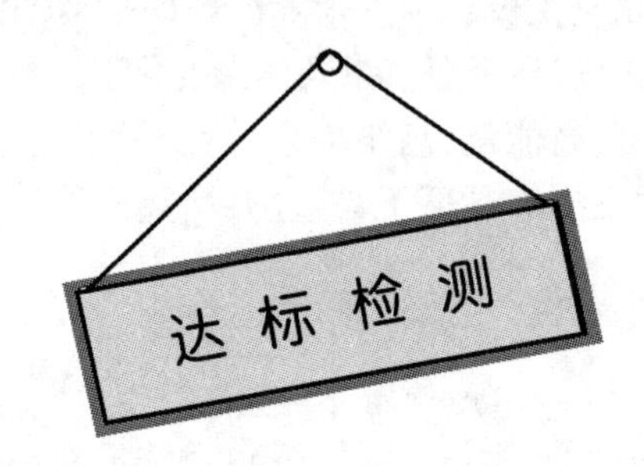

知识拷贝

【A1 型题】

1. 急性支气管肺炎患儿肺部听诊的特征性呼吸音改变是(　　)
   A. 呼吸音减弱　　B. 支气管呼吸音
   C. 中、细湿性啰音　　D. 干性啰音
   E. 哮鸣音
2. 支气管肺炎最主要的病理生理改变是(　　)
   A. 低氧血症　　B. 高碳酸血症
   C. 细菌毒血症　　D. 酸中毒
   E. 电解质紊乱
3. 肺炎患儿应采取的体位是(　　)
   A. 去枕平卧位　　B. 头低足高位
   C. 半卧位　　D. 右侧卧位
   E. 左侧卧位

【A2 型题】

4. 患儿,6 个月,发热、咳嗽 2 d,诊断肺炎,现突然出现烦躁不安,呼吸急促,口唇发绀,心率 180 次/min,肝右锁骨中线肋缘下 3.5 cm,最可能是肺炎合并(　　)
   A. 脓气胸　　B. 急性心力衰竭
   C. 急性肝炎　　D. 急性呼吸衰竭
   E. 中毒性脑病
5. 患儿,7 个月,发热 2 d,出现咳嗽、痰鸣、气促。体温 38 ℃,双肺闻及粗大水泡音、痰鸣音及少量中小水泡音。对患儿首先要采取的措施是(　　)
   A. 吸氧　　B. 吸痰
   C. 拍背　　D. 退热
   E. 镇静
6. 患儿,1 岁 3 个月,发热、咳嗽、气促 3 d,经治疗病情不见好转,突然出现烦躁不安、面色苍白、呼吸困难,呼吸 60 次/min,心率 180 次/min,肝肋下 3 cm。应立即

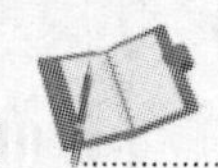

给予的措施是(　　)

A. 吸氧、降低颅内压　　B. 吸痰、吸氧、镇静

C. 吸氧、镇静、强心　　D. 镇静、降低颅内压

E. 吸氧、扩充血容量

7. 患儿,11 个月,因“发热、咳嗽 2 d”入院,诊断肺炎,入院第 2 天,突然出现烦躁不安、呼吸急促、发绀。体温 38 ℃,呼吸 70 次/min,心率 186 次/min,心音低钝,两肺细湿性啰音增多,肝肋下 3 cm。应立即将患儿置于(　　)

A. 头高位　　B. 头低位

C. 平卧位　　D. 侧卧位

E. 半卧位

【A3/A4 型题】

(8 ~9 题共用题干)

患儿,1.5 岁,咳嗽、发热 3 d,应用抗生素治疗无效,出现喘憋、呼吸困难。体温 38 ℃,呼吸急促,44 次/min,心率 150 次/min,烦躁,口唇、口周发绀,双肺闻及散在的细湿性啰音,肝肋下 1.5 cm。

8. 患儿目前最主要的护理问题是(　　)

A. 体温过高　　B. 清理呼吸道无效

C. 低效性呼吸型态　　D. 气体交换受损

E. 恐惧

9. 应立即采取的措施是(　　)

A. 吸痰　　B. 吸氧

C. 降温　　D. 指导咳痰

E. 拍背

知识应用

1. 肺炎患儿对居室温度和湿度有什么要求?
2. 如何观察肺炎患儿在病程中发生心力衰竭、中毒性脑病的临床表现?
3. 如何指导家属协助患儿排痰?

综合训练四　肺炎患儿的护理案例分析

【实践目的】

1. 能初步运用护理程序对肺炎患儿进行护理评估,提出护理诊断,并依据护理诊断制订护理措施,并能实施护理。

2. 通过实践锻炼、提高学生与患儿及家长的沟通能力,同时加强学生的责任心及对患儿同情、爱护和关心。

【实践方法】

1. 临床见习

(1) 实习地点　综合性医院儿科病房。

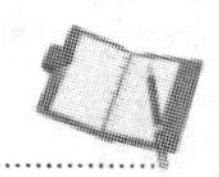

(2)实习方法　每5～10名学生1组，由带教老师带领到病房查看病人，边观察、边讲解，最后选择1名肺炎患儿作为护理对象，书写1份肺炎患儿的护理计划。

2. 病例讨论

(1)地点　教室。

(2)方法　①由带教老师向学生展示1～2份较典型的肺炎患儿的简要病史，提出讨论的问题。②每5～10名学生一组进行讨论，并有专人组织与记录。③由各组代表发言，教师做最后总结。④每个学生书写1份肺炎患儿的护理计划。

(3)多媒体演示　组织观看"肺炎患儿护理"电教片。

(4)展示案例

案例1：宝宝，4个月，以发热、咳嗽、气促3 d为主诉入院。查体：体温37 ℃，脉搏160次/min，呼吸60次/min，体重6 kg。发育正常，营养中等，神志清，精神欠佳，头颅无畸形，前囟1.0 cm×1.0 cm，鼻翼扇动，口周稍发绀，咽红，三凹征(+)。双肺呼吸音粗，可闻及广泛哮鸣音、痰鸣音，双肺底可闻及细小湿性啰音。心(-)。腹软，肝肋下3 cm，质软。血常规示：白细胞5.58×10^{9}/L，中性粒细胞38%，淋巴细胞49%，红细胞3.69×10^{12}/L，血红蛋白103 g/L。

思考问题：①你考虑宝宝是什么病，依据是什么，条件允许的话还需做哪些检查？②宝宝存在哪些护理问题？③请你针对宝宝存在的护理问题制订一份合理的护理计划。

案例2：宝宝，2岁半，以"发热、咳嗽3 d，烦躁、喘憋半天"为主诉入院。查体：体温38 ℃，脉搏170次/min，呼吸60次/min，烦躁憋喘较重，呼吸急促伴呻吟。鼻翼扇动，口唇发绀，咽充血，双侧扁桃体Ⅰ度肿大。颌下淋巴结可触及如黄豆大小，活动度好。两肺布满哮鸣音及中细湿性啰音。肝右肋下3 cm，边钝，质稍硬，脾未触及。血常规示：血红蛋白105 g/L，白细胞13.6×10^{9}/L，分类：中性粒细胞0.75，淋巴细胞0.25。胸片示：双肺散在点片状阴影。

思考问题：①宝宝身体状况发生了什么变化？②宝宝目前有哪些健康问题需要解决？③请针对宝宝的健康问题实施护理。

【小结】

1. 每组选派1名学生代表展示见习结果，组间互评，老师总结。

2. 布置作业：①请同学们将讨论结果填入护理计划单中(综合能力训练—护理计划单)。

②肺炎患儿出现哪些临床表现提示发生心力衰竭？

③肺炎患儿护理中病情观察的重点是什么？

(孙玉凤)

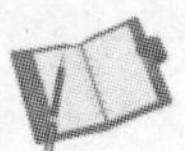

项目九

循环系统疾病患儿的护理

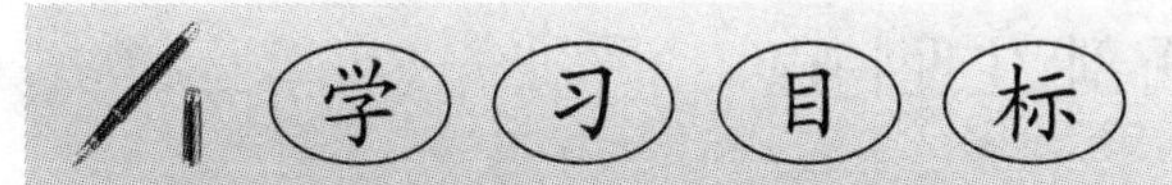

知识与技能目标

1. 领会小儿循环系统解剖生理特点及常见小儿先天性心脏病的血流动力学变化特点。

2. 分析胎儿血液循环特点及生后改变。

3. 识记先天性心脏病的分类和常见先天性心脏病的临床表现及治疗原则。

4. 应用护理程序为先天性心脏病患儿制订护理计划并实施整体护理。

过程与方法目标

1. 案例导学、情景设置、问题引领，指导学生通过各种途径（课本、互联网、图书阅览室等）查阅资料，对所学内容进行预习。

2. 通过小组合作学习，体验团队合作过程，学会自主学习。

3. 根据案例，模拟进行“先天性心脏病患儿”病情评估。

情感态度与价值观目标

1. 通过模拟接诊，锻炼学生的沟通能力。

2. 培养学生关心体贴儿童的态度及实际工作中的团队合作精神。

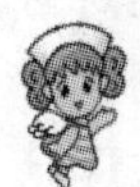

项目分析

本项目主要介绍小儿循环系统解剖生理特点和先天性心脏病。重点为几种常见先天性心脏病的临床表现、治疗原则和整体护理，难点为常见先心病的血流动力学变化特点。

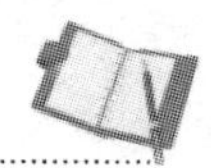

任务一　小儿循环系统解剖生理特点认知

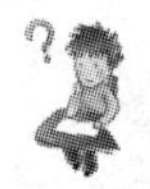

问题导学

李女士因发热、咳嗽2 d到当地小诊所就医，给予头孢氨苄、病毒唑等药物治疗，效果不佳，3 d后到县人民医院，医生诊断“流感”，早期妊娠。

李女士问：我所使用的药物对胎儿有影响吗？

活动　探究小儿循环系统解剖、生理特点

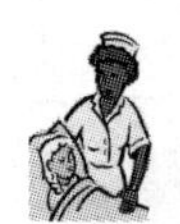

活动引入

问题：

1. 心脏胚胎发育的关键时期是什么时间？
2. 胎儿时期血液循环的特殊通过道有哪些？
3. 胎儿血液循环特点是什么？ 出生后发生什么变化？
4. 为什么小儿年龄越小心率越快血压越低？
5. 小儿测量心率、血压时应注意哪些问题？

（一）心脏胚胎发育

原始心脏在胚胎第2周开始形成，此时的心脏为一纵直管道；胚胎第4周心脏有循环作用，但此时心房和心室是共腔；此后于房、室交界处长出心内膜垫，心内膜垫相接将心脏分为心房和心室；胚胎第8周房、室间隔完全形成，即成为具有四腔的心脏。之后，动脉总干分为主动脉和肺动脉。妊娠第2～8周是胚胎心脏发育的关键期，在此期间如受某些理化因素和生物因素的影响，则导致心血管发育畸形。

（二）胎儿血液循环及出生后改变

1. 胎儿血液循环　胎儿时期来自母体的动脉血通过胎盘的弥散功能经脐静脉进入胎儿体内，在肝脏下缘分为两支：一支入肝与门静脉汇合，再经肝静脉进入下腔静脉；另一支经静脉导管直接进入下腔静脉，与来自下半身的静脉血汇合，共同流入右心房。来自下腔静脉血液（以动脉血为主）进入右心房后，在下腔静脉瓣的阻隔作用下，大部分经卵圆孔进入左心房，再经左心室流入升主动脉，主要供心、脑、上半身，并经上腔静脉回流至右心房。来自上腔静脉的静脉血液进入右心房后，绝大部分流入右心室，与来自腔静脉的血一起进入肺动脉，由于胎儿时期肺处于压缩状态，故肺动脉内血液只有少量进入肺经肺静脉回到左心房，大量血液经动脉导管进入主动脉与来自升主动脉的血汇

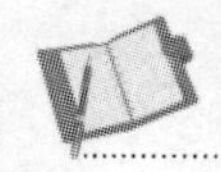

合后，进入降主动脉（以静脉血为主），供腹腔脏器和下半身，代谢后的静脉血，大部分经脐动脉回至胎盘，再次进行气体交换，换取营养和氧气（图9-1）。

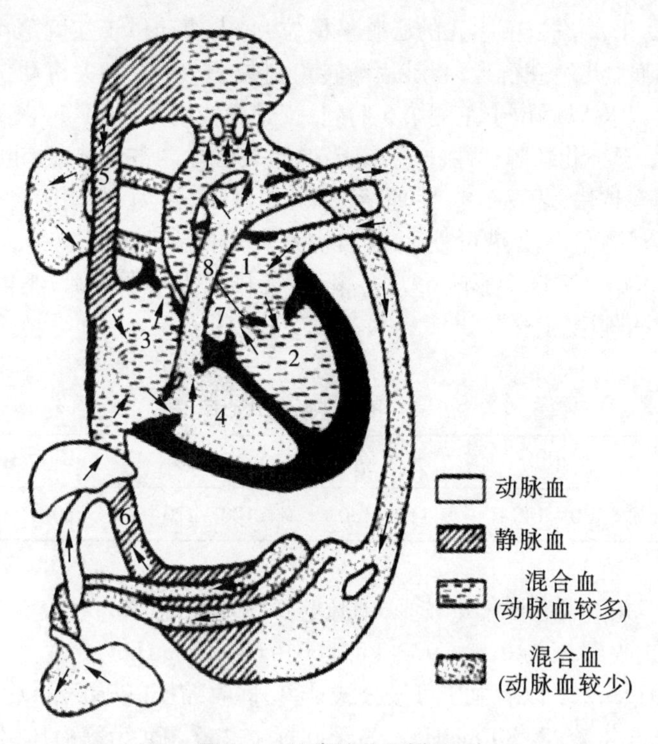

图9-1　正常胎儿血循环

1.左心房　2.左心室　3.右心房　4.右心室

5.上腔静脉　6.下腔静脉　7.主动脉　8.肺动脉

胎儿血液循环特点：①胎儿的营养和气体交换是通过胎盘的弥散功能完成；②胎儿期因肺处于压缩状态，无有效呼吸，只有体循环，无肺循环；③静脉导管、卵圆孔、动脉导管是胎儿血液循环的特殊通道；④胎儿左右心都向全身供血；⑤胎儿体内大多为混合血，肝血氧含量最高，心、脑、上半身次之，腹腔脏器及下半身最低。

2.出生后血液循环改变　出生后脐带结扎，胎儿血液循环停止，肺循环建立。

（1）脐血管闭塞　胎儿出生后脐带结扎，脐血管先功能闭塞，6～8周脐血管解剖闭塞形成韧带。脐静脉成为肝圆韧带，脐动脉成为膀胱脐韧带。静脉导管成为静脉韧带。

（2）卵圆孔关闭　出生后肺循环建立，由肺循环回至左心房血量明显增多，使左心房压力升高，当左心房压力超过右心房时，卵圆孔先功能性关闭，于生后5～7个月解剖上关闭。

（3）动脉导管闭合　出生后由于肺循环建立，使肺动脉内压力降低，流经动脉导管内的血液逐渐减少到停止，动脉导管先行功能性关闭，最后闭塞形成动脉韧带。约80%婴儿于生后3～4个月形成解剖上关闭，95%婴儿于生后1年形成解剖上关闭，若1岁后仍未关闭，可认为动脉导管未闭（即先天性心脏病）。

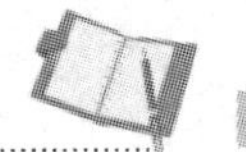

(三)各年龄小儿心脏、心率、血压的特点

1. 心脏大小、位置　小儿心脏相对比成人重,年龄越小,心脏体积相对越大。心脏位置随年龄而变化,2 岁以下小儿的心脏呈横位,心尖搏动位于左侧第 4 肋间锁骨中线外侧;2 岁以后随小儿站立行走,心脏逐渐转为斜位;3 ~7 岁心尖搏动位于左侧第 5 肋间、锁骨中线处;7 岁以后位于左侧第 5 肋间、锁骨中线内 0.5 ~1 cm。

2. 心率　由于小儿新陈代谢旺盛,交感神经兴奋性高占优势,迷走神经兴奋性低,故年龄越小,心率越快(表 9-1),生理情况下,如进食、活动、哭闹等可使心率加快,故应在小儿安静时测量。发热可使心率加快,一般体温每升高 1 ℃,心率增加 10 ~15 次/min。许多病理情况会影响小儿心率,若在排除上述原因后,不能解释心率异常者,应注意查找病理原因。

表 9-1　不同年龄小儿心率值

年龄	新生儿	<1 岁	2 ~3 岁	4 ~7 岁	8 ~14 岁
心率(次/min)	120 ~140	110 ~130	100 ~120	80 ~100	70 ~90

3. 血压　小儿由于心搏出量较少,动脉壁弹性较好,血管口径较大,故年龄越小,血压越低。新生儿收缩压为 8.0 ~9.3 kPa(60 ~69.8 mmHg),1 岁为 9.3 ~10.7 kPa(69.8 ~80 mmHg),2 岁以后血压可按公式计算,即收缩压(kPa)= 年龄×0.26+10.7,或收缩压(mmHg)= 年龄×2+80 mmHg。高于此标准 2.6 kPa 为高血压,低于此标准 2.6 kPa 为低血压。舒张压为收缩压的 2/3(1 kPa≈7.5 mmHg,1 mmHg≈0.133 kPa)。

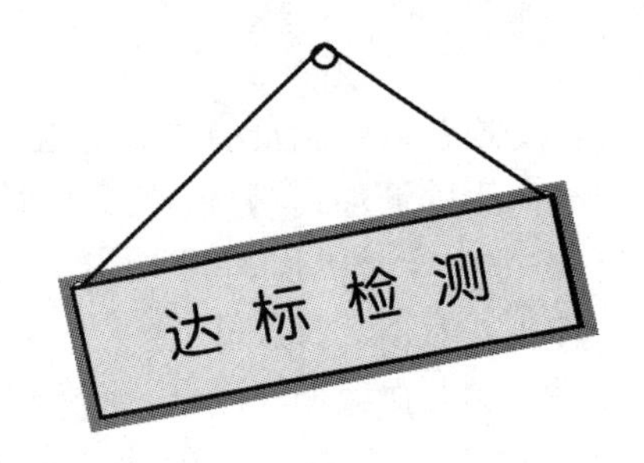

知识拷贝

【A1 型题】

1. 先天性心脏畸形发生在妊娠第(　　)

A. 1 ~2 周　　B. 2 ~8 周

C. 9 ~12 周　　D. 13 ~16 周

E. 17 ~20 周

2. 胎儿体内血氧含量最高的部位是(　　)

A. 肝　　B. 心脏

C. 脑　　D. 下肢

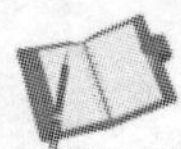
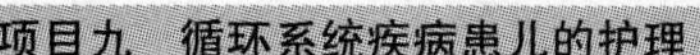

E. 上肢

3. 卵圆孔正常情况下解剖关闭多在生后(　　)

A. 1 ~3 个月　　B. 2 ~4 个月

C. 3 ~5 个月　　D. 5 ~7 个月

E. 9 ~12 个月

4. 准确测量小儿心率宜在(　　)

A. 运动后　　B. 安静时

C. 入睡时　　D. 哭闹时

E. 进食后

5. 测量小儿血压时,袖带宽度应为(　　)

A. 上臂长度的 1/2 ~2/3　　B. 前臂长度的 1/2 ~2/3

C. 前臂长度的 1/3 ~1/2　　D. 上臂长度的 1/3 ~1/2

E. 上臂周长的 1/2 ~2/3

6. 关于小儿血压及测量方法错误的是(　　)

A. 小儿血压较成人低　　B. 袖带过宽测得血压偏低

C. 舒张压为收缩压的 1/3　　D. 袖带宽度为上臂长度的 1/2 ~2/3

E. 袖带过窄测得血压偏高

7. 5 岁小儿平均血压应为(　　)

A. 110/80mmHg　　B. 100/70mmHg

C. 90/60mmHg　　D. 80/50mmHg

E. 70/50mmHg

8. 1 岁以内小儿心率是(　　)

A. 70 ~90 次/min　　B. 90 ~110 次/min

C. 110 ~130 次/min　　D. 100 ~120 次/min

E. 120 ~130 次/min

9. 小儿血压的计算公式是(　　)

A. 收缩血压(mmHg)= 年龄×2+50　　B. 收缩血压(mmHg)= 年龄×2+60

C. 收缩血压(mmHg)= 年龄×2+70　　D. 收缩血压(mmHg)= 年龄×2+80

E. 收缩血压(mmHg)= 年龄×2+90

任务二　疾病知识认知

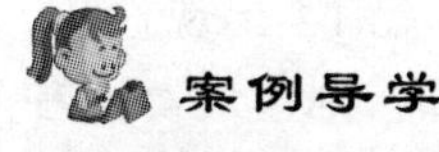

毛毛,2 岁,以间断发热、咳嗽 6 个月余,伴气喘水肿 3 d 入院。检查:体温 38.5 ℃ 脉搏 138 次/min,呼吸 40 次/min,血压 13.3/10.7 kPa(100/80 mmHg)。发育欠佳,颜面、两下肢及足背明显水肿,口唇轻度发绀,咽稍充血。呼吸稍快,双肺可闻及少许干性

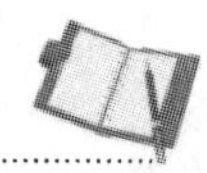

啰音，三凹征(-)。心前区轻度隆起，胸骨左缘3~4肋间可闻及Ⅲ~Ⅳ级粗糙的收缩期杂音。腹软，肝右肋下3 cm，质中等硬。医生诊断室间隔缺损合并心力衰竭。

案例思考：

1. 毛毛存在哪些护理问题？
2. 如何对毛毛实施护理？

活动1 疾病知识认知

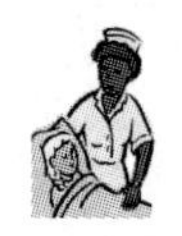

活动引入

问题：

1. 何谓先天性心脏病？
2. 先天性心脏病的主要病因是什么？
3. 先天性心脏病分几型？分型依据是什么？
4. 左向右分流型先天性心脏病有哪些共同表现与并发症？
5. 法洛四联症的畸形有哪些？常见并发症有哪些？
6. 四种常见先天性心脏病心脏体征有何区别？

先天性心脏病(简称先心病)，是胎儿时期心脏及大血管发育异常而致的先天畸形，是小儿时期最常见心脏病。

【病因】

病因尚未完全明确，但是任何能影响胚胎心脏发育的因素均可使心脏的某一部位发育停滞和异常。一般认为，在妊娠第2~8周，心脏发育的关键期，受外在或内在因素的影响，引起心脏、大血管发育畸形。

1. 内在因素　主要是遗传因素(如染色体易位与畸变)。

2. 外在因素　①宫内感染尤其是病毒感染：如风疹、流感、腮腺炎、柯萨奇等病毒感染；②理化因素影响：如孕母接触大量放射线、服用抗癌(如甲氨蝶呤、白消安、环磷酰胺等)、抗癫痫等药物；③其他：如孕妇酗酒、吸食毒品，孕母患糖尿病、高钙血症等。

【分类】

根据左右心腔或大血管间有无血液分流及分流方向，将先天性心脏病分为以下三类：

1. 左向右分流型(潜伏青紫型)　此类先心病多见，指在左、右心之间或主、肺动脉之间有异常通道。包括室间隔缺损(图9-2)、房间隔缺损(图9-3)、动脉导管未闭(图9-4)。在一般情况下，由于体循环压力高于肺循环，血液自左向右分流而不出现青紫；当屏气、剧烈哭闹或病理情况下，肺循环压力增高并超过体循环压力时，则血液发生右向左分流(静脉血流入动脉血)而出现暂时性青紫，故此型又称潜伏青紫型。随着病情进展，肺血流量的持续增加致使肺小动脉发生痉挛，产生动力型肺动脉高压，日久肺小动脉肌层和内膜层增厚，肺循环阻力进行性增加，形成梗阻性肺动脉高压，产生反向分

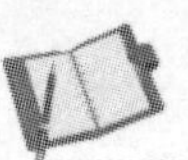

流而出现持续性青紫，称艾森曼格综合征。

2. 右向左分流型（青紫型） 是先天性心脏病中最严重的一种，常见有法洛四联症（图9-5）和大动脉转位等。畸形存在致右心压力超过左心（如肺动脉狭窄），或大血管起源异常（如主动脉骑跨）等，导致大量静脉血液流入体循环，而出现全身持续青紫。

3. 无分流型（无青紫型） 常见主动脉缩窄、肺动脉狭窄等。指左右心腔及大血管间无分流存在，故无青紫。

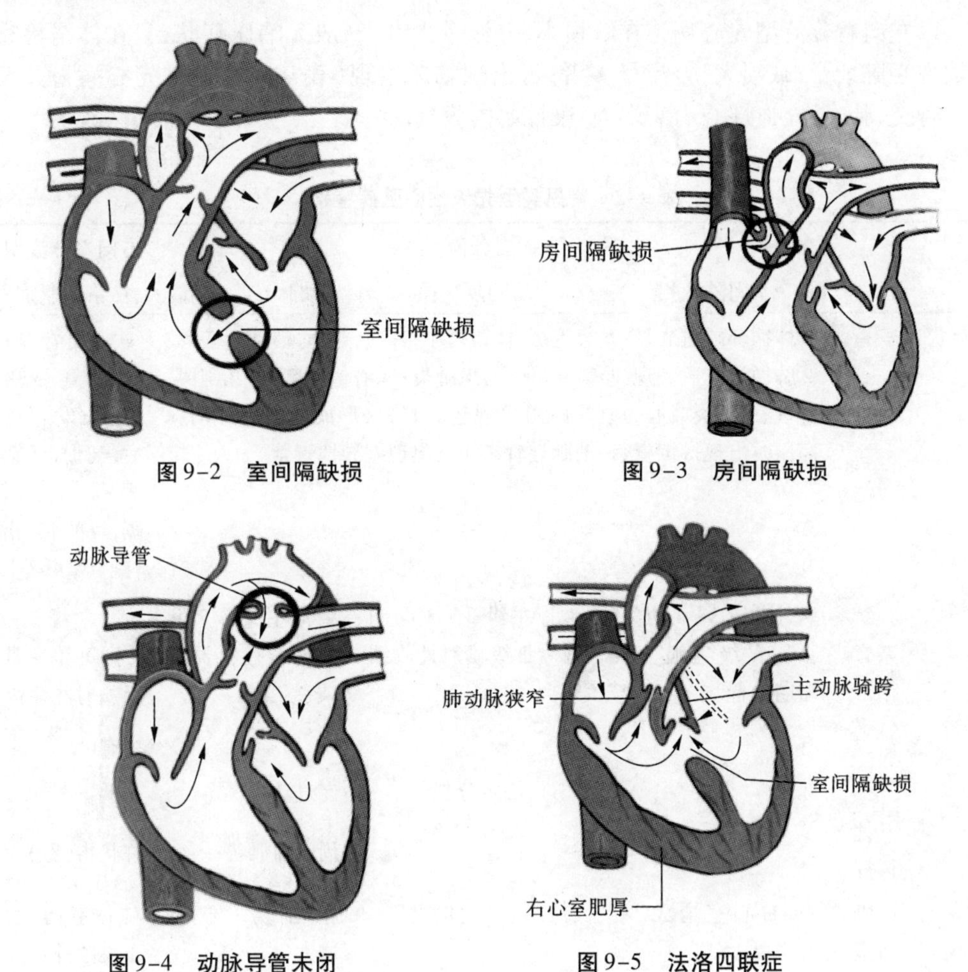

图9-2 室间隔缺损

图9-3 房间隔缺损

图9-4 动脉导管未闭

图9-5 法洛四联症

【血流动力学】

1. 左向右分流型先心病 左向右分流型先心病，一般情况下是左心血液流向右心，左心排血量减少，致使体循环血量减少（体循环缺血）；右心接受血量增多，致使肺循环血量增加（肺循环充血），使心脏负荷加重。如室间隔缺损出现左、右心室及左心房增大，房间隔缺损出现右心室、右心房增大，动脉导管未闭出现左心室、左心房增大。

2. 右向左分流型先心病 法洛四联症的血流动力学改变的关键是肺动脉狭窄。肺动脉狭窄轻者，有较多的血液进入肺氧合，因而青紫较轻。肺动脉狭窄严重时，血液进入肺循环受阻，右心室压力增高，引起右心室代偿性肥厚，右心室压力超过左心室压力，

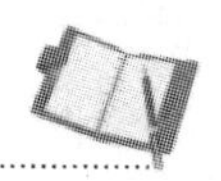

血液自右向左分流，右心室的静脉血通过室间隔缺损分流到左心室。由于主动脉骑跨于两心室之上，主动脉除接受左心室来的血液外，还直接接受一部分来自右心室的静脉血，输送到全身各部，因而出现全身持续性青紫。同时因肺动脉狭窄，进入肺循环进行气体交换的血流量减少，加重缺氧和青紫。长期缺氧，刺激骨髓代偿性产生过多的红细胞，血液黏稠度增加。

【临床表现】

1. 左向右分流型先心病　在缺损小、分流量少者，一般无临床症状，只在体格检查时发现心脏杂音；缺损大、分流量多者，可出现临床表现（表9-2），此型先心病易并发支气管炎、肺炎、充血性心力衰竭、感染性心内膜炎。

表9-2　常见类型先天性心脏病鉴别

分类		左向右分流型			右向左分流型
		室间隔缺损	房间隔缺损	动脉导管未闭	法洛四联症
症状		①体循环缺血表现：发育迟缓，体格瘦小，苍白，乏力，活动后心悸；②肺循环充血表现：咳嗽、气促、易患肺炎；③潜伏青紫：患儿剧哭、屏气、患肺炎或心力衰竭时可出现暂时青紫，形成梗阻性肺动脉高压时出现持续青紫，动脉导管未闭者出现差异性青紫。			①持续青紫；②缺氧显著[生长发育落后，气促，活动无耐力，喜蹲踞，杵状指（趾），晕厥等]
体征	杂音	胸骨左缘3～4肋Ⅲ～Ⅳ级粗糙全收缩期杂音	胸骨左缘2～3肋间Ⅱ～Ⅲ级喷射性收缩期杂音	胸骨左缘第2肋间连续性机器样杂音	胸骨左缘2～4肋间Ⅱ～Ⅲ级喷射性杂音
	震颤	有	无	有	可有
	P_2	亢进	亢进，固定分裂	亢进	减低
	其他体征	—	—	周围血管征	杵状指（趾）
X线检查	心脏房室	左、右心室增大，左心房可大	右心房、心室增大	左心房、心室增大	右心室增大，心尖圆钝上翘呈“靴形”心
	肺动脉段	凸出	凸出	凸出	凹陷
	肺野	充血	充血	充血	清晰
	肺门舞蹈	可有	有	有	无
	肺门阴影	增粗	增粗	增粗	缩小
	主动脉影	缩小	缩小	主动脉弓增大	增粗

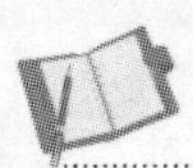

续表 9-2

分类	左向右分流型			右向左分流型
	室间隔缺损	房间隔缺损	动脉导管未闭	法洛四联症
心电图	正常、左心室或双心室增大	右心室肥大,不完全性右束支传导阻滞	左心室肥大,左心房肥大	右心室肥大
超声心动图	左、右心室内径增大,室间隔回声中断,右室内探及收缩期湍流	右心房、心室内径增大,房间隔回声中断,右心房内探及湍流	左心房、心室内径增大,主动脉内径增宽见主动脉内血液经过动脉导管入肺动脉	主动脉根部右移、内径增大,右心室流出道狭窄,左心室内径变小,室间隔回声中断,右心室血液流入主动脉
心导管检查	右心室血氧含量高于右心房,右心室压力增高,导管可由右心室进入左心室	右心房血氧含量高于上下腔静脉,导管可由右心房进入左心房	肺动脉血氧含量高于右心室,导管易从肺动脉进入降主动脉	导管易从右心室进入主动脉或左心室,不易进入肺动脉,右心室与肺动脉压差增大;造影时肺动脉和主动脉同时显影

2. 右向左分流型先心病　常见的有法洛四联症,是存活婴儿中最常见的青紫型先心病,由肺动脉狭窄(多为漏斗部狭窄)、室间隔缺损(多为膜部缺损)、主动脉骑跨、右心室肥大四种畸形组成,其中以肺动脉狭窄为重要。①最突出的表现是青紫,多见于毛细血管丰富的部位,如口唇、甲床、耳垂、鼻尖等处明显;②缺氧发作:表现为阵发性呼吸困难,青紫加重,严重者可突然昏厥、抽搐,甚至猝死,其原因是由于在肺动脉漏斗部狭窄的基础上,突然发生该处肌肉痉挛,引起一时性肺动脉梗阻,使脑缺氧加重;③蹲踞症状:患儿于行走、活动时,因气急常主动下蹲片刻,蹲踞时下肢受压,体循环阻力增加,使右向左分流量减少,从而缺氧症状暂时得以缓解。常见并发症有亚急性细菌性心内膜炎,脑血栓与脑脓肿。

【辅助检查】

X 射线检查(图 9-6 ~ 图 9-9),其他见表 9-2。

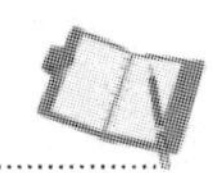

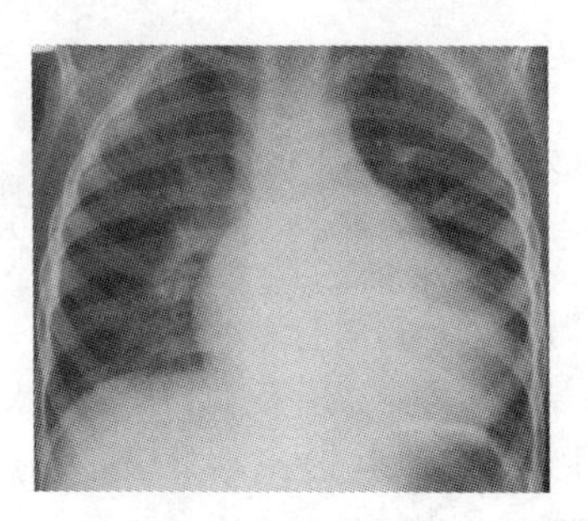

图 9-6 室间隔缺损(肺充血,肺动脉段凸出,左、右心室增大)

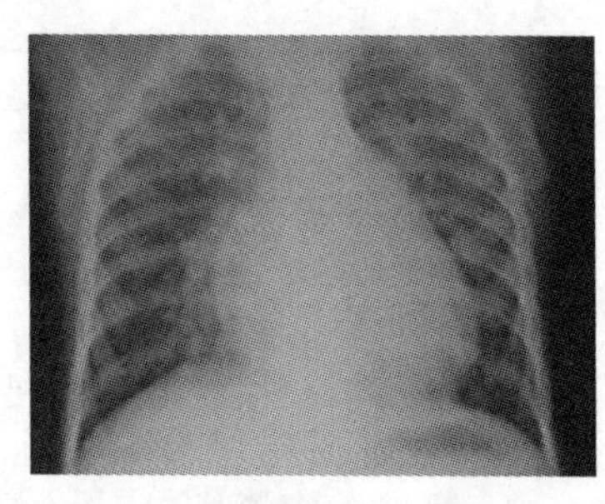

图 9-7 房间隔缺损(肺充血,肺动脉段凸出,左心房、右心室增大)

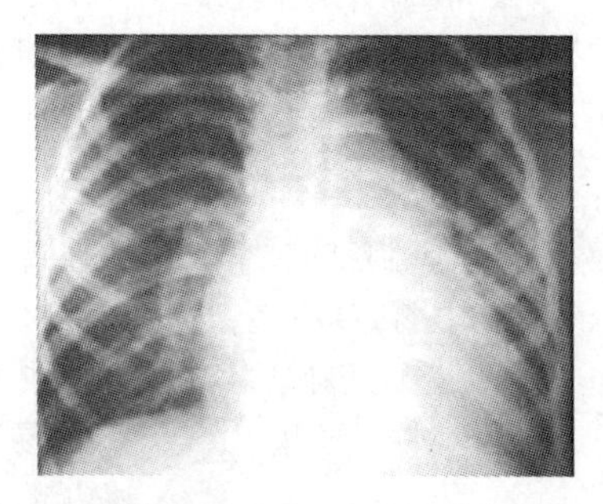

图 9-8 动脉导管未闭(肺动脉段凸出,左心房、左心室大,主动脉弓扩大)

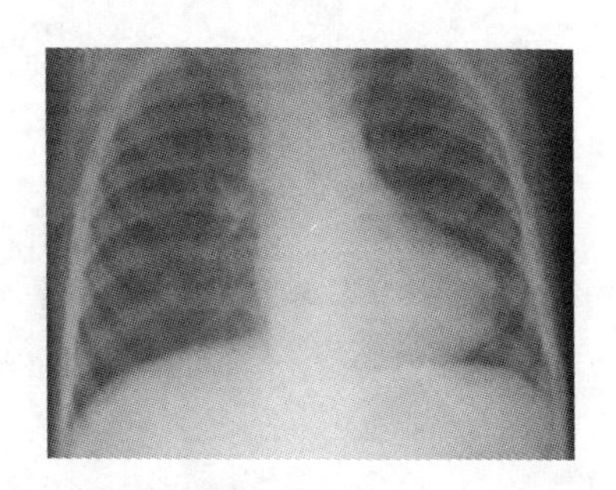

图 9-9 法洛四联症(右心室增大、肺动脉段凹陷使心尖圆钝上翘呈“靴形”心,肺门血管影缩小,肺野清晰)

【治疗概述】

1. 内科治疗 预防呼吸道感染、亚急性细菌性心内膜炎,防止心力衰竭、脑血栓与脑脓肿等并发症。

2. 外科治疗

(1)左向右分流型先心病 中大型缺损,一般在 4~6 岁进行手术治疗为宜。小型室间隔缺损 1 岁前有可能自然关闭(缺损<0.3 cm 者多可自然闭合),分流量小的房间隔缺损和动脉导管未闭者,可采用心导管介入疗法。

(2)右向左分流型先心病 大多数于 2 岁时实施根治手术。若重度发绀、肺血管发育不良,应先做姑息手术即体肺分流术,2 岁时再做选择性根治手术。

活动2 先天性心脏病患儿的入院评估

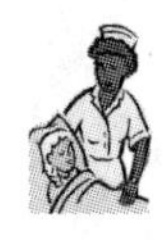

活动引入

1. 情景:

毛毛,2 岁,以间断发热、咳嗽 6 个月余,伴气喘水肿 3 d,医生以先天性心脏病合并心力衰竭收入院。

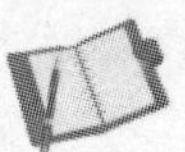

2. 问题：

(1)接诊毛毛时，需要完成哪些工作任务？

(2)如何评估毛毛当前状况？

【护理评估】

1. 健康史询问要点

(1)详细询问母亲妊娠2～8周内有无感染史、是否服用过影响胎儿发育的药物及吸烟、饮酒史，有无接触放射线。

(2)了解母亲是否患有代谢性疾病，家族中是否有先心病患者。

(3)了解患儿发现先心病的时间，详细询问患儿出生时有无缺氧及心脏杂音，出生后各阶段的生长发育状况，有无青紫，青紫出现时间、程度及与活动的关系。

(4)注意患儿有无喂养困难、气促、乏力、发育落后。

(5)询问患儿是否反复发生呼吸道感染，是否喜欢蹲踞，有无突发性晕厥史。

2. 身体状况评估要点

(1)体检注意患儿是否有体格发育落后、营养不良，有无青紫及青紫程度，有无周围血管征，有无杵状指(趾)，胸廓有无畸形，有无震颤。

(2)检查心脏杂音位置、时限、性质和程度，注意肺动脉瓣区第二心音是增强还是减弱，有无分裂。

(3)注意检查患儿有无呼吸急促、心率加快、鼻翼扇动等心力衰竭表现。

3. 社会、心理因素　先天性心脏病患儿体弱、生长发育落后，重症患儿自幼反复到医院就诊检查，不能按时入托、入学而出现抑郁、焦虑、自卑、恐惧等心理及行为异常，应注意评估患儿及家长对本病认识及护理常识的了解情况。

活动3　先天性心脏病患儿的住院护理

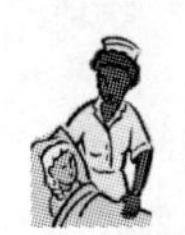

活动引入

经过你对毛毛入院评估：

1. 你发现毛毛当前有哪些健康问题需要解决？能做出护理诊断吗？

2. 针对毛毛的护理问题，你能否为毛毛制订一份合理的护理计划？

3. 护理中应注意观察哪些内容？

【护理诊断】

先天性心脏病护理诊断与相关因素见表9-3。

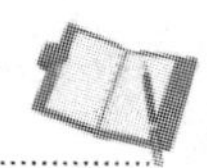

表 9-3 先天性心脏病护理诊断与相关因素

护理诊断	相关因素
1. 活动无耐力	与体循环血量减少或血氧饱和度下降有关
2. 生长发育迟缓	与体循环血量减少或血氧下降影响生长发育有关
3. 有感染的危险	与肺血量增多有关;与异常分流致心内膜损伤有关
4. 营养失调:低于机体需要量	与喂养困难及体循环血量减少、组织缺氧有关
5. 潜在并发症:心力衰竭、感染性心内膜炎、脑血栓	与先天性心脏病有关
6. 焦虑	与疾病的威胁和对手术担忧有关

【护理措施】

1. 建立合理的生活制度

(1)合理安排作息时间,减少耗氧活动,保证充足的睡眠和休息,严重患儿应卧床休息。

(2)避免患儿剧烈哭闹,尽量不增加心脏负担,预防或延缓心力衰竭发生或控制心力衰竭的进度。

(3)护理操作集中进行,提高护理操作技术,尽可能减少对患儿的刺激。

2. 预防感染

(1)注意气候变化,及时增减衣服,避免受凉引起呼吸道感染。

(2)注意保护性隔离,避免交叉感染。

(3)做各种口腔小手术前后应常规使用抗生素,防止感染性心内膜炎发生。一旦发生感染应积极治疗。

(4)注意观察体温变化及有无咳嗽、喷嚏等症状,一旦发生应积极治疗。

3. 保证营养供给,促进小儿生长发育

(1)注意营养搭配　为患儿提供高蛋白质、高能量、富含维生素、易消化的食物,以及蔬菜类粗纤维食品,以保证大便通畅。

(2)合理喂养　对喂养困难的小儿宜少量多餐,耐心喂养,避免呛咳和呼吸困难。重症患儿,必要时进行肠外营养。有心功能不全水肿的患儿,酌情限制水、盐摄入量,喂食不易过饱,人工喂养儿奶嘴出奶孔不可太细,以免增加吸吮时的体力消耗。在喂养过程中如发绀加重,应暂停喂养并给予氧气吸入,缺氧症状改善后再行喂养。

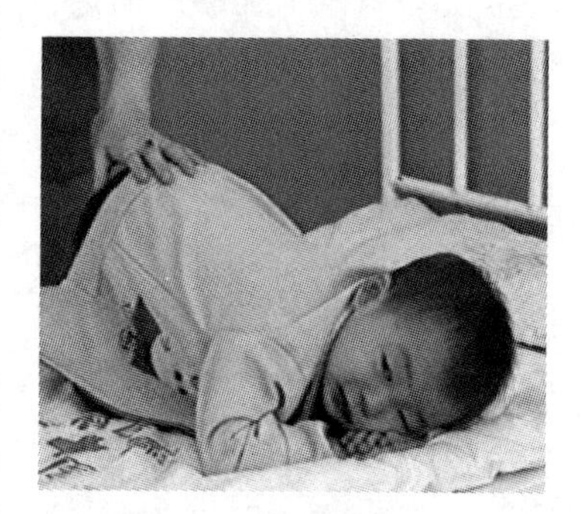
图 9-10　膝胸卧位

4. 观察病情,预防和处理并发症发生

(1)防止法洛四联症患儿缺氧发作　避免患儿过度活动、啼哭、便秘,注意观察病情,一旦发作应将小儿置于膝胸卧位(图 9-10),给予吸氧,及时报告医生,并配合医生给予吗啡及普萘洛尔抢救治疗。

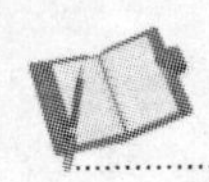

(2)防止发生脑血栓　法洛四联症患儿血液黏稠度高，要保证液体入量，尤其是在发热、出汗、吐泻时，体液量减少，血流缓慢，易致血栓形成，应注意补充体液，尤其是脱水患儿需静脉补充体液，稀释血液。

(3)预防及处理心力衰竭　心力衰竭常见于左向右分流型先心病患儿，并发肺炎时宜取半卧位，保持室内清洁、安静，避免哭闹，严格控制补液量和速度。密切观察病情，若患儿出现心力衰竭表现，应立即将患儿置于半卧位、吸氧，及时通知医生进行抢救。

5. 心理护理　关爱患儿，在护理过程中要有足够的耐心，态度和蔼可亲，建立良好的护患关系，消除患儿的紧张。向家长和患儿详细解释病情和检查、治疗经过，取得他们的理解和配合。

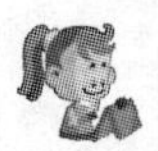

健康教育

情景：

经过你们的细心护理毛毛已经痊愈，可以出院了。你来到病房把这个好消息告诉了毛毛和妈妈，妈妈抱着毛毛高兴地说：宝贝我们今天可以回家了。妈妈问护士毛毛回家以后应该注意什么？请你为毛毛及家属进行健康指导。

1. 向患儿及家长讲解先心病的病因，预防措施，护理要点，手术适宜的年龄及目前心脏外科的进展、预后等，使家长了解先心病的诊疗计划、检查过程，增强其战胜疾病的信心。

2. 指导家长掌握先心病的日常护理，建立合理的生活制度。给予高蛋白、高维生素、高能量、易消化的食物，少量多餐，细心喂养，多食蔬菜、水果，保持大便通畅。

3. 教会家长观察心力衰竭及脑缺氧发作的表现，便于及时就诊，并且教会院前急救的护理方法。

4. 告知家长法洛四联症患儿为何喜蹲踞的原因，遇到患儿蹲踞时不强行拉患儿走，避免脑缺氧发作。

5. 传授预防呼吸道感染的知识，预防感染及并发症的发生，延缓心力衰竭的发生或控制心力衰竭的进展，调整心功能在最佳状态，使患儿安全到达手术年龄。

6. 合理用药，向患儿及家长讲解药物的服用方法及注意事项。

7. 定期复诊。

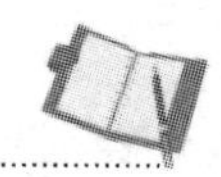

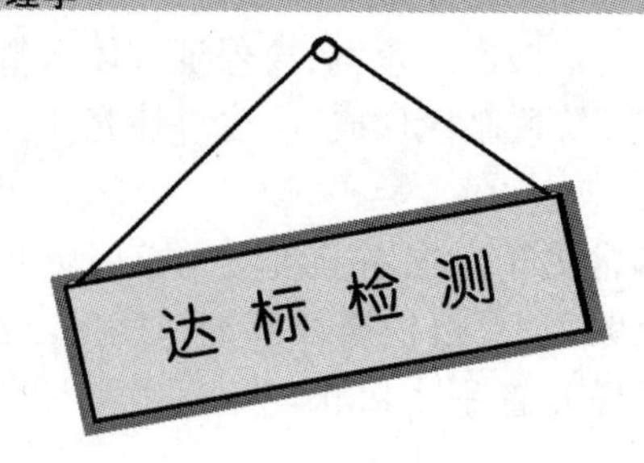

知识拷贝

【A1 型题】

1. 先天性心脏病最主要的病因是(　　)
   A. 宫内细菌感染　　B. 宫内病毒感染
   C. 宫内立克次体感染　　D. 母亲妊娠毒血症
   E. 胎盘早期剥离
2. 先天性心脏病主要发生时间是妊娠的(　　)
   A. 前 3 个月　　B. 第 5 个月
   C. 第 6 个月　　D. 第 7 ~ 8 个月
   E. 最后 2 个月
3. 先天性心脏病中属于右向左分流的是(　　)
   A. 室间隔缺损　　B. 右位心
   C. 房间隔缺损　　D. 法洛四联症
   E. 动脉导管未闭
4. 下列先天性心脏病中,哪种属于无分流型(　　)
   A. 房间隔缺损　　B. 室间隔缺损
   C. 动脉导管未闭　　D. 法洛四联症
   E. 右位心

【A2 型题】

5. 患儿,3 岁,发育落后于同龄小儿,常患上呼吸道感染,胸骨左缘 2 ~ 3 肋间闻及Ⅲ级收缩杂音,肺动脉瓣第二心音亢进伴固定分裂,X 射线检查:右心房,右心室增大,肺动脉段凸出,该患儿可能是(　　)
   A. 室间隔缺损　　B. 房间隔缺损
   C. 动脉导管未闭　　D. 法洛四联症
   E. 艾森曼格综合征
6. 患儿,2 岁,发育落后,患肺炎 3 次。胸骨左缘 3 ~ 4 肋间闻及一响亮收缩期杂音,杂音最响处可触及收缩期震颤,X 射线检查见左心房、左心室、右心室增大。针对病情,护理的重点是(　　)
   A. 低盐饮食预防心力衰竭　　B. 绝对卧床休息
   C. 加强体育锻炼　　D. 预防感染
   E. 供给足够水分,防止脱水

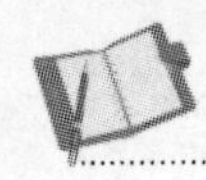

7. 患儿,3 岁,体检时发现身材矮小,心前区隆起,胸骨左缘第 2 肋间可闻及粗糙连续机器样杂音,X 射线检查:“肺门舞蹈”征,左心房、左心室增大,主动脉弓增大。该患儿可能是为(　　)

A. 室间隔缺损　　B. 房间隔缺损

C. 动脉导管未闭　　D. 肺动脉狭窄

E. 法洛四联症

8. 患儿,9 个月,腹泻 6 h,体温 37.5 ℃,肛周出现潮红,该患儿目前最主要的护理问题是(　　)

A. 皮肤完整性受损　　B. 体温过高

C. 体液不足　　D. 营养失调:低于机体需要量

E. 心输出量减少

9. 患儿,5 岁,自幼口唇发绀,生长发育落后,活动后喜蹲踞。诊断为法洛四联症,今日剧烈哭闹后突然发生意识障碍、惊厥,你首先考虑患儿可能发生了(　　)

A. 颅内出血　　B. 脑缺氧发作

C. 高血压脑病　　D. 脑血栓

E. 低血糖

【A3/A4 型题】

(10 ~ 11 题共用题干)

患儿,10 个月,出生后反复呼吸道感染,3 d 前发热、咳嗽、气促、烦躁不安。体检:呼吸 65 次/min,心率 180 次/min,口唇青紫,两肺闻及细湿性啰音;胸骨左缘第 3 肋间闻及Ⅲ级收缩期杂音,并触及震颤,肝右肋下 3.5 cm,双足背轻度水肿。

10. 该患儿正确的诊断是(　　)

A. 室间隔缺损　　B. 室间隔缺损合并肺炎

C. 室间隔缺损合并心力衰竭　　D. 室间隔缺损合并感染性心内膜炎

E. 室间隔缺损合并肺炎伴心力衰竭

11. 该患儿应采取的体位是(　　)

A. 俯卧位　　B. 平卧位

C. 半坐卧位　　D. 膝胸卧位

E. 侧卧位

(12 ~ 14 题共用题干)

患儿,3 岁,胸骨左缘第 3 ~ 4 肋间闻及Ⅳ级收缩期杂音,并触及震颤,心电图:左心室、右心室均肥大。

12. 该患儿所患疾病最可能是(　　)

A. 房间隔缺损　　B. 室间隔缺损

C. 动脉导管未闭　　D. 法洛四联征

E. 肺动脉狭窄

13. 该患儿常见并发症是(　　)

A. 肺炎　　B. 感染性心内膜炎

C. 心力衰竭　　D. 梗阻性肺动脉高压

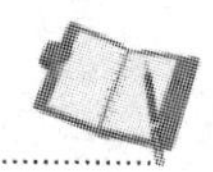

E. 脑栓塞

14. 该患儿出现心力衰竭时,正确的饮食指导是(　　)

A. 低脂饮食　　B. 半流质饮食

C. 低盐饮食　　D. 普通饮食

E. 无渣饮食

知识应用

1. 名词解释　艾森曼格综合征　周围血管征　法洛四联征

2. 先天性心脏病如何分类?比较三种左向右分流型先心病临床表现的异同点。

3. 案例:暖暖,4岁,因突然晕厥入院。暖暖生后不久出现青紫,并进行性加重,哭闹时突发呼吸急促,青紫加重,严重时伴晕厥,平素喜蹲踞。体检:发育营养差,口唇、指(趾)甲青紫,杵状指(趾),胸骨左缘2~4肋间闻及Ⅲ~Ⅳ级收缩期喷射性杂音,肺动脉瓣区第二心音减弱。

思考问题:

(1)判断暖暖是什么病?该病的并发症有哪些?如何预防并发症的发生?

(2)如何评估暖暖目前的状况?

(3)暖暖存在哪些健康问题?列出护理诊断。

(4)暖暖还需要做哪些辅助检查?

(5)如果暖暖住院期间再次发生晕厥,应如何急救?

(6)请你为暖暖的父母做健康教育。

(孙玉凤)

项目十

造血系统疾病患儿的护理

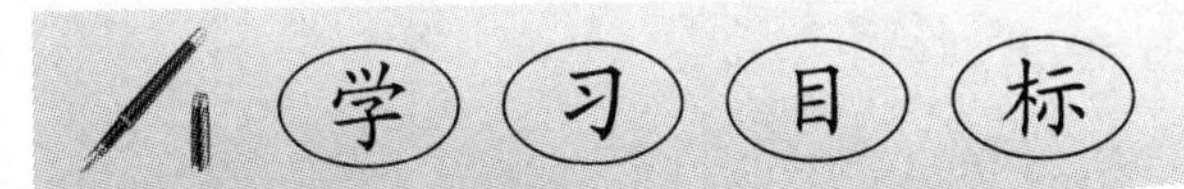

知识与技能目标

1. 知道小儿造血和血液特点，识记髓外造血和生理性贫血的概念。

2. 分析营养性贫血的发病机制。

3. 识记营养性贫血的临床表现及治疗原则。

4. 应用护理程序为营养性贫血患儿制订护理计划并实施护理。

过程与方法目标

1. 案例导学、情景设置、问题引领，指导学生通过各种途径（课本、互联网、图书阅览室等）查阅资料，对所学内容进行预习。

2. 通过小组合作学习，体验团队合作过程，学会自主学习。

3. 模拟接诊“贫血患儿”展示结果。

情感态度与价值观目标

1. 锻炼学生的沟通能力，培养爱心，时刻关注患儿的身心健康。

2. 提高学生的团队合作意识及增强学生的自信心。

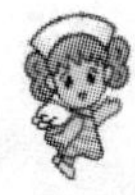

项目分析

本项目主要介绍小儿造血和血液特点及小儿贫血的护理。重点为营养性贫血的临床表现和整体护理，难点为小儿营养性贫血的发病机制。

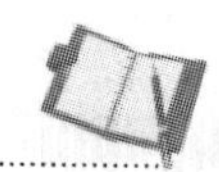

任务一　小儿造血和血液特点认知

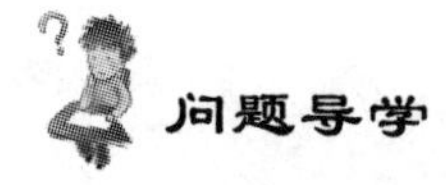

问题导学

1. 小儿造血及血液与成人有什么不同？

2. 一位母亲焦急拿着孩子的血常规结果问大夫：我孩子化验结果是否正常？请问你会判断吗？请问你知道小儿患贫血时为什么会出现肝、脾、淋巴结肿大？

活动　小儿造血和血液特点评估

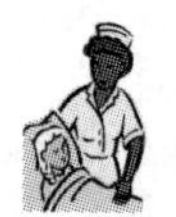

活动引入

问题：

1. 小儿造血分______和______造血期；前者又分为______、______、______造血期，后者又分为______和______造血期。

2. 何谓髓外造血，小儿为什么会出现髓外造血？

3. 出生时，2～3 个月，婴幼儿，12 岁时，红细胞与血红蛋白数量有何变化？

4. 何谓生理性贫血？小儿白细胞分类有何特点？

【造血特点】

1. 胚胎造血期

（1）中胚叶造血期　约从胚胎第 3 周起出现卵黄囊造血，是最早的造血场所，主要产生有核红细胞。胚胎第 6 周后此造血功能渐减退。

（2）肝、脾造血期　肝脏造血约从胚胎第 8 周始，于第 5 个月达高峰，是胎儿中期主要的造血器官，主要生成红细胞及部分粒细胞、巨核细胞。胎儿 6 个月后肝造血渐减退。胚胎 3 个月左右脾开始造血，主要产生粒细胞、红细胞和少量淋巴细胞，胚胎第 5 个月后仅保留造淋巴细胞功能。胸腺、淋巴结从胚胎第 4 个月起生成部分淋巴细胞。

（3）骨髓造血期　约从胎儿第 4 个月起骨髓开始造血，逐渐成为胎儿后期的主要造血器官。出生 2～5 周后骨髓成为唯一的造血场所。

2. 生后造血

（1）骨髓造血　出生后主要是骨髓造血。婴幼儿期所有骨髓均为红髓，全部参与造血才可满足需要，故造血的代偿力低。以后骨髓造血能力渐增强，5～7 岁时长骨中的红骨髓渐被黄髓（脂肪组织）代替，至成年时红髓仅限于短骨、扁骨、不规则骨及长骨近端，但已可满足造血需要。黄髓虽不能造血，但具有潜在性造血功能，一旦机体对造

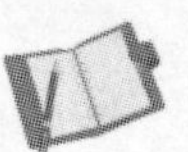

血需要增加，黄髓可转变为红髓恢复造血功能。

（2）髓外造血　小儿在5岁以前，由于骨髓造血的代偿力较差，在机体发生严重感染或溶血性贫血等需要增加造血时，骨髓造血常不能满足需要，即可发生髓外造血（肝、脾、淋巴结恢复胎儿期造血状态）。髓外造血表现为肝、脾、淋巴结肿大，外周血中可见幼红细胞或（和）幼稚粒细胞。当病因去除后造血恢复正常。

【血液特点】

1. 红细胞数与血红蛋白量　由于胎儿期处于相对缺氧状态，红细胞（RBC）及血红蛋白（Hb）较高，出生时红细胞$(5.0\sim7.0)\times10^{12}/L$，血红蛋白150～220 g/L。出生后因血氧含量增加及红细胞生成素减少、血容量增加等原因，红细胞、血红蛋白逐渐降低，至生后10 d左右较出生时减少20%；至2～3个月时降至红细胞$3.0\times10^{12}/L$，血红蛋白110 g/L左右，称为“生理性贫血”。此贫血在早产儿出现较早，程度较重。3个月后，红细胞生成素增多，红细胞和血红蛋白又渐回升。

2. 白细胞数与分类　出生时白细胞$(15\sim20)\times10^{9}/L$，出生后先短暂升高，随后下降，至生后10 d左右降至$12\times10^{9}/L$；婴儿期白细胞$10\times10^{9}/L$左右，8岁后接近成人水平。

出生时中性粒细胞约占65%，淋巴细胞约占30%。出生后粒细胞比例下降，淋巴细胞比例上升，生后4～6 d时两者比例约相等；整个婴幼儿期淋巴细胞比例占优势；3～4岁时淋巴细胞比例下降，中性粒细胞比例回升，至4～6岁时两者比例再次相等；以后中性粒细胞比例占多数，逐渐达成人值（图10-1）。

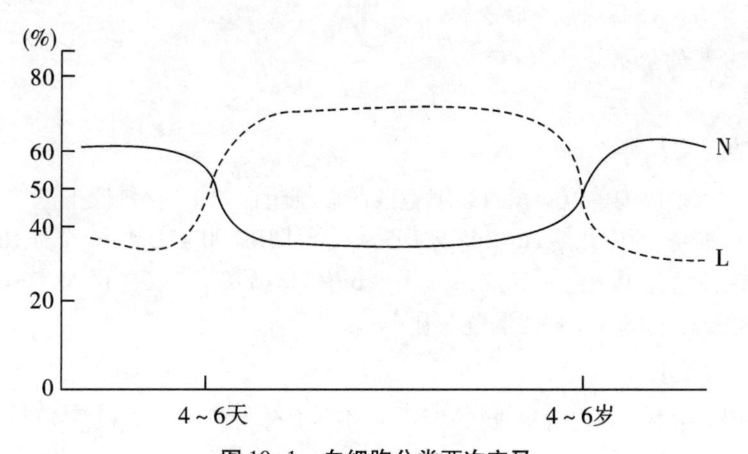

图10-1　白细胞分类两次交叉

3. 血小板数　小儿与成人差别不大，为$(150\sim250)\times10^{9}/L$。

4. 血容量　小儿血容量相对较多，新生儿血容量占体重10%，儿童占体重的8%～10%，成人占体重的6%～8%。

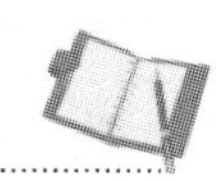

任务二　小儿贫血认知

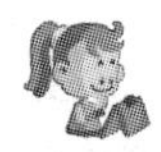

案例导学

毛毛,早产儿,现9个月,单纯牛乳喂养,近3个月来面色苍白,心前区有Ⅱ级杂音,肝肋下3 cm,脾肋下1 cm,红细胞:2.9×10^9/L,血红蛋白:50 g/L,外周血图片中示红细胞形态大小不均,以小细胞为主,中央淡染区浅。医生诊断毛毛贫血。

案例:

1. 诊断毛毛贫血的依据是什么?
2. 判断毛毛贫血的程度、类型。

活动　小儿贫血认知

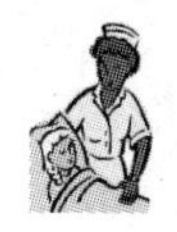

活动引入

问题:

1. 何谓贫血? 诊断标准是什么?
2. 贫血分度的依据是什么?

【贫血的定义】

贫血是指末梢血中单位容积内红细胞数或血红蛋白(Hb)含量低于正常。小儿贫血的国内诊断标准是:新生儿期Hb<145 g/L,1～4个月Hb<90 g/L,4～6个月Hb<100 g/L;6个月以上则按世界卫生组织标准:6个月～6岁Hb<110 g/L,6～14岁Hb<120 g/L为贫血;海拔每升高1000 m,血红蛋白上升4%。

【贫血的分度】

根据外周血中血红蛋白含量或红细胞数可将贫血分为轻、中、重、极重4度(表10-1)。

表10-1　小儿贫血分度

项目	轻度	中度	重度	极重度
血红蛋白量(g/L)	90～120	60～90	30～60	<30
红细胞数(10^{12}/L)	3～4	2～3	1～2	<1

【贫血的分类】

1. 病因分类　临床多用。根据引起贫血的原因不同,将贫血分为3类(表10-2)。

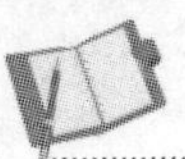

表 10-2　贫血的病因分类

分类	病　　因
造血不足	造血物质缺乏：缺铁性贫血、营养性巨幼细胞性贫血（缺乏维生素 B_{12}、叶酸） 骨髓造血低下：再生障碍性贫血、感染、肿瘤、慢性肾病等
溶血性	红细胞内缺陷：遗传性球形红细胞增多症、G-6-PD 缺陷症、地中海贫血等 红细胞外因素：新生儿溶血症、自身免疫性溶血、脾功能亢进、感染、理化因素等
失血性	急性失血：出血性疾病、创伤性出血等 慢性失血：钩虫病、溃疡病、肠息肉等

2. 形态分类　根据红细胞平均容积（MCV）、红细胞平均血红蛋白量（MCH）、红细胞平均血红蛋白浓度（MCHC）的不同，将贫血分为 4 类（表 10-3）。

表 10-3　贫血细胞形态分类

项目	MCV（fl）	MCH（pg）	MCHC（%）	红细胞形态特点
正常值	80～94	28～32	32～38	直径 7.5 μm，淡红色，中心 1/3 为淡染区
大细胞性	>94	>32	32～38	红细胞体积增大，中心淡染区不明显
正细胞性	80～94	28～32	32～38	红细胞体积、染色正常
单纯小细胞性	80～94	<28	32～38	红细胞体积小，染色稍淡
小细胞低色素性	<80	<28	<32	红细胞形态不一，体积小，染色很淡，中心淡染区扩大

注：MCV（fl）= 红细胞压积（%）×10÷红细胞数（10^{12}/L）；MCH（pg）= 血红蛋白量（g/L）÷红细胞数（10^{12}/L）；MCHC（%）= 血红蛋白量（g/L）×10÷红细胞压积（%）

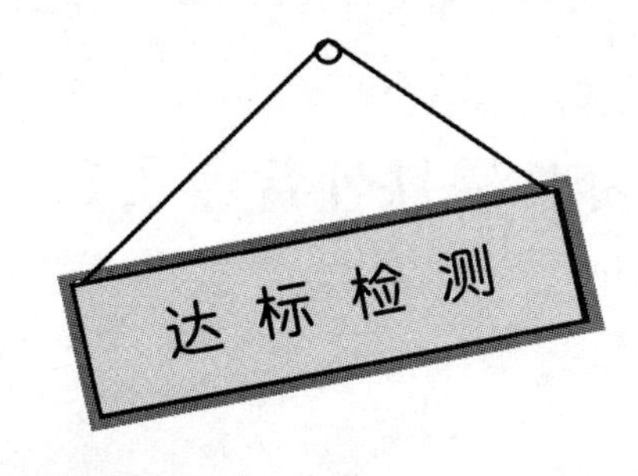

知识拷贝

【A1 型题】

1. 胚胎期造血最早出现的部位是（　　）

A. 脾　　　B. 肝

C. 骨髓　　D. 卵黄囊

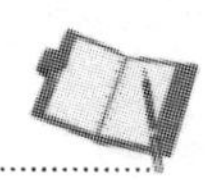

E. 淋巴结

2. 生理性贫血出现在小儿出生后(　　)

A. 2 个月以内　　B. 2 ~3 个月

C. 4 ~6 个月　　D. 6 ~8 个月

E. 8 个月以后

3. 小儿淋巴细胞和中性粒细胞出现交叉是在哪两个阶段(　　)

A. 生后 2 d 和 2 个月　　B. 生后 2 ~3 d 和 2 ~3 个月

C. 8 个月以后　　D. 生后 4 ~6 d 和 4 ~6 个月

E. 生后 6 ~8 d 和 6 ~8 个月

4. 按形态学分类,营养性缺铁性贫血属于(　　)

A. 大细胞正色素性贫血　　B. 大细胞低色素性贫血

C. 正细胞性贫血　　D. 单纯小细胞性贫血

E. 小细胞低色素性贫血

5. 一小儿血红细胞 2.5×10^{12}/L,血红蛋白 70 g/L,该小儿可能是(　　)

A. 正常血象　　B. 轻度贫血

C. 中度贫血　　D. 重度贫血

E. 极重度贫血

6. 根据世界卫生组织提出的儿童贫血诊断标准,6 个月 ~6 岁儿童血红蛋白正常值的低限是(　　)

A. 80 g/L　　B. 90 g/L

C. 100 g/L　　D. 110 g/L

E. 120 g/L

知识应用

1. 何谓贫血?

2. 不同年龄阶段小儿贫血的诊断标准、贫血的分度指标是什么?

任务三　营养性缺铁性贫血认知

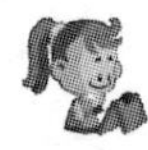

案例导学

宝宝,男,7 个月,发现面色逐渐苍白 2 个月入院。系早产儿,生后单纯牛乳喂养,因经常腹泻,未添加各种辅食,平时食欲较差。体检:体重 6 kg,精神萎靡,皮肤苍白,口唇黏膜及甲床苍白,咽无充血,舌表面光滑。心率 140 次/min,心前区有Ⅱ级吹风样收缩期杂音,肺呼吸音清,肝肋下 3 cm,质软,脾肋下 1.5 cm,颈软。血常规:红细胞 3.5×10^{12}/L,血红蛋白 70 g/L,白细胞 9.5×10^{9}/L,中性粒细胞 0.35,淋巴细胞 0.65,外周血涂片中显示红细胞形态大小不均,以小细胞为主,中央淡染色。医生诊断营养性缺铁性

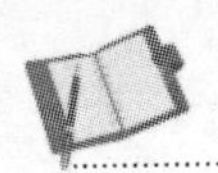

贫血。

案例思考：

1. 如何评估宝宝当前的状况？
2. 宝宝当前有哪些健康问题需要解决？
3. 针对宝宝的病情，你需要做什么？
4. 怎样做好家属的卫生宣教工作？

活动1　疾病知识认知

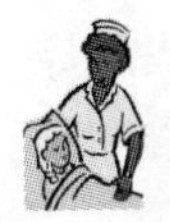

活动引入

情景：

宝宝以发现面色逐渐苍白2个月就医，医生诊断为营养性缺铁性贫血。

问题：

1. 铁吸收的形式及部位是什么？
2. 引起本病的原因有哪些？最主要的病因是什么？
3. 缺铁性贫血血常规有何特点？

缺铁性贫血（IDA）是由于体内铁缺乏致使血红蛋白合成减少而引起的一种小细胞低色素性贫血。为小儿贫血最常见类型，尤以6个月～2岁者为多见，是我国重点防治的儿科“四病”之一。

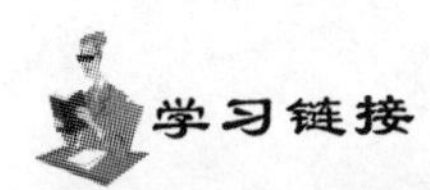

学习链接

铁的代谢

来源：外源性（食物摄取）、内源性（衰老破裂的红细胞释放）。内源性为主，但由于小儿发育迅速，需要量大，必须从食物中摄取补充。

分布：约64%合成血红蛋白，3.2%合成肌红蛋白，32%储存于骨髓、肝和脾内，微量存于含铁酶内及血浆中。

吸收：在十二指肠和空肠上段，以二价铁形式吸收。

转运：与转铁蛋白结合，转运到储存铁的组织或至骨髓中参与造血。

排泄：极少，小儿每日约15 g/kg。

【病因及发病机制】

1. 病因

（1）先天储备不足　胎儿期最后3个月从母体获得的铁最多，故早产、双胎、多胎及孕妇缺铁等均可致胎儿铁储备不足。

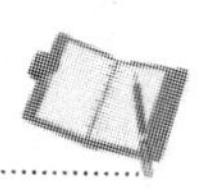

(2)摄入不足　为小儿缺铁的主要原因。如单乳类或谷类等低铁食物喂养而未及时添加辅食,年长儿偏食、挑食等均可致铁摄入不足。

(3)需要增加　生长发育越快,铁的需要量越多,若不注意添加含铁丰富的食物则可发生缺铁。早产儿因先天储备不足,加之生长速度快,故更多见。

(4)丢失过多　主要是慢性失血导致铁的流失。如肠息肉、溃疡病、钩虫病、月经量过多及对牛乳蛋白过敏等。每失血 1 mL 即损失 0.5 mg 铁。

(5)吸收减少　胃肠道疾病、慢性感染等可使铁吸收减少及利用障碍。

2. 发病机制　铁是构成血红蛋白的重要原料,同时也是体内许多酶的重要成分。铁缺乏时首先是血红蛋白合成不足,使红细胞胞浆减少、体积变小,呈小细胞低色素性贫血;其次使含铁和铁依赖酶(细胞色素 C、过氧化酶、单胺氧化酶、核糖核苷酸还原酶)缺乏,导致细胞代谢紊乱,出现上皮细胞退变、神经系统功能紊乱、内分泌异常和细胞免疫力下降等非血液系统的症状。

【临床表现】

1. 贫血的共同表现

(1)皮肤黏膜苍白　为贫血最突出的表现,尤其在毛细血管丰富而表浅的部位更明显,如唇、口腔黏膜及甲床等处。

(2)组织缺氧症状　由于红细胞和血红蛋白缺乏,出现组织缺氧及相应器官功能代偿的症状,主要表现为活动无耐力;呼吸加快;心率加快,重者可出现心脏杂音、心脏扩大、心力衰竭;消化功能紊乱;头痛、头晕、耳鸣、精神不振、注意力不集中及生长发育障碍等。

(3)髓外造血症状　小儿贫血时均有不同程度的髓外造血症状,年龄愈小、病程愈长、贫血愈重越突出。

2. 非血液系统症状　由于缺铁导致细胞代谢紊乱,可出现舌乳头萎缩、舌炎、异食癖、萎缩性胃炎;智力落后;免疫力低下,易合并感染等。

【辅助检查】

1. 血常规　血红蛋白降低较红细胞减少明显,红细胞形态不一,但普遍偏小,中心淡染区扩大,呈小细胞低色素性贫血,网织红细胞正常或轻度减少(图 10-2)。

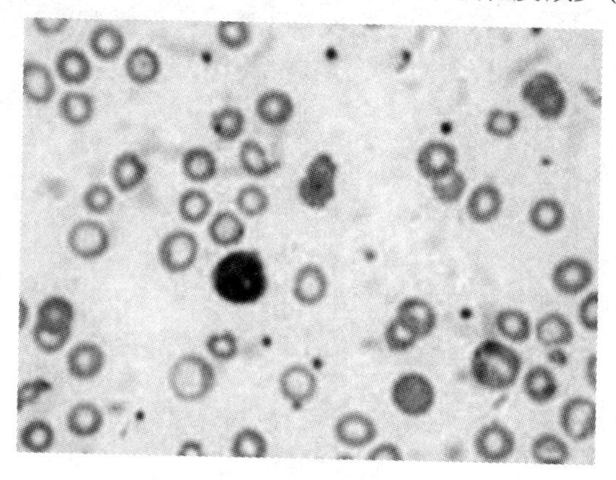

图 10-2　缺铁性贫血血常规

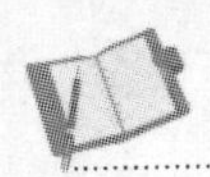

2. 骨髓象　骨髓幼红细胞增生活跃，以中、晚幼红细胞为主，各期红细胞均小，浆的发育落后于核。细胞内外储存铁均减少或消失。

3. 铁代谢检查　血清铁蛋白<2 μg/L，血清铁<10.7 μmol/L，总铁结合力>62.7 μmol/L，红细胞内游离原卟啉>0.9 μmol/L。

【治疗概述】

治疗的关键是去除病因和补充铁剂，严重贫血可输注浓缩红细胞。口服补铁经济、安全、副作用小，首选二价铁，剂量以元素铁计算（每1 mg元素铁相当于硫酸亚铁5 mg或富马酸亚铁3.3 mg或2.5%硫酸亚铁合剂0.2 mL），一般每日3～6 mg/kg，分2～3次，用至血红蛋白达正常水平后2个月再停药。

活动2　营养性缺铁性贫血患儿的入院评估

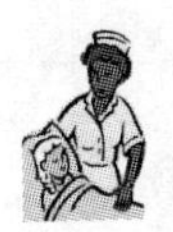

活动引入

1. 情景：宝宝入院治疗。

2. 问题：

(1) 宝宝来到了病房，此时你知道应该为宝宝及家属做些什么吗？

(2) 请结合所学的知识为宝宝进行护理评估。

【护理评估】

1. 健康史评估要点

(1) 询问患儿有无苍白、乏力、异食癖，年长儿有无记忆力减退、注意力不集中、头晕耳鸣等症状及出现的时间。

(2) 了解出生史，是否有早产史、多胎或双胎史。

(3) 询问喂养史，是否及时添加辅食及辅食的种类。

(4) 询问是否有腹泻、肠息肉、钩虫病等疾病史，有无生长发育速度过快，是否服用抗酸药等。

2. 身体状况评估要点

(1) 全面评估营养及生长发育情况。

(2) 观察皮肤、黏膜颜色，毛发、指甲生长有无异常。

(3) 注意观察有无心率增快、心脏扩大及心力衰竭表现，有无肝、脾、淋巴结肿大。

(4) 采集血液标本及时送检。

活动3　营养性缺铁性贫血患儿的住院护理

经过你们对宝宝的入院评估：

1. 你发现宝宝当前有哪些护理问题需要解决？请提出护理诊断、列出首优问题？

2. 针对宝宝的护理问题，请你为制订一份合理的护理计划。

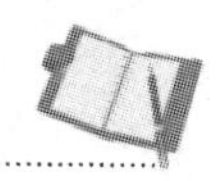

【护理诊断】

营养性缺铁性贫血的护理诊断与相关因素见表 10-4。

表 10-4 营养性缺铁性贫血的护理诊断与相关因素

护理诊断	相关因素
1. 活动无耐力	与贫血致组织、器官缺氧有关
2. 营养失调:低于机体的需要量	与铁的供应不足、吸收不良、丢失过多或消耗增加有关
3. 有感染的危险	与机体的免疫功能下降有关
4. 潜在并发症	心力衰竭
5. 知识缺乏	与家长相关知识不足、缺乏对本病的防护知识有关

【护理措施】

1. 注意休息　根据患儿耐力制订作息方案。轻、中度贫血可适量活动,以不感到疲乏为度;重度贫血,有心悸、气促等明显缺氧者应卧床休息,并给予氧气吸入。此外,当血色素低于 60 g/L 时也应给予吸氧。

2. 饮食护理　除注意高蛋白、高维生素饮食外,还应给予高铁质且吸收率高的食物,如动物血、肝、肉类、鱼类、豆制品、木耳等,注意食物营养的合理搭配和色、香、味,酌情给予助消化药,以增进食欲。婴儿应提倡母乳喂养(铁吸收率高),及时添加富铁辅食或给予铁强化食品;牛、羊乳喂养者应加热后哺喂,以减少过敏性肠出血。年长儿应注意纠正不良饮食习惯。

3. 应用铁剂的护理

(1)口服铁剂的护理　遵医嘱准确配送药物,正确掌握铁剂服用剂量。口服铁剂应注意:①为减少铁剂对胃肠道刺激,宜从小量开始,并在二餐间服用,避免空腹服用;②同时服维生素 C、稀盐酸、果汁有助铁剂吸收;③勿与牛奶、茶水、咖啡、钙剂同服;④液体铁剂可使牙齿染黑,应用吸管服用;⑤服铁剂期间大便会变黑,停药后恢复,应告知家长。

(2)注射铁剂的护理　深部肌内注射,每次更换注射部位;药液勿漏于皮下,以免组织坏死;注意过敏现象,首次注射剂量要小,速度要慢,准备好抢救物品,以便及时处理。

(3)疗效观察　铁剂治疗有效者在用药 3 ~ 4 d 后网织红细胞升高,7 ~ 10 d 达高峰,2 周后血红蛋白开始增加,临床症状随之好转。若用药 1 周后网织红细胞不升高,应查找原因。

4. 输血的护理　输血前严格进行血型和交叉配血试验,确认准确无误方可输入,输液过程应严格执行无菌操作;贫血愈重,每次输血量应愈少、速度应愈慢,如输浓缩红细胞以每次 2 ~ 3 mL/kg 为宜;密切观察输血过程,疑有输血反应时,立即减速或停止,并及时报告医生。

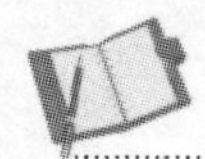

5. 防治感染　保持皮肤和口腔清洁、做好保护性隔离，严格执行无菌操作。及时发现感染先兆，及时处理，遵医嘱使用抗生素。

6. 病情观察

(1) 细心观察贫血症状，注意有无加重或好转。

(2) 密切监测心率、呼吸、尿量变化，若出现极度烦躁、心率加快、气促、心悸、发绀、尿量减少、下肢水肿、肝大等表现时，应警惕心力衰竭的可能，并及时报告医生，按心力衰竭实施护理。

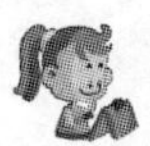

健康教育

情景：

经过你们的细心护理宝宝已经可以出院了。妈妈向你咨询回家后的注意事项，请你为其进行健康指导。

1. 向家长及患儿介绍本病相关知识，使其掌握患儿治疗与护理的要点。指导家长及患儿正确服用铁剂并注意观察疗效。

2. 指导家长合理安排小儿膳食，培养良好饮食习惯。

3. 对年长儿有智力减退、学习成绩下降者，应加强教育与训练，减轻其焦虑与自卑心理。

4. 向患儿家长说明本病预后好，极少复发。对于治疗较晚患儿，贫血虽完全恢复，但生长发育、智能发育将会受到影响，所以一定让家长认识到本病的危害及预防工作的重要性。指导家长积极参与儿童保健工作，定期给小儿体检，早发现早治疗。

5. 孕、产妇及哺乳期妇女应注意食用含铁丰富的食品，如有贫血及时治疗。对早产儿、低体重儿宜自 2 个月左右给予铁剂预防。

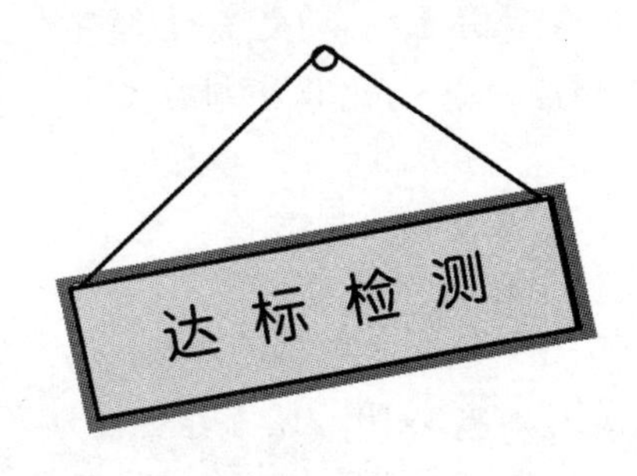

知识拷贝

【A1 型题】

1. 引起婴幼儿缺铁性贫血的原因有多种，但最主要原因是(　　)

A. 体内贮铁不足　　B. 铁的摄入不足

C. 生长发育快，需铁量增加　　D. 某些疾病的影响

E. 铁丢失过多

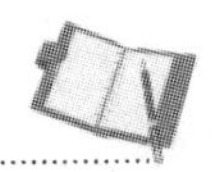

2. 营养性缺铁性贫血患儿治疗的关键是(　　)

A. 去除病因与输血
B. 去除病因与补充铁剂
C. 输血与添加辅食
D. 去除病因与添加辅食
E. 输血与补充铁剂

3. 营养性缺铁性贫血患儿用铁剂治疗后最早出现的治疗反应是(　　)

A. 面色红润
B. 食欲增加
C. 血红蛋白量增加
D. 红细胞数增多
E. 网织红细胞增加

4. 早产儿开始补充铁剂的时间应在出生后(　　)

A. 1 周
B. 2 周
C. 1 个月
D. 2 个月
E. 3 个月

【A2 型题】

5. 患儿,7 个月,因“间断腹泻 2 个月,厌食 1 个月”入院。查体患儿神志清楚,反应差,皮肤黏膜苍白。血红蛋白 50 g/L,红细胞 3×10^{12}/L。血涂片:红细胞形态大小不等,以小的为主,中央淡染区扩大。根据病情你考虑该患儿可能是(　　)

A. 生理性贫血
B. 营养性巨幼红细胞性贫血
C. 再生障碍性贫血
D. 营养性缺铁性贫血
E. 溶血性贫血

6. 患儿,11 个月,近来面色苍白,食欲减退。血红蛋白 80 g/L,红细胞 3.0×10^{12}/L,红细胞以小细胞为主。你在护理评估时应重点询问(　　)

A. 孕史
B. 出生史
C. 喂养史
D. 疾病史
E. 生长发育史

7. 患儿,8 个月,34 周早产,生后母乳喂养,未添加辅食,皮肤、黏膜苍白。血红蛋白 60 g/L,红细胞 3.0×10^{12}/L,红细胞形态大小不等,以小细胞为主。该患儿目前最主要的护理问题是(　　)

A. 活动无耐力
B. 有感染的危险
C. 营养失调:低于机体需要量
D. 心力衰竭
E. 知识缺乏

8. 患儿,2 岁。因皮肤、黏膜苍白就诊。红细胞 3×10^{12}/L,血红蛋白为 70 g/L,红细胞形态大小不等,以小细胞为主。诊断为缺铁性贫血。你指导家长口服铁剂正确的是(　　)

A. 餐前服用铁剂
B. 铁剂与牛奶同服
C. 口服铁剂从大剂量开始
D. 餐后服用铁剂
E. 口服铁剂从小剂量开始

【A3/A4 型题】

(9 ~12 题共用题干)

患儿,15个月。生后母乳喂养,因经常腹泻,故未如期添加辅食,现以米粥为主,平时食欲较差,皮肤黏膜苍白,肝肋下3 cm,脾肋下2 cm,血红蛋白60 g/L,红细胞3.5×10^{12}/L,血涂片显示:红细胞形态以小细胞为主,中央淡染区扩大。

9. 该患儿最可能的疾病是(　　)

A. 营养性缺铁性贫血　　B. 再生障碍性贫血
C. 营养性巨幼细胞性贫血　　D. 失血性贫血
E. 溶血性贫血

10. 该患儿适宜的治疗方案是(　　)

A. 输血　　B. 口服铁剂+叶酸
C. 肌内注射铁剂　　D. 口服铁剂+肌内注射维生素B_{12}
E. 口服铁剂+维生素C

11. 该患儿治疗有效最先出现的改变是(　　)

A. 贫血症状消失　　B. 肝、脾恢复正常
C. 红细胞数增加　　D. 血红蛋白增加
E. 网织红细胞增加

12. 该患儿停药的时间是(　　)

A. 血清铁正常　　B. 血红蛋白正常
C. 血红蛋白正常后2个月　　D. 网织红细胞正常后2个月
E. 血清铁蛋白正常后3个月

知识应用

1. 营养性缺铁性贫血患儿应用口服铁剂的注意事项有哪些?
2. 如何预防营养性缺铁性贫血?

任务四　营养性巨幼红细胞性贫血认知

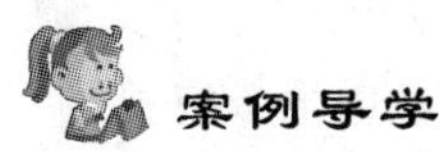

宝宝,11个月,生后母乳喂养,未添加辅食。近1个月来,出现皮肤黏膜苍白,对周围反应差,嗜睡,伴智力、动作发育落后。肢体震颤,踝阵挛(+)。血红蛋白80 g/L,红细胞2×10^{12}/L;血涂片:红细胞形态大小不等,以大细胞为主。

案例思考:

1. 宝宝为什么会出现皮肤黏膜苍白的表现? 如何评估宝宝当前的状况?
2. 宝宝当前有哪些健康问题需要解决?
3. 怎样做好家属的卫生宣教工作?

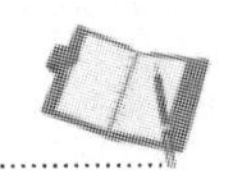

活动1　疾病知识认知

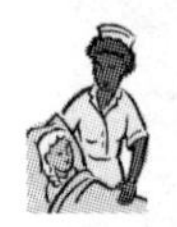

活动引入

情景：

宝宝，11个月，皮肤黏膜苍白1个月，医生诊断为巨幼红细胞性贫血。

问题：

1. 本病是由于缺乏什么引起的？引起本病的原因有哪些？
2. 本病的主要临床表现有哪些，为什么会出现震颤？
3. 本病的实验室检查血象有何特点？

营养性巨幼红细胞性贫血（NMA）是由于缺乏维生素 B_{12} 或（和）叶酸所引起的一种大细胞性贫血。多见6个月～2岁婴幼儿，起病缓慢。

【病因及发病机制】

1. 病因

（1）摄入不足　婴儿单纯乳类喂养，而未及时添加辅食，尤其是单纯羊乳喂养者；年长儿长期偏食、素食者易致维生素 B_{12} 和叶酸缺乏。

（2）吸收代谢障碍　慢性胃肠道疾病、肝病影响维生素 B_{12} 和叶酸的吸收、转运和储存。

（3）需要增加　生长发育迅速需要增多；严重感染致维生素 B_{12} 消耗增多，并使维生素C消耗增加，叶酸因代替维生素C参与酪氨酸代谢而消耗增多。若未及时补充则可致缺乏。

（4）药物影响　长期服用广谱抗生素可致肠道细菌合成叶酸、维生素 B_{12} 减少；抗叶酸制剂及某些抗癫痫药等可致叶酸缺乏。

2. 发病机制　维生素 B_{12}、叶酸是DNA合成过程中所必需的物质，而DNA是细胞核发育的重要物质。当维生素 B_{12} 和叶酸缺乏时，DNA合成障碍，使细胞核的发育落后红细胞分裂增殖速度减慢；胞浆中RNA的合成受影响较小，血红蛋白蓄积相对增多，胞体增大，形成巨幼红细胞贫血。此外，维生素 B_{12} 还与神经髓鞘中脂蛋白的形成有关，缺乏时可致神经髓鞘受损，出现神经精神症状。

【临床表现】

1. 一般表现　患儿多虚胖、毛发纤细、稀疏而黄。重症皮肤可有出血点或瘀斑。

2. 贫血的表现　如皮肤黏膜苍白、组织缺氧及髓外造血症状。

3. 精神神经症状　为维生素 B_{12} 缺乏特征性表现。早期表现为烦躁易怒或淡漠。病情发展出现典型症状，表情呆滞、反应迟钝、少哭不笑、嗜睡，说话及坐、立、行均迟，甚至倒退。神经器质性病变主要为手、头、舌、肢体、躯干的震颤，共济失调，甚至抽搐。有些可出现厌食、恶心、呕吐、舌炎及舌系带溃疡。体检有感觉异常、膝反射亢进、踝阵挛阳性等。

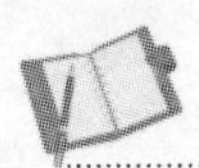

【辅助检查】

1. 血常规　红细胞减少较血红蛋白降低更明显，红细胞体积大，中心淡染区不明显。粒细胞也呈巨幼变，数量减少。网织红细胞和血小板也减少（图10-3）。

2. 骨髓象　骨髓红细胞系统增生活跃，各期红细胞呈巨幼变，核的发育落后于浆。中性粒细胞和巨核细胞体积增大，均有核过度分叶现象。

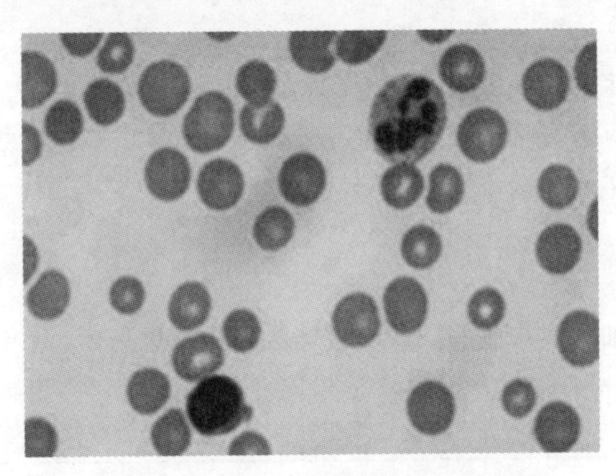

图10-3　巨幼红细胞性贫血血常规

3. 血清维生素 B_{12} 和叶酸测定　维生素 B_{12}<100 ng/L，叶酸<30 μg/L。

【治疗概述】

去除诱因，加强营养，防治感染。维生素 B_{12} 肌内注射，每次100 μg，每周2～3次，连用数周；或叶酸口服，每次5 mg，每日3次，连用数周。直至临床症状明显好转，血象恢复正常为止。单纯维生素 B_{12} 缺乏者，不宜加用叶酸，以免加重精神神经症状。因使用抗叶酸制剂而致病者可给予亚叶酸钙（甲酰四氢叶酸钙）治疗。重度贫血者可输注红细胞制剂。肌肉震颤者可给镇静剂。

活动2　营养性巨幼红细胞性贫血患儿的入院评估

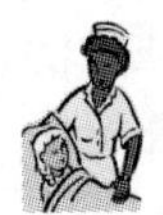

活动引入

情景：宝宝入院治疗，请你为他进行入院护理评估。

【护理评估】

1. 健康史评估要点

(1)询问患儿皮肤黏膜苍白、水肿、震颤等症状出现的时间。

(2)询问喂养史，是否及时添加辅食及辅食的种类。

(3)询问有无胃肠道疾病及其他疾病史，是否长期服用抗生素、抗叶酸及抗癫痫药。

2. 身体状况评估要点

(1)全面评估营养及生长发育情况。

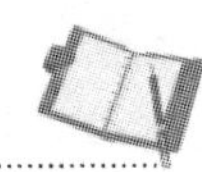

(2)检查皮肤、黏膜颜色,有无水肿、肝脾大。

(3)注意观察有无表情呆滞、嗜睡,有无肢体、躯干、头部和全身震颤等精神神经症状。

活动3　营养性巨幼红细胞性贫血患儿的住院护理

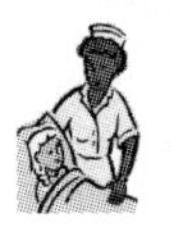

活动引入

经过你们对宝宝的入院评估:

1. 你发现宝宝当前有哪些护理问题需要解决?请提出护理诊断、列出首优问题?
2. 针对宝宝的护理问题,请你为他制订一份合理的护理计划。

【护理诊断】

营养性巨幼红细胞性贫血的护理诊断与相关因素见表10-5。

表10-5　营养性巨幼红细胞性贫血的护理诊断与相关因素

护理诊断	相关因素
1. 营养失调:低于机体的需要量	与维生素 B_{12}、叶酸摄入不足、吸收不良等有关
2. 活动无耐力	与贫血致组织、器官缺氧有关
3. 有受伤的危险	与肢体或全身震颤及抽搐有关

【护理措施】

1. 指导喂养,加强营养　含维生素 B_{12} 丰富的食物有动物肝、肾、肉类、蛋类等;含叶酸丰富的食物有绿色蔬菜、水果、酵母、谷类及动物的肝、肾等。应给患儿及时添加上述食物,尤其是长期人工喂养及以植物蛋白喂养为主的婴儿更应指导家长按时添加,哺乳期母亲也应多食上述食物。年长儿要纠正偏食、挑食的不良习惯。

2. 注意休息,适当活动　根据患儿耐力情况制订作息方案。轻、中度贫血可适量活动,以不感到疲乏为度;重度贫血、有心悸、气促等明显缺氧症状者应卧床休息,并给予氧气吸入。烦躁、震颤、抽搐者可遵医嘱用镇静剂,防止外伤。

3. 防止患儿受伤　长期严重的维生素 B_{12} 缺乏的患儿可出现全身震颤、抽搐、感觉异常、共济失调等,密切观察病情进展。出现震颤者,可在上下牙间垫缠有纱布的压舌板或牙垫,防止舌损伤,同时防止患儿摔伤、碰伤。烦躁、震颤严重甚至抽搐者可酌情按医嘱给予镇静剂。

4. 用药护理　遵医嘱及时补充维生素 B_{12} 和(或)叶酸,注意观察用药后反应,及时对疗效做出评估。疗效观察:一般用药2~4 d后患儿精神症状好转,食欲增加,随即网织红细胞上升,2~6周红细胞及血红蛋白恢复正常。同时口服维生素C有助于保护叶酸,恢复期加服铁剂,以免红细胞增加过快时出现缺铁性贫血。

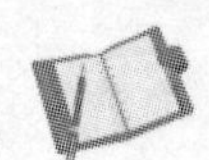

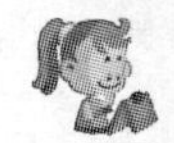

健康教育

情景：

经过你们的细心护理宝宝已经可以出院了。这时妈妈向你咨询回家后的注意事项，请你为其进行健康指导。

1. 向家长及患儿介绍本病相关知识，讲解影响维生素 B_{12} 和叶酸吸收的因素。

2. 指导家长做好患儿口腔护理，鼓励患儿多饮水，保持口腔清洁，防止口炎。

3. 指导家长做好小儿生长发育的监测，对智力和运动发育落后甚至出现倒退现象的患儿，多给予触摸、爱抚，耐心教育，逐渐训练小儿坐、立、行等运动功能，促进小儿动作和智力发育。

4. 加强预防宣传教育，孕妇从孕期开始补充富含维生素 B_{12} 和叶酸的食物。小儿无论何种喂养方法都应及时添加富含维生素 B_{12} 和叶酸的食品，并养成良好的饮食习惯，不偏食、挑食。避免应用造成维生素 B_{12} 和叶酸缺乏的药物。

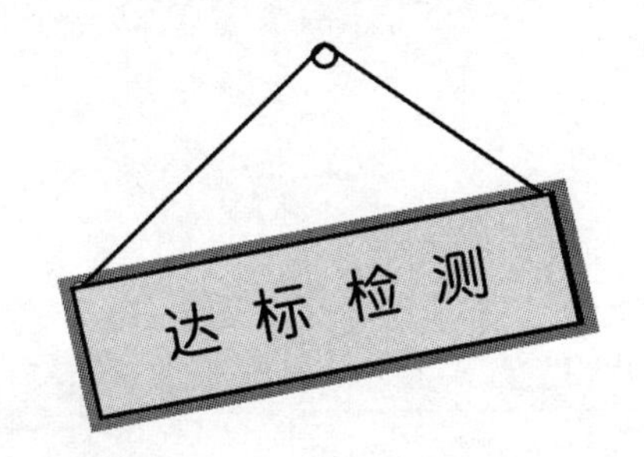

知识拷贝

【A1 型题】

1. 缺乏维生素 B_{12}、叶酸引起的贫血是(　　)

A. 营养性小细胞性贫血　　B. 营养性巨幼红细胞性贫血
C. 再生障碍性贫血　　D. 溶血性贫血
E. 白血病

2. 维生素 B_{12} 缺乏与叶酸缺乏所致巨幼细胞性贫血的区别在于是否出现(　　)

A. 贫血的症状　　B. 肝脾大
C. 血象变化　　D. 神经精神症状
E. 消化系统症状

3. 患儿面色蜡黄，手有震颤，红细胞 3×10^{12}/L，血红蛋白 80 g/L，血片中红细胞形态大小不等，以大红细胞为多，首先考虑(　　)

A. 营养性缺铁性贫血　　B. 营养性巨幼红细胞性贫血
C. 营养性混合性贫血　　D. 生理性贫血
E. 溶血性贫血

【A2 型题】

4. 患儿，10 个月，生后母乳喂养，近几个月来，患儿皮肤黏膜苍白，对周围反应差，

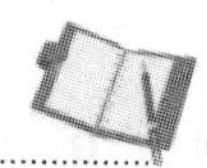

伴智力、动作发育落后。肢体震颤，踝阵挛(+)。血红蛋白 80 g/L，红细胞 2×10^{12}/L；红细胞形态以大细胞为主。根据病情你考虑该患儿可能缺乏(　　)

A. 铁　　B. 钙
C. 镁　　D. 维生素 B_{12}
E. 叶酸

5. 一早产儿，7 个月。生后羊奶喂养，未添加辅食。患儿表情呆滞，对外界反应迟钝。红细胞 1.8×10^{12}/L，血红蛋白 90 g/L。最关键的处理措施是(　　)

A. 补充铁剂　　B. 卧床休息
C. 加强锻炼、增强体质　　D. 补充维生素 B_{12}、叶酸
E. 预防感染

6. 患儿，1 岁，母乳喂养，未添加辅食，近 1 个月来嗜睡，反应差，手、足、头震颤，面色蜡黄，智力倒退，血红蛋白 90 g/L，红细胞 2×10^{12}/L。重要的护理措施指导是(　　)

A. 口服叶酸　　B. 卧床休息
C. 补充含铁辅食　　D. 防止舌咬伤
E. 预防心力衰竭

【A3/A4 型题】

(7～8 题共用题干)

患儿，10 个月，人工喂养，未添加辅食，近 1 个月出现反应迟钝，嗜睡，频繁的手足、头震颤。血红蛋白 90 g/L，红细胞 2×10^{12}/L，血涂片：红细胞形态大小不等，以大的为主。

7. 该患儿可能是(　　)

A. 生理性贫血　　B. 营养性缺铁性贫血
C. 再生障碍性贫血　　D. 营养性巨幼红细胞性贫血
E. 溶血性贫血

8. 针对病情，正确的处理措施是(　　)

A. 口服铁剂　　B. 使用维生素 B_{12}
C. 输血　　D. 添加辅食
E. 骨髓移植

知识应用

1. 营养性缺铁性贫血与巨幼红细胞性贫血血常规有何区别？

2. 案例：宝宝，1 岁半，母乳喂养，未添加辅食，未断奶。近 3 个月来面色逐渐发黄，食欲减退，表情呆滞，目光发直，时而点头，少哭不笑。近 10 d 来出现唇、手轻微震颤，入睡后消失。

思考问题：

(1) 为明确诊断，宝宝应做哪些辅助检查？

(2) 如何评估宝宝目前状况？

(3) 宝宝存在哪些健康问题？

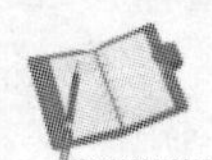

综合训练五　营养性贫血患儿护理病例分析

【目的】

1. 能初步运用护理程序对营养性缺铁性贫血患儿进行护理评估,提出护理诊断及医护合作性问题护理,并依据护理诊断及医护合作性问题制订护理措施,并能提出有效的健康指导。

2. 通过实践锻炼提高学生与患儿及家长的沟通能力,同时加强学生的责任心及对患儿同情、爱护和关心。

【实践方法】

1. 临床见习

(1) 实习地点　综合性医院儿科病房。

(2) 实习方法　每5~10名学生1组,由带教老师带领到病房查看病人,边观察、边讲解,最后选择1名营养性缺铁性贫血患儿作为护理对象,书写1份营养性缺铁性贫血患儿的护理计划。

2. 病例讨论

(1) 地点　教室。

(2) 方法　①由带教老师向学生展示1~2份较典型的营养性缺铁性贫血患儿的简要病史,提出讨论的问题;②每5~10名学生一组进行讨论,并有专人组织与记录;③由各组代表发言,教师做最后总结;④每个学生书写1份营养性缺铁性贫血患儿的护理计划。

(3) 多媒体演示　组织观看“营养性缺铁性贫血的护理”录像。

(4) 展示案例

案例1:宝宝,女,11个月,系人工喂养儿。以“面色苍白,食欲不振1个月余”为主诉入院。近1个月来家长发现患儿面色渐苍白,毛发枯黄。心肺听诊未见异常,肝右肋下3 cm,质软,病例反射未引出。实验室检查:①血常规:红细胞3×10^{12}/L,血红蛋白70 g/L,白细胞8×10^{9}/L,中性粒细胞0.35,淋巴细胞0.64,单核细胞0.01。血涂片见红细胞大小不等,以小者偏多,中央淡染区扩大。②血清铁:8.5 μmol/L。

问题思考:①宝宝是什么病?什么原因引起的?②宝宝存在哪些健康问题?提出2~3个主要护理诊断,列出诊断依据。③针对每个护理诊断制订相应的护理措施。

案例2:宝宝,10个月,发现面色逐渐苍白2个月入院。系早产儿,生后单纯牛乳喂养,因经常腹泻,未如期添加各种辅食,平时食欲较差。体检:体重6 kg,精神萎靡,皮肤苍白,口唇黏膜及甲床苍白,咽无充血,舌面光滑。心率140次/min,心前区有Ⅱ级吹风样收缩期杂音,肺呼吸音清,肝右肋下3 cm,质软,脾肋下1.5 cm。血象:红细胞数3.5×10^{12}/L,血红蛋白70 g/L,白细胞总数9.5×10^{9}/L,性粒细胞0.35,淋巴细胞0.65,外周血涂片中显示红细胞形态大小不均,以小细胞为主,中央淡染区扩大。血清铁8.5 μmol/L。

问题思考:①宝宝存在哪些护理问题?②请根据宝宝现存的问题,制订一份合理的护理计划。③请你对宝宝的母亲进行健康指导。

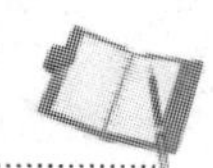

【小结】

1. 每组选派 1 名学生代表展示见习结果,组间互评,老师总结。

2. 布置作业:①请同学们将讨论结果填入护理计划单。

②如何指导缺铁性贫血患儿正确口服铁剂?

(庞 攀)

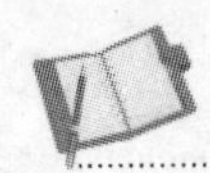

项目十一
泌尿系统疾病患儿的护理

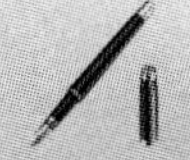
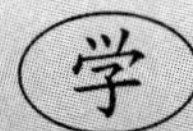
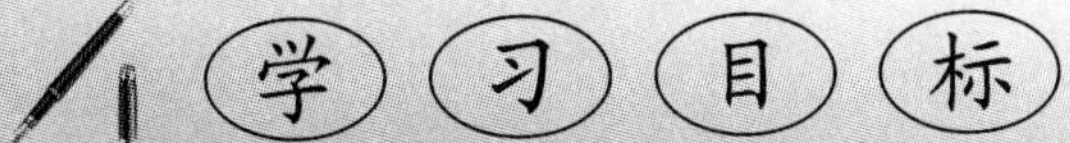
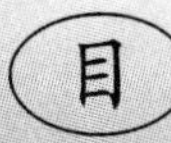
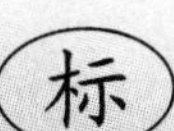

学习目标

知识与技能目标

1. 知道小儿泌尿系统解剖生理特点，分析肾小球肾炎和原发性肾病综合征的发病机制。

2. 识记急性肾小球肾炎、原发性肾病综合征的临床表现及治疗原则。

3. 应用护理程序为肾小球肾炎和原发性肾病综合征患儿制订护理计划并实施整体护理。

过程与方法目标

1. 案例导学、情景设置、问题引领，指导学生通过各种途径(课本、互联网、图书阅览室等)查阅资料，对所学内容进行预习。

2. 通过小组合作学习，体验团队合作过程，学会自主学习。

情感态度与价值观

1. 培养学生爱伤观念，关心爱护儿童。

2. 提高学生的团队合作意识及增强学生的自信心。

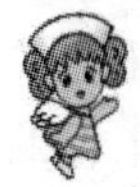

项目分析

本项目主要介绍小儿泌尿系统解剖生理特点，急性肾小球肾炎和肾病综合征患儿的护理。重点为急性肾小球肾炎、原发性肾病综合征的临床表现和整体护理；难点为肾小球肾炎和原发性肾病综合征的发病机制。

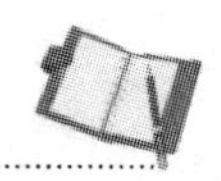

任务一　小儿泌尿系统解剖生理特点认知

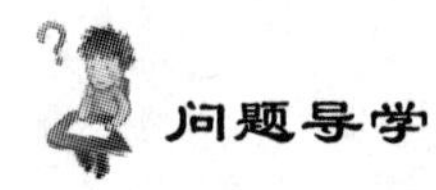

1. 2 岁以下小儿腹部常可扪及肾,是否属病理情况,为什么?

2. 婴幼儿为何易发生泌尿道感染?

3. 婴幼儿为何易发生脱水、水肿、电解质紊乱、酸中毒?

4. 婴儿期、幼儿期、学龄期前期、学龄期小儿每日的正常尿量是多少? 诊断少尿、无尿的标准各是什么?

【解剖特点】

1. 肾　小儿年龄愈小,肾相对愈大。婴儿肾位置较低,其下极可低至髂嵴以下第 4 腰椎水平,2 岁以后始达髂嵴以上。由于婴儿肾相对较大、位置又低,加之腹壁肌肉薄而松弛,故 2 岁以内健康小儿腹部触诊时容易扪及肾。婴儿肾表面呈分叶状,至 2 ~ 4 岁时分叶完全消失。

2. 输尿管　婴幼儿输尿管长而弯曲,管壁肌肉及弹力纤维发育不良,容易受压及扭曲而导致梗阻,容易造成尿潴留而引起泌尿道感染。

3. 膀胱　婴儿膀胱位置比年长儿高,尿液充盈后其顶部常在耻骨联合之上,腹部触诊时易扪到膀胱,随年龄增长逐渐下降至盆腔内。

4. 尿道　女婴尿道较短,新生女婴尿道仅长 1 cm(性成熟期 3 ~ 5 cm),且外口暴露又接近肛门,易受细菌污染,因此上行性感染比男婴多。男婴尿道虽较长,但常有包茎,包皮垢积聚时易引起上行性细菌感染。为了防止感染,应勤换尿布,勿使粪便污染会阴部。

【生理特点】

1. 肾功能　新生儿出生时肾单位数量已达成人水平,但其生理功能尚不完善。生后1 周为成人的 1/4,3 ~ 6 个月为成人的 1/2,6 ~ 12 个月为成人的 3/4,故过量的水分和溶质不能有效地排出。新生儿及幼婴肾小管的功能不够成熟,对水和钠的负荷调节较差,在应激状态下,往往不能做出相应的反应,容易发生钠潴留和水肿。新生儿对药物排泄功能差,用药种类及剂量均应慎重选择。小儿肾功能一般到 1 ~ 1.5 岁达成人水平。

2. 尿液特点

(1)外观　生后 2 ~ 3 d 尿色较深,稍混浊,放置后有红褐色沉淀,为尿酸盐结晶。数日后尿色变淡。正常婴幼儿尿液淡黄透明,但在寒冷季节放置后可有盐类结晶析出而使尿液变混,尿酸盐加热后,磷酸盐加酸后可溶解,可与脓尿或乳糜尿鉴别。

(2)尿量　正常婴儿尿量为 400 ~ 500 mL/d,幼儿为 500 ~ 600 mL/d,学龄前为

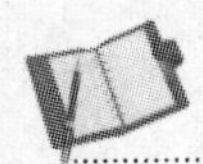

600～800 mL/d,学龄期为 800～1400 mL/d,正常每日尿量(mL)约为(年龄-1)×100+400。当排尿量婴幼儿少于 200 mL/d 时,学龄前儿童少于 300 mL/d,学龄儿童少于 400 mL/d 即为少尿;若每日尿量少于 30～50 mL 为无尿。

3. 尿液检查

(1)酸碱度　生后头几天因尿内含尿酸盐多而呈强酸性,以后接近中性或弱酸性,pH 值多为 5.0～7.0。

(2)尿蛋白　正常小儿尿中仅含微量蛋白,蛋白定性试验阴性,定量≤100 mg/(m^2·24 h),一次尿蛋白(mg/dL)/肌酐(mg/dL)≤0.2。若尿蛋白含量>150 mg/d,或 4 mg/(m^2·h),或>100 mg/L,尿蛋白定性试验阳性为异常。

(3)尿细胞和管型　正常新鲜尿液离心后沉渣镜检,红细胞<3 个/HP,白细胞<5 个/HP,偶见透明管型。12 h 尿细胞计数:红细胞<50 万,白细胞<100 万,管型<5000 个为正常。

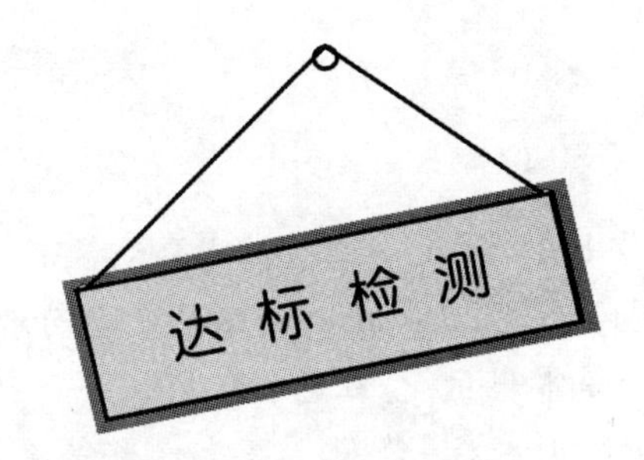

知识拷贝

【A1 型题】

1. 小儿泌尿系统解剖特点正确的是(　　)
   A. 肾位置偏高,2 岁以内查体不可触及
   B. 输尿管短而弯曲,易受压扭曲
   C. 膀胱位置偏低,尿液充盈时可触及
   D. 女婴尿道较短,容易发生逆行感染
   E. 小儿肾相对较小

2. 小儿镜下血尿的标准为(　　)
   A. >1 个/HP　　B. >3 个/HP
   C. >5 个/HP　　D. >10 个/HP
   E. >50 个/HP

【B 型题】

(3～4 题共用备选答案)

A. 400～500 mL　　B. 500～600 mL
C. 600～800 mL　　D. 800～1400 mL
E. 1400～1800 mL

3. 正常学龄前儿童每昼夜的尿量(　　)

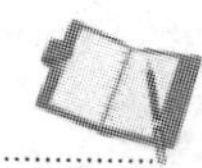

4. 正常学龄儿童每昼夜的尿量(　　)

(5～7 题共用备选答案)

A. <100 mL/d
B. <200 mL/d
C. <300 mL/d
D. <400 mL/d
E. <500 mL/d

5. 学龄前儿童少尿的诊断标准为(　　)
6. 学龄儿童少尿的诊断标准为(　　)
7. 婴幼儿少尿的诊断标准为(　　)

任务二　急性肾小球肾炎认知

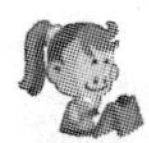

案例导学

奇奇,男,9 岁。以颜面水肿 10 d,尿少 8 d 为主诉入院。查体:体温 36.7 ℃,脉搏 80 次/min,呼吸 20 次/min,血压 20/16 kPa(150/120 mmHg)。眼睑及颜面水肿,咽红,扁桃体Ⅰ度肿大。双下肢非指凹性水肿。尿常规示:酱红色、稍混浊,蛋白++,红细胞++。抗 O:4800 IU/mL(正常值 0～200)。补体 C_3:降低。医生诊断为急性肾小球肾炎。

案例思考:

1. 如何评估奇奇当前的状况?
2. 奇奇当前有哪些健康问题需要解决?
3. 针对奇奇的病情,你需要做什么?
4. 怎样做好家属的卫生宣教工作?

活动 1　疾病知识认知

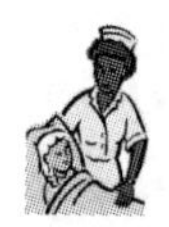

活动引入

问题:

1. 引起急性肾小球肾炎常见的病原体是什么?
2. 急性肾小球肾炎主要的临床特点是什么?
3. 急性肾小球肾炎水肿的特点是什么?
4. 严重病例有哪些表现?多于病后什么时间出现?

急性肾小球肾炎(AGN)简称急性肾炎,是一组不同病原所致的感染后免疫反应引

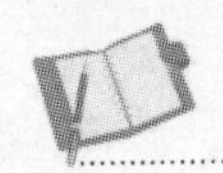

起的急性肾小球损害的疾病。其中绝大多数发生于急性溶血性链球菌感染后，被称急性链球菌感染后肾炎。本病多见于儿童和青少年，以 5 ~ 10 岁多见，男女之比约为 2 : 1。

【病因及发病机制】

本病的发生与 A 组 β 溶血性链球菌引起上呼吸道感染，或皮肤感染有关。由于链球菌致肾炎菌株作为抗原，刺激机体产生相应抗体，形成抗原抗体免疫复合物，沉积于肾小球基底膜，并激活补体，引起肾小球免疫损伤和炎症病变。免疫损伤使肾小球基膜断裂，血浆蛋白和红细胞、白细胞通过肾小球毛细血管壁渗出到肾小囊内，临床上出现血尿、蛋白尿、白细胞尿及管型尿。炎症损伤使肾小球毛细血管管腔变窄，甚至闭塞，导致肾小球血流量减少，肾小球滤过率降低，体内钠、水潴留，临床上出现少尿、水肿、高血压、急性循环充血。

【临床表现】

90% 病例有链球菌的前驱感染，呼吸道感染至肾炎发病 1 ~ 2 周，而皮肤感染则稍长，2 ~ 3 周。

1. 典型表现　起病时可有低热、疲倦、乏力、食欲减退等一般症状。部分患者尚可见呼吸道或皮肤感染病灶。

(1) 水肿、少尿　70% 患儿有水肿，初为晨起双睑水肿(图 11-1)，以后发展为下肢或遍及全身。水肿多数呈非凹陷性。一般为轻、中度水肿。水肿同时伴有少尿，一般在 1 ~2 周内随尿量增多水肿逐渐消退。

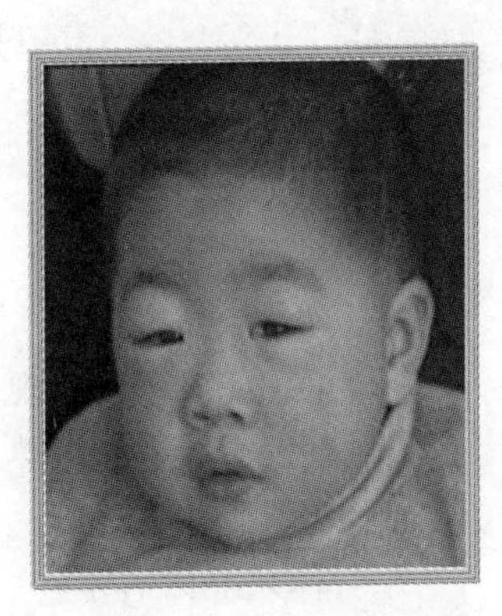

图 11-1　眼睑水肿

(2) 血尿　起病时都有血尿。轻者仅有镜下血尿，30% ~50% 患儿有肉眼血尿，呈浓茶色或烟灰水样(酸性尿)，也可呈鲜红色或洗肉水样(中性或弱碱性尿)。肉眼血尿多在 1 ~2 周消失，少数持续 3 ~4 周，而镜下血尿一般持续数月，运动后或感染时血尿可暂时加剧。

(3) 高血压　30% ~80% 可有高血压，学龄前儿童>16/10.7 kPa(120/80 mmHg)，学龄儿童>17.3/12 kPa(130/90 mmHg)，病程 1 ~2 周后随尿量增多而降至正常。

2. 严重表现　多发生在起病 1 ~2 周内，病情急剧恶化甚至危及生命。

(1) 严重循环充血　由于水钠潴留、血容量增加而出现循环充血。轻者仅有轻度呼吸增快，肝大；重者表现明显气急、发绀、频咳、端坐呼吸、咳粉红色泡沫痰，两肺布满湿性啰音，心脏扩大，心率增快，有时可出现奔马律，外周静脉压增高。危重病例可因急性肺水肿于数小时内死亡。

(2) 高血压脑病　由于脑血管痉挛或脑血管高度充血扩张而致脑水肿。表现为血压急剧增高，剧烈头痛，烦躁不安，恶心、呕吐，复视或一过性失明，严重者出现惊厥、昏迷。若能及时控制血压，上述症状可迅速消失。

(3) 急性肾功能不全　病程早期可有少尿或无尿，暂时性氮质血症，严重少尿或无尿则出现急性肾功能衰竭症状，如代谢性酸中毒、电解质紊乱及尿毒症。一般持续 3 ~ 5 d，尿量逐渐增加后病情好转。若持续数周仍不恢复，则预后不良。

【辅助检查】

1. 尿液检查　尿蛋白+～+++之间，尿沉渣镜检红细胞增多，伴透明、颗粒或红细胞管型。

2. 血液检测　血沉多数轻度增快；血清抗链球菌溶血素“O”（ASO）升高；血清补体 C_3 早期下降；少尿期有轻度暂时性氮质血症，尿素氮、肌酐暂时升高。

3. 肾 B 超检查　双侧肾弥漫性增大。

【治疗概述】

本病为自限性疾病，无特效治疗措施。主要是对症治疗，加强观察、及时处理重症病例。水肿、高血压明显者应用利尿剂和降压药；应用青霉素等抗生素控制感染，疗程10～14 d；严重病例应严格限制水、钠入量，加强利尿和降压，必要时采用透析治疗。

活动2　急性肾小球肾炎患儿的入院评估

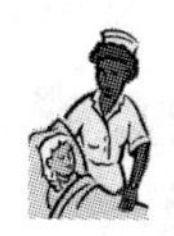

活动引入

情景：奇奇入院治疗，请你为他进行入院护理评估。

【护理评估】

1. 健康史评估要点

（1）询问患儿病前1～3周有无链球菌感染，如化脓性扁桃体炎、皮肤脓包疮、猩红热等。

（2）询问患儿水肿出现的时间、部位、发展情况及程度，尿量、颜色变化情况。

（3）询问患儿有无低热、头疼、头晕、恶心、呕吐、烦躁、惊厥或昏迷。

（4）了解患儿饮食情况、有无过敏史。

2. 身体状况评估要点

（1）测量生命体征、体重、观察意识状态。

（2）评估患儿水肿程度、范围，指压有无凹陷。

（3）观察患儿有无发绀，呼吸道、皮肤有无感染病灶；有无剧咳、端坐呼吸、咳粉红色泡沫痰，两肺底有无湿性啰音；检查颈静脉是否怒张、肝静脉回流征是否阳性、肝有无肿大；有无头痛并评估程度。

活动3　急性肾小球肾炎患儿的住院护理

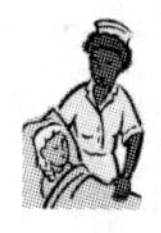

活动引入

经过你对奇奇的入院评估：

1. 你发现奇奇当前有哪些护理问题需要解决？请提出护理诊断、列出首优问题？

2. 针对奇奇的护理问题，请你为奇奇制订一份合理的护理计划。

3. 护理中应注意观察哪些内容？

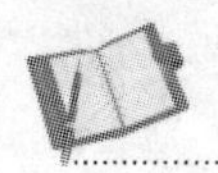

【护理诊断】

急性肾小球肾炎的护理诊断与相关因素见表 11-1。

表 11-1　急性肾小球肾炎的护理诊断与相关因素

护理诊断	相关因素
1. 体液过多	与肾小球滤过率下降，水、钠潴留有关
2. 营养失调：低于机体需要量	与水肿、限盐致食欲下降有关
3. 活动无耐力	与水肿、血压升高有关
4. 潜在并发症	高血压脑病、严重循环充血、肾功能不全

【护理措施】

1. 体液过多的护理

(1)休息　起病 2 周内应卧床休息。可减轻心脏负担，改善心功能，增加心排血量，使肾血流量增加，提高肾小球滤过率，从而使尿量增加，水钠潴留减轻，水肿减轻。直到肉眼血尿消失、水肿消退、血压正常，即可下床轻微活动；血沉正常方可上学，但需避免重体力活动；Addis 计数正常后方可恢复体力活动。

(2)饮食　急性期对蛋白和水应予一定限制。水肿、少尿期要限制食盐的入量，钠盐以 60 ~ 120 mg/(kg · d)为宜，水分一般以不显性失水加尿量计算；有氮质血症时应限蛋白，可给优质动物蛋白 0.5 g/(kg · d)；供给高糖饮食以满足小儿热量的需要；尿量增加、水肿消退、血压正常后，可恢复正常饮食，以保证儿童生长发育的需要。

(3)观察水肿情况　使用利尿剂期间每日测体重 1 次，了解水肿增减情况。水肿消退后每周测体重 2 次，体重增加表示水钠潴留。

(4)利尿　凡经限制水盐入量后水肿、少尿仍很明显、全身循环充血者，遵医嘱给予利尿剂。应用利尿剂前后注意观察体重、尿量、水肿变化并做好记录，尤其是静脉注射呋塞米后要注意有无大量利尿、脱水和电解质紊乱等现象。

2. 观察病情变化

(1)注意尿量、尿色变化　准确记录 24 h 出入量，应用利尿剂时每日测体重，每周留尿标本送尿常规检查 2 次。患儿尿量增加，肉眼血尿消失，提示病情好转。如尿量持续减少，出现头痛、恶心、呕吐等，要警惕急性肾功能衰竭的发生。

(2)监测血压变化　每日定期测量患儿血压，若舒张压大于 12 kPa(90 mmHg)，提示可能出现高血压脑病；若突然血压升高、剧烈头痛、一过性失明、惊厥等，提示高血压脑病，应立即报告医生并配合救治。应用硝普钠应新鲜配制，放置 4 h 后即不能再用，针筒、输液管等须用黑纸或铝箔覆盖，以免药物遇光分解。快速降压时必须严密监测血压、心率和药物的副作用，随时调节药液滴速。

(3)其他　观察有无呼吸困难、青紫、颈静脉怒张、心率增加表现，警惕严重循环充血发生。

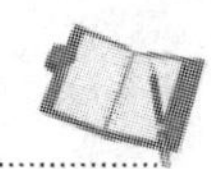

3. 心理护理

(1)鼓励家长参与患儿日常生活护理,对年长儿可允许其同学及老师探望以缓解患儿孤独感。

(2)给患儿提供舒适的住院环境,卧床休息患儿可为其提供喜爱的娱乐物品,以缓解其焦虑。

(3)用患儿能理解的语言解释卧床休息及低盐饮食的重要性,向患儿说明只要配合治疗和护理,本病的预后大多是良好的,争取患儿的配合。

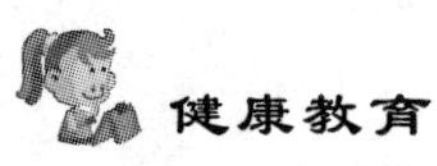

情景:

经过你们的细心护理奇奇已经可以出院了。妈妈向你咨询回家以后应该注意什么?请你为其进行健康指导。

1. 向患儿及家长介绍本病是急性链球菌感染后免疫性疾病,是一种自限性疾病,主要是休息及对症治疗,彻底清除感染灶,同时说明本病的预后良好。

2. 强调限制患儿活动是控制病情进展的重要措施,尤以病程前 2 周最为关键。

3. 告知家长要督促孩子锻炼身体,增强体质,避免或减少上呼吸道感染是预防的主要措施。一旦发生了上呼吸道感染或皮肤感染,应及早应用抗生素彻底治疗。

4. 强调出院后应严格遵守活动要求,否则容易引起复发。复查尿常规每周 1 次,2 个月后改为每月 1 次,随访时间一般为半年。指导家长学会观察尿液颜色,一旦发现尿色异常应立即到医院就诊。

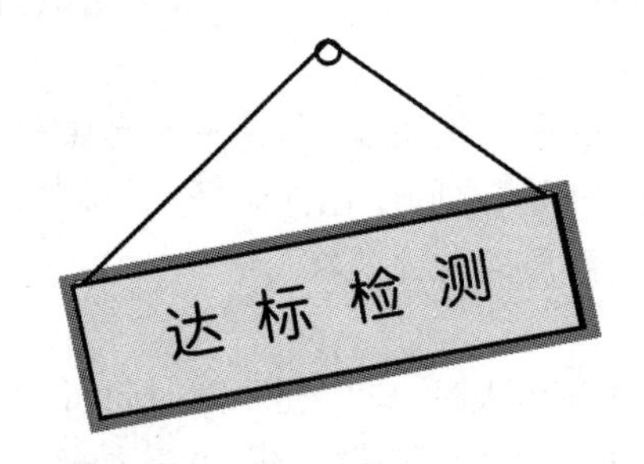

知识拷贝

【A1 型题】

1. 引起小儿急性肾炎最常见的细菌是(　　)

A. 金黄色葡萄球菌　　B. 铜绿假单胞菌

C. 大肠杆菌　　D. 溶血性链球菌

E. 粪链球菌

2. 小儿急性肾炎的水肿最先出现的部位是(　　)

A. 下肢　　B. 眼睑

C. 腰部　　D. 脚踝

E. 腹部

3. 急性肾炎患儿尿液呈中性或碱性时其颜色是(　　)

A. 淡黄色　　B. 咖啡色

C. 浓茶色　　D. 洗肉水样

E. 烟蒂水样

4. 急性肾炎的严重表现常出现起病后的时间是(　　)

A. 2 d 内　　B. 2 周内

C. 4 周内　　D. 1 个月内

E. 2 个月内

5. 小儿急性肾炎的主要临床特点是(　　)

A. 高血压、水肿、蛋白尿　　B. 少尿、水肿、蛋白尿

C. 水肿、蛋白尿、高血压　　D. 水肿、血尿、高血压

E. 少尿、水肿、低蛋白血症

【A2 型题】

6. 患儿,8 岁,患急性肾小球肾炎 2 周,现水肿消退,血压正常,无肉眼血尿,血沉稍快,此时对患儿活动的指导正确的是(　　)

A. 继续卧床休息　　B. 可以下床活动

C. 可以出院上学　　D. 不限制活动

E. 可以在家休养

7. 患儿,8 岁,确诊为急性肾炎,现患儿血压 21.3/17.3 kPa(160/130 mmHg),尿蛋白(+),尿红细胞 10 个/HP,患儿出现头痛、恶心、视物不清等表现,首选的处理是(　　)

A. 应用利尿剂　　B. 应用强心苷

C. 应用硝普钠　　D. 应用抗生素

E. 限制入水量

8. 患儿,9 岁,4 周前患化脓性扁桃体炎。近日来眼睑水肿,尿少,有肉眼血尿,血压 16/12 kPa(120/90 mmHg),尿蛋白(++),尿红细胞 10 个/HP,应考虑(　　)

A. 急性肾炎　　B. 慢性肾炎

C. 单纯性肾病　　D. 肾炎性肾病

E. 急进性肾炎

【A3/A4 型题】

(9~10 题共用题干)

患儿,7 岁,患上呼吸道感染 2 周后,出现食欲减退,乏力,尿少,水肿。体温 37.8 ℃,血压 16/12 kPa(120/90 mmHg),尿蛋白(+),红细胞 10 个/HP,补体 C_3 降低,诊断为“急性肾小球肾炎”。

9. 该患儿首要的护理问题是(　　)

A. 体温过高　　B. 活动无耐力

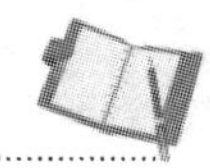

C. 营养失调:低于机体需要量　　D. 潜在并发症
E. 体液过多

10. 对该患儿正确的护理措施是(　　)
A. 严格卧床休息1周　　B. 给予易消化的普食
C. 血尿消失后可加强体育锻炼　　D. 每日留晨尿送培养
E. 严格控制入水量

知识应用

如何安排急性肾炎患儿的活动及饮食?

综合训练六　急性肾小球肾炎患儿的护理病例分析

【目的】

1. 能初步运用护理程序对急性肾小球肾炎患儿进行护理评估,提出护理诊断,并依据护理诊断制订护理措施,并能实施护理。

2. 通过实践锻炼、提高学生与患儿及家长的沟通能力,同时加强学生的责任心及对患儿同情、爱护和关心。

【实践方法】

1. 临床见习

(1)实习地点　综合性医院儿科病房。

(2)实习方法　每5~10名学生1组,由带教老师带领到病房查看病人,边观察、边讲解,最后选择1名急性肾炎患儿作为护理对象,书写1份急性肾炎患儿的护理计划。

2. 病例讨论

(1)地点　教室。

(2)方法　①由带教老师向学生展示1~2份较典型的急性肾炎患儿的简要病史,提出讨论的问题;②每5~10名学生一组进行讨论,并有专人组织与记录;③由各组代表发言,教师作最后总结;④每个学生书写1份急性肾炎患儿的护理计划。

(3)多媒体演示　组织观看“急性肾小球肾炎”录像。

(4)展示案例

案例1:明明,男,9岁。以颜面水肿12 d,尿少8 d为主诉入院。查体:体温36.7 ℃,脉搏80次/min,呼吸20次/min,血压20/16 kPa(150/120 mmHg)。眼睑及颜面水肿,咽红,扁桃体无肿大。双下肢非指凹性水肿。尿常规示:酱红色、稍混浊,蛋白++,红细胞++。抗O:4800 IU/mL(正常值0~200)。补体C_3降低。

讨论问题:①你知道明明是什么病吗?②如何评估明明目前状况?③你发现明明现存哪些护理问题?④针对护理问题制订相应的护理计划。⑤如何为明明及家属开展健康教育?

案例2:妞妞,女,7岁。以眼睑水肿伴尿少7 d为主诉入院。7 d前有咽痛。查体:体温37.7 ℃,脉搏140次/min,血压18.7/10.7 kPa(140/80 mmHg),呼吸30次/min,

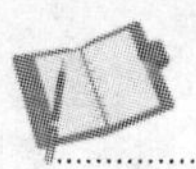

端坐呼吸。眼睑水肿，双下肢非指凹性水肿。双肺底有少量细湿性啰音，肝肋下 2 cm。尿常规示：蛋白++，红细胞+。

讨论问题：①你知道妞妞存在哪些健康问题？②请针对妞妞的健康问题制订相应的护理计划。③请根据妞妞的健康问题给予饮食指导。

【小结】

1. 每组选派 1 名学生代表展示见习结果，组间互评，老师总结。

2. 布置作业：①请同学们将讨论结果填入护理计划单（综合能力训练—护理计划单）。②如何指导急性肾小球肾炎患儿休息和饮食？

任务三　原发性肾病综合征认知

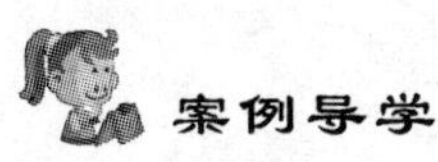

成成，男，7 岁，以颜面及双下肢水肿 3 周余，加重 4 d 为主诉入院。查体：体温 36.8 ℃，脉搏 85 次/min，呼吸 22 次/min，体重 28 kg，血压 13/10 kPa（97/75 mmHg），神志清、精神可。双眼睑水肿。双肺听诊呼吸音稍粗，心（-）。腹膨隆，肝、脾触诊不满意，移动性浊音（+）。双下肢呈指凹性水肿。尿检查：蛋白+++，24 h 尿蛋白定量 2.6 g/L。血液检查：血浆白蛋白 20 g/L，血胆固醇>5.7 mmol/L。

案例思考：

1. 如何评估成成的当前状况？
2. 成成当前有哪些健康问题需要解决？请列出成成的首优护理问题？
3. 针对成成的病情，你的护理要点什么？

活动 1　疾病知识认知

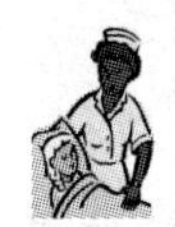

活动引入

问题：

1. 成成出现了什么问题？你的判断依据是什么？
2. 原发性肾病综合征主要的临床特点是什么？水肿有何特点？
3. 原发性肾病综合征并发症有哪些，其中最常见的是什么？
4. 原发性肾病综合征的治疗原则是什么，首选的药物是什么？

肾病综合征（NS）简称肾病，是由多种原因引起肾小球滤过膜通透性增高，导致大量蛋白尿、低白蛋白血症、高脂血症和明显水肿为临床特点的临床综合征。按病因可分为原发性、继发性和先天性 3 类。小儿时期绝大多数为原发性肾病。按临床表现又分

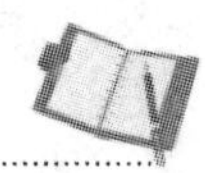

为单纯性肾病和肾炎性肾病2型,其中以单纯性肾病多见。2～7岁为发病高峰。男孩女孩均可患病。

【病因及发病机制】

病因尚不清楚。单纯性肾病可能与T细胞免疫功能紊乱有关。肾炎性肾病患儿常可发现免疫球蛋白和补体成分沉积,提示与免疫损伤有关。先天性肾病与遗传有关(图11-1)。

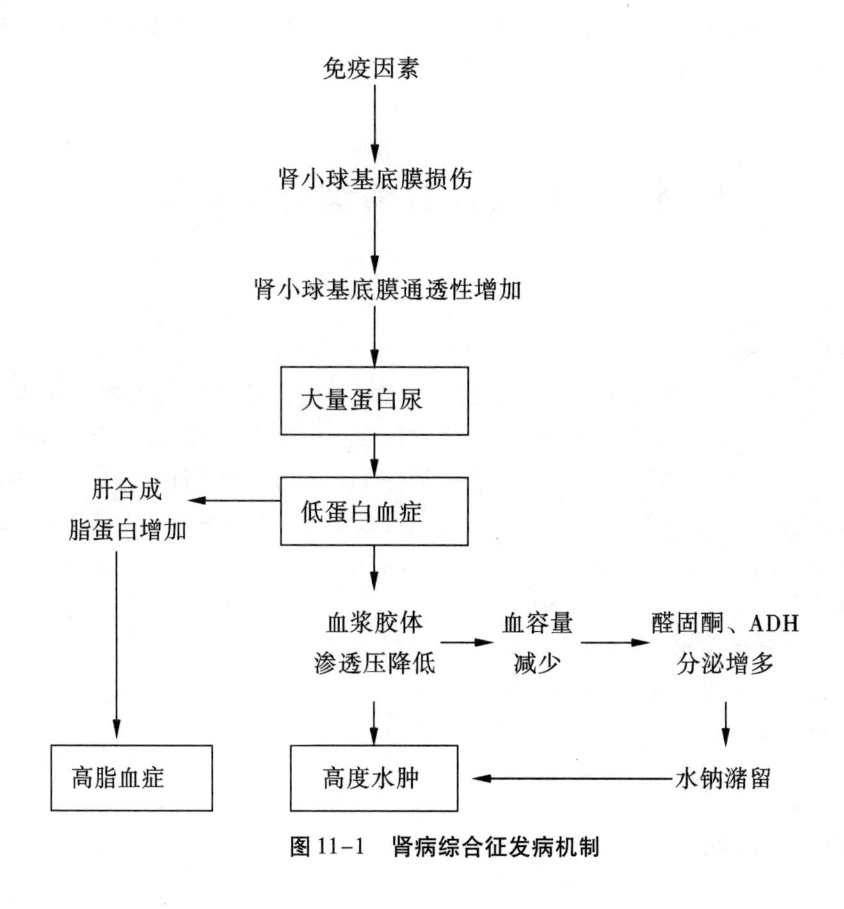

图11-1　肾病综合征发病机制

【临床表现】

1. 单纯性肾病　发病年龄多为2～7岁,男孩居多。起病缓慢,主要表现为全身指凹性水肿,以颜面、下肢、阴囊明显(图11-2),并常有腹水(图11-3)或胸水。病初患儿一般状况尚好,继之出现面色苍白、疲倦、厌食,水肿严重者可有少尿。临床特点具有大量蛋白尿(+++～++++)持续时间>2周,24 h尿蛋白总量>0.1 g/kg或>0.05 g/kg;血浆白蛋白<30 g/L;血胆固醇>5.7 mmol/L;水肿可轻可重。一般无明显血尿和高血压。

2. 肾炎性肾病　除具备单纯性肾病四大特征外,还具有以下4项中之一项或多项者属肾炎性肾病。①尿红细胞多次超过10个/HP;②反复出现高血压,学龄儿童>17.3/12 kPa(130/90 mmHg),学龄前儿童>16/10.7 kPa(120/80 mmHg),并排除皮质激素所致者;③持续性氮质血症,尿素氮>10.7 mmol/L,并排除由于血容量不足所致者;④补体C_3反复降低。

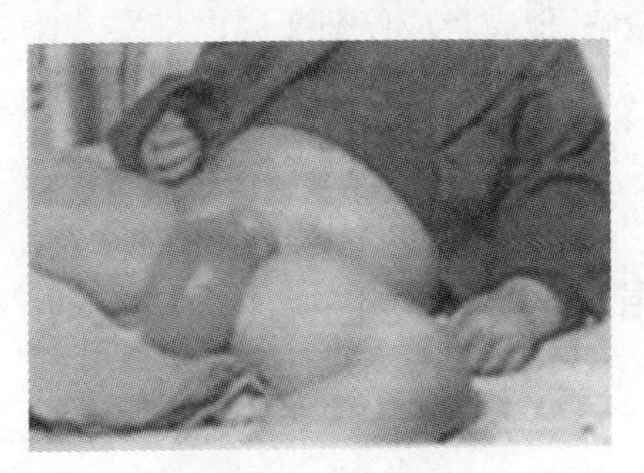

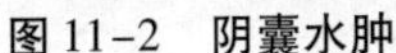

图 11-2　阴囊水肿

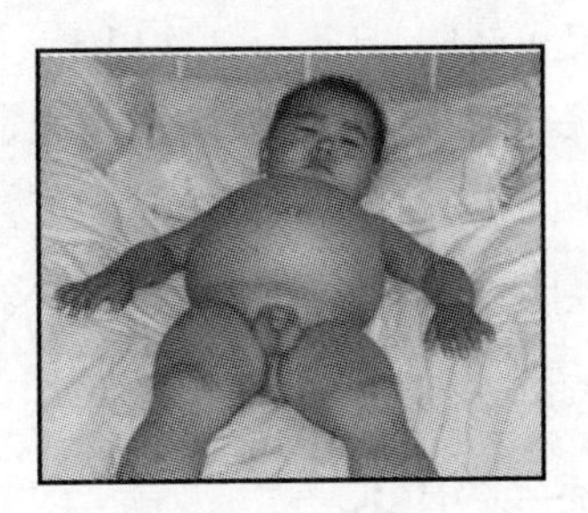

图 11-3　腹水

3. 并发症

(1)感染　肾病患儿免疫功能低下,蛋白质营养不良以及用皮质激素和(或)免疫抑制剂治疗等,使患儿常合并各种感染,常见感染有呼吸道、皮肤、泌尿道和原发性腹膜炎等,而感染又可促使病情加重。

(2)电解质紊乱　长期禁盐、大量使用利尿剂、呕吐、腹泻等可引起低钠、低钾血症。钙与白蛋白结合,可随尿丢失,导致低钙血症,可发生手足搐搦。

(3)低血容量休克　因血浆胶体渗透压降低或大量利尿时导致有效循环血量减少。表现为烦躁不安、四肢湿冷、皮肤出现大理石状花纹、脉搏细数、心音低钝和血压下降等。

(4)高凝状态及血栓形成　血栓形成的原因主要是肾病综合征存在高凝状态,如肾静脉栓塞时发生腰痛,肉眼血尿或急性肾衰。

(5)急性肾功能衰竭　多数为起病或复发时低血容量所致的肾前性肾功能衰竭,部分与原因未明的滤过系数降低有关,少数为肾组织严重的增生性病变。

(6)生长延迟　主要见于频繁复发和长期接受大剂量皮质激素治疗的患儿。

【辅助检查】

1. 尿液检查　尿蛋白定性多为+++ ~ ++++,可见透明和颗粒管型,肾炎性肾病患儿尿内红细胞可增多。24 h 尿蛋白定量>0.05 g/kg,可以确定蛋白尿的严重性。

2. 血液检查　血浆总蛋白及白蛋白显著降低,白蛋白低至 10 ~ 20 g/L。白、球比值(A/G)倒置;血胆固醇>5.7 mmol/L;血沉明显增快;肾炎性肾病者可有血清补体(CH_{50}、C_3)降低。血小板增多、血浆纤维蛋白原增加、尿中纤维蛋白裂解产物(FDP)增多。肾功能检查单纯性肾病一般正常,肾炎性肾病有轻重不等的肾功能障碍及氮质血症。

【治疗概述】

治疗原发性肾病综合征的首选药物是肾上腺糖皮质激素。同时,加强对症治疗,免疫抑制剂及中医中药治疗。

1. 激素治疗　常用泼尼松中长程治疗方案,中程疗法为 6 个月,长程疗法为 9 ~ 12 个月。

疗效判断:①激素敏感:激素治疗后 8 周内尿蛋白转阴,水肿消退;②激素部分敏感:治疗 8 周水肿消退,但尿蛋白仍+ ~ ++;③激素耐药:治疗满 8 周,尿蛋白仍在++以

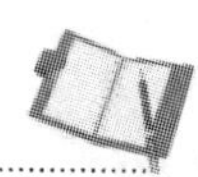

上者;④激素依赖:对激素敏感,用药即缓解,但减量或停药2周内复发,再次用药或恢复用量又可转阴,且重复2次以上。

2. 免疫抑制剂治疗　适用于激素部分敏感、耐药、依赖及复发的病例,常用药物有环磷酰胺、长春新碱、环孢素等。

活动2　原发性肾病综合征患儿的入院评估

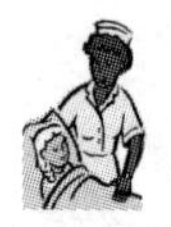

活动引入

情景:成成入院治疗,请你为他进行护理评估。

【护理评估】

1. 健康史评估要点

(1)询问患儿病前有无呼吸道感染或过度劳累等诱因。

(2)重点询问患儿水肿出现的时间、部位、发展情况及程度。

(3)询问患儿尿量多少、颜色、尿中有无泡沫。

(4)了解患儿起病后精神状态,食欲情况,是初发还是复发。

(5)了解患儿是否是过敏体质,既往用药情况,近期是否预防接种。

2. 身体状况评估要点

(1)重点评估检查水肿的部位及程度,有无胸腔积液、腹水,有无阴囊或大阴唇水肿,有无感染及部位。

(2)测量患儿的血压、体重、腹围,观察精神状态、面色。

(3)及时采集尿液、血液等标本及时送检。

活动3　原发性肾病综合征患儿的住院护理

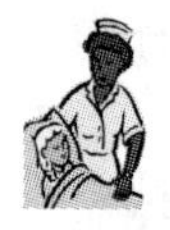

活动引入

经过你对成成的入院评估:

1. 你发现成成当前有哪些护理问题需要解决?请提出护理诊断、列出首优问题?

2. 针对成成的护理问题,请你为他制订一份合理的护理计划。

【护理诊断】

原发性肾病综合征的护理诊断与相关因素见表11-2。

表 11-2　原发性肾病综合征的护理诊断与相关因素

护理诊断	相关因素
1. 体液过多	与低蛋白血症导致的水钠潴留有关
2. 营养失调:低于机体需要量	与大量蛋白尿、摄入量减少及肠道吸收障碍有关
3. 有感染的危险	与抵抗力下降、激素等的应用有关
4. 有皮肤完整性受损的危险	与高度水肿有关
5. 潜在并发症	药物副作用、电解质紊乱

【护理措施】

1. 体液过多的护理

(1)休息　除重度水肿者需卧床休息外,一般不必严格限制活动。卧床休息时应经常变换体位,以防血管栓塞等并发症。

(2)调整水、钠的入量　重度水肿和严重高血压患儿适当限制水、钠入量,一般不必严格限制,否则可能出现电解质紊乱和食欲下降。

(3)观察水肿情况　每日测体重 1 次或按压水肿部位观察,有腹水者每日测腹围 1 次,同时记录 24 h 出入量。

(4)利尿剂　一般不用利尿剂,水肿严重伴少尿,尤其是有胸水或腹水时遵医嘱给予利尿剂,并观察用药前后尿量及水肿变化做好记录。

2. 调整饮食、减轻水肿

(1)因消化道黏膜水肿使消化能力减弱,应注意减轻消化道负担,给予易消化、高营养饮食,如优质蛋白(乳类、蛋、鱼、家禽等)。注意补充各种维生素和微量元素。

(2)大量蛋白尿期间要控制蛋白的摄入,以 2 g/(kg · d)为宜。因过多的蛋白可造成肾小球高滤过,使肾小管细胞对蛋白重吸收负荷增加,导致细胞功能受损。

(3)明显水肿或高血压时短期限钠、水入量,水肿消退、尿量正常后恢复正常饮食。

3. 预防感染

(1)保护性隔离　肾病患儿与感染性疾病患儿分室收治,病房每日进行空气消毒,减少探视人数。

(2)加强皮肤黏膜护理　①保持床铺清洁、干燥、柔软、平坦,被褥松软,以免损伤皮肤;②注意皮肤清洁、干燥,每天擦洗 1 ~ 2 次,皮肤皱褶处撒爽身粉,及时更换内衣;③水肿严重时,臀部和四肢受压部位可用气垫床;阴囊水肿可用棉垫或吊带托起(图11-4);④注意口腔护理,每日用苏打水漱口 2 ~ 3 次。

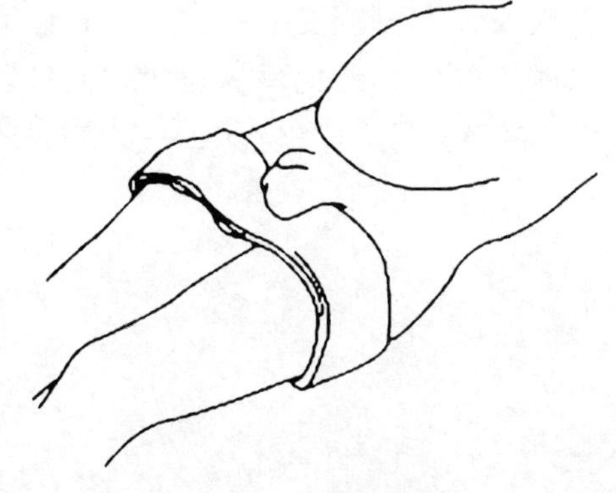
图 11-4　吊带托阴囊

(3)严重水肿者应尽量避免肌内注射,以防药液外渗,导致局部潮湿、糜烂或感染等。

(4)肾病患儿预防接种要避免使用活疫苗,

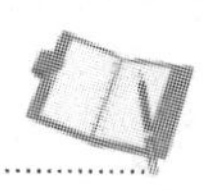

在大量使用激素和免疫抑制剂时可相应延长接种时间，一般应在症状缓解半年后进行。

4. 观察药物疗效及副作用

（1）激素治疗期间注意每日尿量、尿蛋白变化及血浆蛋白的恢复等情况。泼尼松应用过程中，应严格遵医嘱发药，保证患儿服药。注意观察皮质激素的副作用，如库欣综合征、高血压、消化道溃疡、骨质疏松等。遵医嘱及时补充钙质，以免发生手足搐搦症。

（2）严重水肿者应用利尿剂时要注意观察尿量，定期查电解质，尿量过多时应及时通知医生，因大量利尿可加重血容量不足，有出现低血容量性休克或静脉血栓形成的危险。

（3）应用免疫抑制剂治疗时，注意白细胞计数下降、脱发、肝功能损害、胃肠道反应及出血性膀胱炎等副作用的出现。用药期间要多饮水和定期查血常规和肝功能。

（4）抗凝和溶栓治疗能改善肾病的临床症状，改变患儿对激素的效应，从而达到理想的治疗效果。在使用肝素过程中应注意监测凝血时间及凝血酶原时间。

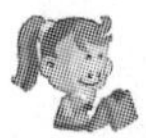

健康教育

情景：经过你们的细心护理成成已经可以出院了。妈妈向你咨询回家后的注意事项，请你为其进行健康指导。

1. 向患儿及家长介绍本病临床表现，护理要点，指导家长学会生活护理，学会预防和观察并发症及药物副作用的方法。

2. 强调感染是本病最常见的并发症及复发的诱因，重点强调预防感染的重要性，采取有效措施避免感染，如不去公共场所，以免发生感染。如发生感染立即到医院就诊。告知家长待病情缓解、停药 1 年后方可进行预防接种。

3. 讲解激素治疗对本病的重要性和药物引起的体态改变在停药后可自行恢复，使患儿及家长主动配合与坚持按计划用药；出院后定期来院随访、复查，逐渐递减剂量，不可骤然停药。用药时间越长，递减速度应越慢，避免复发。

4. 关心和爱护患儿，多与患儿及其家长交谈，鼓励其说出内心的感受，如害怕、忧虑等。同时，指导家长多给患儿心理支持，使其保持良好情绪；在恢复期可组织一些轻松的娱乐活动，适当安排一定的学习，以增强患儿信心，积极配合治疗，争取早日康复；活动时注意安全，避免奔跑、患儿之间打闹，以防摔伤、骨折。

5. 教会家长或较大儿童学会用蛋白试纸监测尿蛋白的变化。

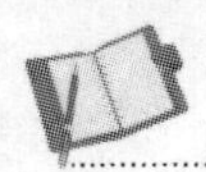

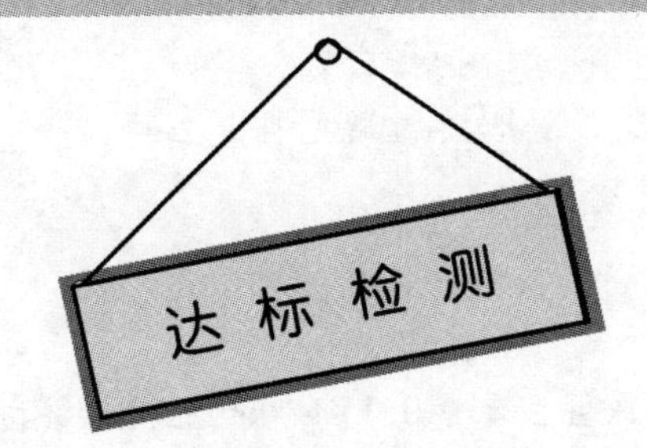

知识拷贝

【A1 型题】

1. 肾病综合征患儿最重要的病理生理改变是(　　)
   A. 大量蛋白尿　B. 高度水肿
   C. 高血压　D. 低蛋白血症
   E. 高脂血症
2. 单纯性肾病与肾炎性肾病的区别点不包括(　　)
   A. 有无血尿　B. 水肿程度
   C. 有无高血压　D. 有无氮质血症
   E. 有无血清总补体及 C_3 下降
3. 原发性肾病综合征患儿最常见的并发症是(　　)
   A. 高血压脑病　B. 感染
   C. 电解质紊乱　D. 血栓形成
   E. 低血容量休克
4. 原发性肾病综合征患儿,在激素治疗期间病情反复的常见诱因是(　　)
   A. 过度劳累　B. 感染
   C. 饮水过多　D. 过度限盐
   E. 盐摄入过多
5. 肾病综合征患儿最常见的感染是(　　)
   A. 皮肤疖肿　B. 呼吸道感染
   C. 消化道感染　D. 蜂窝织炎
   E. 自发性腹膜炎

【A2 型题】

6. 患儿,7 岁,全身严重指凹性水肿,尿蛋白(++++),血清白蛋白 20 g/L,血胆固醇 5.3 mmol/L,诊断为单纯性肾病综合征,用激素治疗,该患儿在治疗过程中出现血压下降,恶心、呕吐,可能是并发(　　)
   A. 低钠血症　B. 低钾血症
   C. 低磷血症　D. 低镁血症
   E. 低钙血症
7. 患儿 5 岁,全身严重指凹性水肿,血清蛋白 15 g/L,血胆固醇 8.5 mmol/L,24 h 尿蛋白定量 0.1 g/kg,诊断为单纯性肾病。该患儿的治疗及护理正确的(　　)

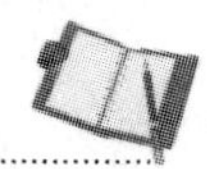

A. 适当户外活动
B. 高蛋白饮食
C. 饮食不必限盐
D. 尽量避免肌力注射
E. 口服泼尼松总疗程不超过 8 周

【A3/A4 型题】

(8～10 题共用题干)

患儿,4 岁,全身凹陷性水肿,24 h 的尿蛋白定量 0.15 g/ kg,血清清蛋白 10 g/L,血胆固醇 9.2 mmol/L,诊断为单纯性肾病。

8. 治疗本病首选用药是(　　)
A. 泼尼松
B. 地塞米松
C. 甲基泼尼松龙
D. 环磷酰胺
E. 青霉素

9. 患儿遵医嘱用激素治疗,用药过程中健康指导不正确的是(　　)
A. 避免空腹吃药
B. 补充维生素 D 及钙剂
C. 注意患儿有无黑便
D. 按时预防接种
E. 补充富含钾的食物

10. 该患儿应用激素治疗期间应特别注意预防(　　)
A. 低钠血症
B. 感染
C. 低钙抽搐
D. 低钾血症
E. 静脉血栓形成

知识应用

1. 如何区别单纯性肾病与肾炎性肾病?

2. 案例:贝贝,男,5 岁。以“间断水肿、尿少 2 个月”入院。查体:体温 36.5 ℃,脉搏78 次/min,呼吸 24 次/min,血压 12.67/8.53 kPa(95/64 mmHg);眼睑水肿,腹部膨隆,移动浊音(+),阴囊水肿明显,双下肢凹指性水肿。尿常规:蛋白(+++),红细胞(-)。血浆总蛋白 38 g/L,清蛋白 18 g/L,胆固醇 9.1 mmol/L;血清补体 CH_{50}和 C_3 均正常。

思考问题:

(1)贝贝最可能的诊断?诊断依据?

(2)如何评估贝贝目前的状况,列出其主要护理问题。

(3)如何对贝贝的水肿实施护理?

(4)针对贝贝病情应该开展哪些健康教育?

(庞　擎)

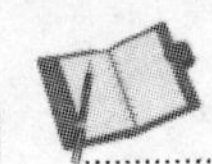

项目十二
神经系统疾病患儿的护理

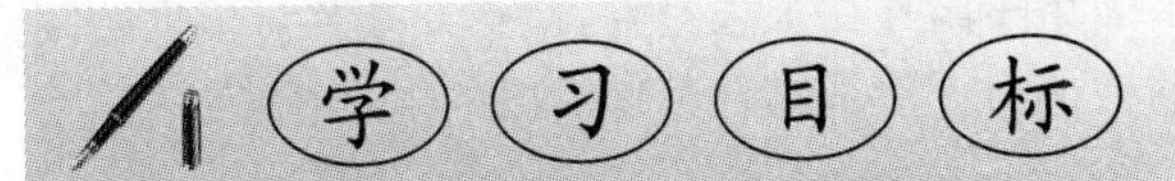

知识与技能目标

1. 理解小儿神经系统解剖生理特点。

2. 分清化脓性脑膜炎及病毒性脑膜炎患儿的身体状况、脑脊液检查情况。

3. 运用护理程序为神经系统疾病患儿进行整体护理。

4. 能运用所学知识对社区、家庭进行健康指导。

过程与方法目标

1. 案例导学、情景设置、问题引领,指导学生通过各种途径(课本、互联网、图书阅览室等)查阅资料,对所学内容进行预习。

2. 根据案例,模拟进行"中枢神经系统感染性疾病患儿"的护理评估。

3. 通过小组合作学习,体验团队合作过程,学会自主学习。

情感态度与价值观

1. 通过模拟接诊,锻炼学生的沟通能力。

2. 培养学生关心体贴儿童的态度及实际工作中的团队合作精神。

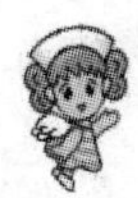

项目分析

本项目主要介绍化脓性脑膜炎、病毒性脑炎、脑膜炎。重点为化脓性脑膜炎、病毒性脑膜炎、脑炎的整体护理,难点为化脓性脑膜炎、病毒性脑膜炎、脑炎的发病机制。

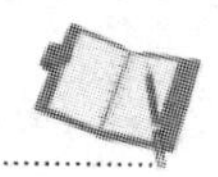

任务一　小儿神经系统解剖生理特点认知

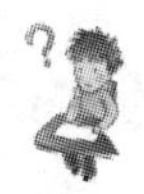

问题导学

1. 婴幼儿做腰穿应选在第几腰椎间隙？为什么？
2. 正常脑脊液检查结果？
3. 小儿受到刺激后为什么会出现泛化现象？

小儿神经系统的发育尚未成熟，不同年龄段存在很大差异，检查方法及对结果的判断也有差异。因此，对小儿神经系统的检查与评价须结合其年龄段的生理特点进行。

活动　小儿神经系统解剖生理特点认知

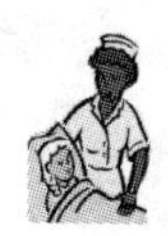

活动引入

情景：

宝宝2个月了，妈妈发现当家长突然走近宝宝或有大的声响时，宝宝都会突然张开双臂同时手指也分开，是不是吓到孩子了？

（一）解剖特点

1. 脑　小儿出生时大脑的外观与成人基本相似，脑表面有主要沟回，但沟比较浅，回比较宽，皮质较薄，细胞分化不成熟，3岁时细胞分化基本成熟，8岁时接近成人。小儿神经系统活动不稳定，皮质下中枢兴奋性较高，加之神经髓鞘形成不完善，使兴奋和抑制均易扩散，在不良刺激下，容易发生惊厥和昏迷。

2. 脊髓　小儿出生时脊髓的发育已较成熟，功能基本具备。但小儿脊髓的发育与脊柱的发育不平衡，出生时脊髓的末端位于第3腰椎水平，4岁时上移到第1～2腰椎间隙。婴幼儿做腰椎穿刺时，位置要低，4岁以内在第4～5腰椎间隙进针，4岁以上可在第3～4腰椎间隙穿刺（图12-1），以免损伤脊髓。

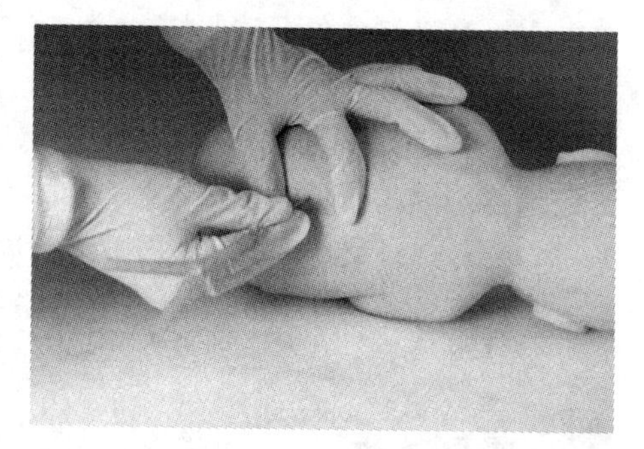

图12-1　小儿腰椎穿刺

（二）生理特点

1. 脑脊液　新生儿脑脊液量少，压力低，抽取脑脊液较困难，随年龄增长的量逐渐增加。正常脑脊液外观无色透明，细胞数不超过10×10^6/L（新生儿可达20×10^6/L），糖

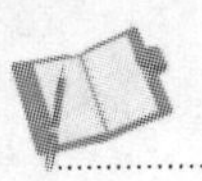

含量2.8～4.4 mmol/L,氯化物118～128 mmol/L,蛋白不超过400 mg/L。

2. 神经反射

(1)出生时存在而以后逐渐消失的反射　吸吮反射、觅食反射、握持反射、拥抱反射等,于生后3～6个月消失。若这些反射生后缺如或短期存在后又消失或该消失时不消失则为异常。

(2)出生时存在以后永不消失的反射　角膜反射、瞳孔对光反射、咽反射、吞咽反射等,如这些反射减弱或消失,表示神经系统出现异常。

(3)出生时并不存在以后渐出现且永不消失的反射　腹壁反射、提睾反射(4～6个月后明显)、四肢膝腱反射。

(4)病理反射　巴宾斯基征2岁以内阳性者为生理现象;生后3～4个月的婴儿,由于屈肌紧张,克匿格征、布鲁津斯征出现阳性结果一般无临床意义。婴儿颅缝和囟门未闭可缓解颅内压,即使在病理状态下,脑膜刺激征可不明显或出现较晚。

任务二　化脓性脑膜炎认知

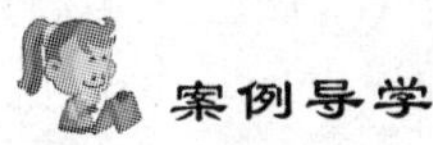

宝宝,11个月,发热,咳嗽5 d,近2 d呕吐,今日突然抽搐急诊入院。查体:嗜睡,前囟饱满,颈无抵抗,咽充血,扁桃体无肿大,双肺可闻及少许细湿性啰音,巴氏征(+),克氏征、布氏征(-),血常规示:白细胞17×10^9/L,中性粒细胞0.66,淋巴细胞0.34,脑脊液检查:外观微混浊,白细胞900×10^6/L,中性粒细胞0.75,淋巴细胞0.3,蛋白质2100 mg/L,糖2.0 mmol/L,氯化物100 mmol/L。

案例思考:

1. 如何评估宝宝的当前状况?
2. 宝宝当前有哪些健康问题需要解决?
3. 针对宝宝的病情,你需要做什么?怎么做?

活动1　疾病知识认知

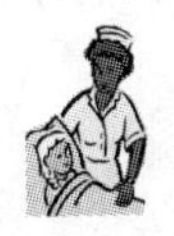

活动引入

问题:

1. 化脓性脑膜炎常见的病原体有哪些?
2. 你知道化脓性脑膜炎患儿应该做哪些辅助检查吗?
3. 化脓性脑膜炎的治疗原则是什么?

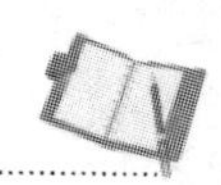

化脓性脑膜炎(简称化脑),是小儿时期常见的神经系统急性感染性疾病,可由各种化脓性细菌引起,婴幼儿多见。临床表现以急性发热、头痛、呕吐、意识障碍、脑膜刺激征和脑脊液呈化脓性改变为特征。病死率较高,神经系统后遗症较多。

【病因及发病机制】

化脑常见致病菌有肺炎链球菌、流感嗜血杆菌、脑膜炎球菌。新生儿及2个月以下的婴儿以大肠杆菌和金黄色葡萄球菌为主;婴幼儿以流感嗜血杆菌、肺炎链球菌多见;而年长儿以肺炎链球菌和脑膜炎双球菌为主。病原体经呼吸道、皮肤、黏膜或新生儿脐部侵入,经血液循环到达脑膜;由邻近组织器官感染,如中耳炎、乳突炎等,扩散波及脑膜;直接侵犯如当存在脑脊髓膜膨出、皮肤窦道或头颅骨折时,细菌可直接至脑膜。

【临床症状和体征】

1. 典型表现

(1)全身中毒症状　高热、头痛、精神萎靡,小婴儿表现易激惹、烦躁不安、双目凝视等。

(2)颅内压增高症　剧烈头痛、喷射性呕吐。严重者合并脑疝,出现双侧瞳孔不等大、对光反应迟钝等。

(3)脑膜刺激征　颈强直、凯尔尼格征及布鲁津斯基征阳性。

2. 非典型表现　3个月以下患儿起病隐匿,常因缺乏典型的症状和体征而被忽略。表现为体温可升高或降低,甚至出现体温不升,面色青灰,吸吮力差、拒乳、呕吐,哭声高尖,两眼凝视,前囟饱满、张力增高,头围增大或颅骨缝裂开,不典型惊厥发作。由于颅缝及囟门的缓冲作用,使颅内压增高与脑膜刺激征不明显。

3. 并发症　硬脑膜下积液、脑积水、脑室管膜炎以及脑实质或脑神经损伤,如肢体瘫痪、眼球运动障碍、耳聋、失明等。

【辅助检查】

1. 血常规　白细胞数明显增高、分类中性增高。

2. 脑脊液检查　压力增高、外观混浊、白细胞$>1000\times10^6$/L以上,中性为主。糖和氯化物含量显著下降;蛋白明显升高。脑脊液常规涂片检查和培养可进一步明确病因。

【治疗概述】

1. 抗生素治疗　原则是早使、足量、足程、联合、敏感、易透、静脉用药。在病原菌未明确时,可选用头孢曲松钠每日100 mg/kg,或头孢噻肟钠每日200 mg/kg,治疗10~14 d。病原菌明确后,根据不同的致病菌选用敏感的抗生素。

2. 对症和支持治疗　控制惊厥和感染性休克,降低颅内压,维持水电解质平衡,处理并发症。

活动2　化脓性脑膜炎患儿的入院评估

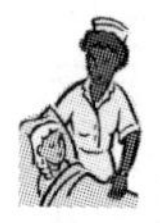

活动引入

情景:宝宝入院治疗,请你为他进行护理评估。

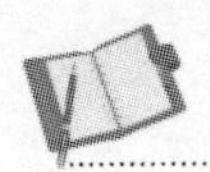

【护理评估】

1. 健康史评估要点　评估患儿发病前有无上呼吸道、消化道或皮肤感染史，新生儿应评估其出生史，有无脐带感染。

2. 身体状况评估要点

(1)测量生命体征、体重。

(2)观察意识状态、尿量。

(3)评估患儿有无高热、头痛、烦躁不安、易激惹等全身中毒表现；有无喷射性呕吐、剧烈头痛等颅内压增高的表现。

3. 心理社会因素　注意评估家长及患儿对本病知识的掌握程度，焦虑或恐惧的程度，应对方式；了解亲友中有无人力、物力及心理方面的支持等。

活动3　化脓性脑膜炎患儿的住院护理

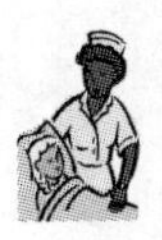

活动引入

经过你们对宝宝的入院评估：

1. 你发现宝宝当前有哪些护理问题需要解决？请提出护理诊断、列出首优问题？
2. 针对宝宝的护理问题，请你为宝宝制订一份合理的护理计划。
3. 护理中应注意观察哪些内容？

【护理诊断】

化脓性脑膜炎的护理诊断与相关因素见表12-1。

表12-1　化脓性脑膜炎的护理诊断与相关因素

护理诊断	相关因素
1. 体温过高	与细菌感染有关
2. 营养失调：低于机体需要量	与摄入不足、呕吐及机体消耗增多有关
3. 有受伤、窒息的危险	与惊厥发作及意识障碍有关
4. 潜在并发症	颅内压增高、硬脑膜下积液、脑室管膜炎、脑积水等

【护理措施】

1. 维持正常体温　高热患儿要卧床休息，病室温度维持在18～22 ℃，湿度50%～60%；鼓励患儿多饮水，当体温>38.5 ℃，采取物理降温或药物降温，以降低大脑的耗氧量，防止发生惊厥，监测体温4 h 1次并记录；做好口腔护理(每天2～3次)。

2. 协助降低颅内压　①保持室内安静，避免强光刺激；②抬高床头15°～30°，利于静脉回流，降低脑静脉窦压力，利于降颅压，以减轻头部疼痛；③按医嘱应用甘露醇降低颅内压，避免药液外渗，引起局部刺激和局部水肿。

3. 加强营养　神志清楚者给予高热量、富营养、易消化的流质或半流质饮食；意识障碍者给予鼻饲或静脉高营养；频繁呕吐者给予静脉输液，维持水、电解质平衡。

4. 防止外伤　惊厥发作时将患儿头偏向一侧，在上、下牙之间放置牙垫以免舌咬伤，拉好床档，避免躁动及惊厥时受伤或坠床。

5. 保持呼吸道通畅避免窒息　患儿取侧卧位，以免仰侧卧位时舌根后坠堵塞喉头；及时清除口、咽喉、鼻部分泌物及呕吐物以防误吸窒息或吸入性肺炎发生。

6. 密切观察病情，防治并发症　①若患儿躁动不安、频繁呕吐、惊厥及四肢肌张力增高、意识障碍、前囟饱满等，提示颅内压增高；②若患儿出现呼吸节律不规则、两侧瞳孔不等大或忽大忽小、对光反射迟钝或消失、血压升高等，提示脑疝；③若患儿出现高热持续不退或退而复升、前囟饱满、颅缝裂开、频繁呕吐、惊厥，应考虑有硬脑膜下积液、脑积水等并发症。

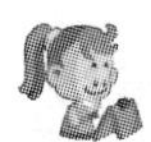

健康教育

情景：

宝宝，11个月，发热，咳嗽5 d，近2 d呕吐，今日突然抽搐急诊入院，医生诊断“化脑”。请你为宝宝的妈妈进行健康指导。

1. 加强卫生知识的大力宣传，预防化脓性脑膜炎。凡与流感嗜血杆菌性脑膜炎和流行性脑脊髓膜炎接触的易感儿均应服用利福平，每日20 mg/kg。共4 d。还可采用脑膜炎双球菌荚膜多糖疫苗在流行地区实施预防接种。

2. 对患儿及家长给予安慰、关心和爱护，使其接受疾病的事实，鼓励战胜疾病的信心。根据患儿及家长的接受程度，介绍病情，讲清治疗护理方法，使其主动配合。

3. 对有神经系统后遗症的患儿，应进行功能训练，指导家长根据不同情况给予相应护理，促使病情尽可能的康复。

任务三　病毒性脑炎、脑膜炎认知

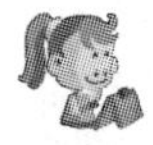

案例导学

宝宝，男，5岁，因发热、头痛2 d，意识模糊1 d，呕吐1 h入院。查体：神志清楚，精神差，呼吸浅促，呼吸音粗，未闻及湿性啰音，双侧瞳孔等大等圆，对光反射迟钝。颈无抵抗，口唇无疱疹，心律齐，心率96次/min，腹软，四肢肌张力减弱。克氏征、布氏征、巴氏征均阴性。血常规示：白细胞18.2×10^9/L，淋巴细胞69.8%，中性粒细胞59.4%；脑脊液外观无色透明，压力增高，细胞总数50×10^6/L，蛋白0.3 g/L，糖4 mmol/L，氯化物122.5 mmol/L。初步诊断：病毒性脑膜炎。

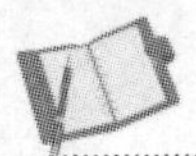

案例思考：

1. 如何评估宝宝的当前状况？

2. 宝宝当前有哪些健康问题需要解决？请列出宝宝的首优护理问题？

3. 针对宝宝的病情，你需要做什么，怎么做？

活动1　疾病知识认知

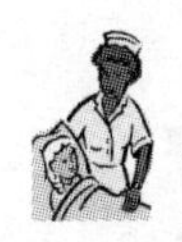

活动引入

问题：

1. 病毒性脑膜炎、脑炎常见的病原体有哪些？是如何引起惊厥、抽搐等神经系统症状的？

2. 病毒性脑膜炎和病毒性脑炎的临床症状有何不同？

3. 你知道患儿应该做哪些辅助检查吗？

4. 此病的治疗原则是什么？

病毒性脑炎、脑膜炎是由各种病毒感染引起的颅内急性炎症。病变主要累及大脑实质者为病毒性脑炎，主要在脑膜者则为病毒性脑膜炎。临床主要表现为头痛、呕吐、嗜睡，或有神经精神异常、意识障碍，或有局部损害等，严重者可留有后遗症甚至导致死亡。夏秋季好发。

【病因及发病机制】

多种病毒均可引起脑炎、脑膜炎，其中80%是由柯萨奇病毒、埃可病毒等肠道病毒引起。其次为疱疹病毒、腮腺炎病毒以及虫媒病毒等。病毒自呼吸道、肠道等途径侵入人体，经血行播散，通过血-脑屏障侵犯脑实质或脑膜，引起脑炎或脑膜炎。另一途径是直接蔓延，如单纯疱疹病毒经嗅神经直接侵入脑部，导致神经系统炎症。

【临床表现】

1. 病毒性脑膜炎　病前多有呼吸道或消化道感染史，继而发热、呕吐，婴儿常有烦躁不安，易激惹；年长儿主诉头痛、颈背疼痛，脑膜刺激征阳性。

2. 病毒性脑炎

(1)前驱症状　发病前先有呼吸道或消化道感染症状。

(2)中枢神经系统症状　惊厥、意识障碍、颅内压增高、精神障碍。根据脑受损部位不同，可出现局灶性神经系统体征，如偏瘫、不自主运动、面瘫、吞咽障碍等。

(3)病程　一般2～3周，一般预后较好，多数病例可完全恢复。昏迷较久、频繁抽搐者可留有不同程度的后遗症，如癫痫、听力障碍、肢体瘫痪及不同程度的智力低下等。

【辅助检查】

1. 脑脊液检查　压力增高，外观清亮，白细胞总数多在$(10\sim500)\times10^6/L$，以淋巴细胞为主，蛋白质轻度增高或正常，糖和氯化物正常(表12-2)。

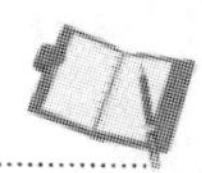

2. 病毒学检查　部分患儿脑脊液病毒分离及特异性抗体检测阳性。

3. 脑电图　病程早期脑电图即出现弥漫性或局限性异常慢波背景活动，提示脑功能异常。

表 12-2　不同病原体所致脑膜炎脑脊液的鉴别

项目	化脓性脑膜炎	结核性脑膜炎	病毒性脑膜炎
外观	混浊脓性	微混毛玻璃样	清亮/微混
压力	增高	增高	增高
白细胞	$>1000\times10^6$/L	$(50\sim500)\times10^6$/L	$(50\sim100)\times10^6$/L
蛋白	明显增高	明显增高	正常/稍高
糖	明显降低	明显降低	正常
氯化物	降低	降低	正常
其他	培养可见致病菌	抗酸染色涂片或培养找致病菌	病毒抗体阳性

【治疗概述】

本病有自限性，急性期正确的支持与对症治疗是关键。

1. 支持、对症治疗　卧床休息，供给充足的营养，保持水、电解质平衡；镇静、降颅压等。

2. 配合抗病毒治疗　一般采取静脉滴注方法，如阿昔洛韦对疱疹病毒引起的脑炎与脑膜炎作用最强。

活动 2　病毒性脑炎、脑膜炎患儿的入院评估

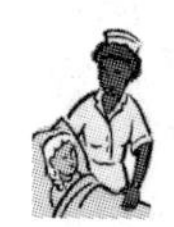

活动引入

情景：宝宝入院治疗。如何评估宝宝当前状况？宝宝身体状况发生了什么变化？

【护理评估】

1. 健康史评估要点

(1)注意询问近 1～3 周有无呼吸道及消化道感染。

(2)有无接触动物或被昆虫叮咬史及流行病史。

(3)了解预防接种情况。

2. 身体状况评估要点

(1)测量生命体征、体重。

(2)观察意识状态、尿量。

(3)评估患儿有无恶心、呕吐、头痛等脑膜刺激征表现，是否发热、惊厥、烦躁不安等表现。

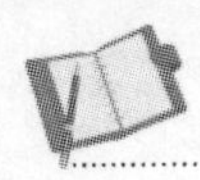

3. 社会心理因素　因患儿家长对病毒性脑炎和脑膜炎的有关知识缺乏，担心发生后遗症而产生焦虑、恐惧、内疚；因恢复期时间长而失去信心。

活动3　病毒性脑膜炎、脑炎患儿的住院护理

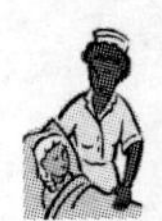

活动引入

经过你对宝宝的入院评估：

1. 你发现宝宝当前有哪些护理问题需要解决？
2. 针对宝宝的护理问题，请你为宝宝制订一份合理的护理计划。
3. 护理中应注意观察哪些内容？

【护理诊断】

脑炎、脑膜炎的护理诊断与相关因素见表12-3。

表12-3　脑炎、脑膜炎的护理诊断与相关因素

护理诊断	相关因素
1. 体温过高	与病毒血症有关
2. 躯体运动障碍	与昏迷、瘫痪有关
3. 潜在并发症　颅内压增高	与颅内感染致脑膜脑实质的充血、水肿有关

【护理措施】

1. 维持正常体温　保持室内安静，空气清新。监测体温，观察热型及伴随症状。出汗后及时更换衣物。体温>38.5 ℃时给予物理降温或遵医嘱药物降温、静脉补液。

2. 积极促进功能的恢复　①按医嘱给予促进脑细胞功能恢复的药物，去除不良因素，提供保护性照顾；②急性期保持瘫痪肢体处于功能位，病情稳定后，及早督促患儿逐渐进行肢体的被动或主动功能锻炼。

3. 协助降低颅内压　见任务二。

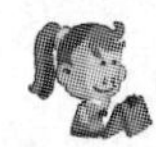

健康教育

情景：

宝宝，因发热、头痛2 d，意识模糊1 d，呕吐1 h入院。医生诊断：病毒性脑膜炎。请你为其家属进行健康指导。

1. 向患儿及家长介绍病情及预后，做好心理护理，增强战胜疾病的信心。
2. 指导家长做日常护理和保护患儿的相关知识。
3. 指导家长做患儿瘫痪肢体恢复期的功能锻炼。

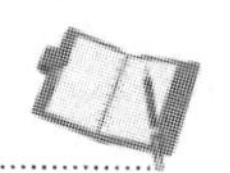

4. 出院后定期随访。

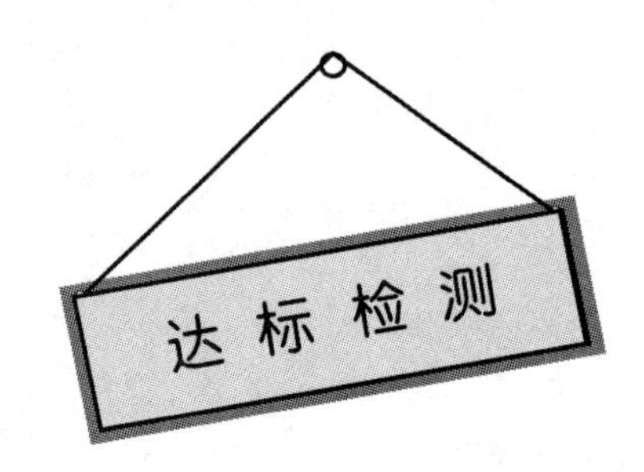

知识拷贝

【A1 型题】

1. 婴幼儿腰椎穿刺进针的位置应选择(　　)
   A. 胸 12～1 腰椎间隙
   B. 1～2 腰椎间隙
   C. 2～3 腰椎间隙
   D. 3～4 腰椎间隙
   E. 4～5 腰椎间隙
2. 化脓性脑膜炎典型的脑脊液改变是(　　)
   A. 细胞数增高、蛋白增高、糖增高
   B. 细胞数增高、蛋白增高、糖正常
   C. 细胞数增高、蛋白正常、糖增高
   D. 细胞数正常、蛋白增高、糖减少
   E. 细胞数增高、蛋白增高、糖减少
3. 病毒性脑炎脑膜炎的主要病原体是(　　)
   A. 呼吸道合胞病毒
   B. 腮腺炎病毒
   C. 虫媒病毒
   D. 疱疹病毒
   E. 肠道病毒
4. 病毒性脑炎脑膜炎以脑炎病变为主者,表现突出的是(　　)
   A. 发热
   B. 头痛
   C. 呕吐
   D. 精神异常和意识障碍
   E. 颈项强硬
5. 为早期发现脑膜炎患儿出现脑疝,病情观察中应特别注意(　　)
   A. 呕吐情况
   B. 意识状态
   C. 惊厥情况
   D. 瞳孔情况
   E. 呼吸情况

【A2 型题】

6. 患儿,8 个月,患急性支气管肺炎,经治疗咳嗽减轻,但体温持续不退,精神萎靡不振,并出现烦躁不安、呕吐、惊厥,前囟门隆起。该患儿需要进行的检查是(　　)
   A. 胸部 X 射线检查
   B. 头颅 CT 检查
   C. 腰穿脑脊液检查
   D. 咽分泌物培养
   E. 颅骨透照检查

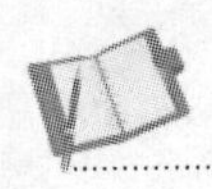

7. 患儿,11 个月,高热、频繁抽搐 4 d,抽搐后嗜睡、拒乳。脑脊液检查:压力升高,外观微混,细胞数 1200×10^6/L,中性粒细胞 70%,淋巴细胞 30%,糖 2.2 mmol/L,氯化物 100 mmol/L,蛋白 1.6 g/L。除了“体温过高”外,患儿目前最主要的护理问题是(　　)

A. 营养失调:低于机体需要量
B. 急性意识障碍
C. 有受伤的危险
D. PC:颅内高压症
E. 躯体移动障碍

【A3/A4 型题】

(8～10 题共用题干)

患儿,5 个月,发热、频繁惊厥 3 d,查前囟门隆起、紧张。

8. 应将患儿放置的体位是(　　)

A. 去枕平卧位
B. 半卧位
C. 头高侧卧位
D. 头低足高位
E. 俯卧位

9. 医嘱行腰椎穿刺,穿刺时患儿正确的体位是(　　)

A. 平卧位
B. 半卧位
C. 头高侧卧位
D. 头低足高位
E. 膝胸位侧卧

10. 腰椎穿刺后应去枕平卧的时间不少于(　　)

A. 0.5 h
B. 2 h
C. 4 h
D. 6 h
E. 8 h

知识应用

1. 新生儿特有的神经反射有哪些?

2. 化脓性脑膜炎常见病原体有哪些?最常见的侵入途径是什么?

3. 化脓性脑膜炎、病毒性脑膜炎脑脊液有何不同?

4. 案例:宝宝,11 个月,因发热、喷射状呕吐、昏迷及抽搐入院。体检:呼吸 35 次/min,脉搏 130 次/min,体温 39 ℃,意识模糊。初步诊断为化脓性脑膜炎。

思考问题:

(1)宝宝存在哪些护理问题?

(2)医生欲取脑脊液进行检查,作为一名当班护士你应该做哪些准备?

(3)腰椎穿刺后如何护理?

(4)如何对宝宝家长应进行健康指导?

(李　兰)

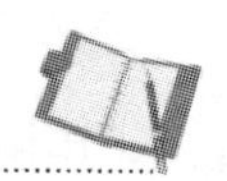

项目十三 常见传染性疾病患儿的护理

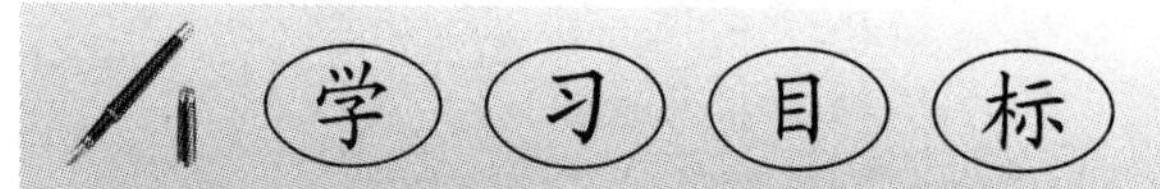

知识与技能目标

1. 列出麻疹、水痘、猩红热、流行性腮腺炎流行特点。

2. 能对麻疹、水痘、猩红热、流行性腮腺炎患儿进行护理评估。

3. 能为麻疹、水痘、猩红热、流行性腮腺炎患儿制订合理的护理计划。

4. 能运用所学知识对社区、家庭进行健康指导。

过程与方法目标

1. 案例导学，让学生通过各种途径（课本、互联网、图书阅览室等）查阅学案中题目答案，对所学内容先有所了解。

2. 根据案例，模拟进行“水痘患儿”护理评估。

3. 通过小组合作学习，体验团队合作过程，学会自主学习。

情感态度与价值观

1. 通过模拟接诊，锻炼学生的沟通能力。

2. 培养学生关心体贴儿童的态度及实际工作中的团结合作精神。

3. 正确对待疾病，工作中关心、爱护自己。

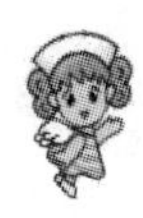

项目分析

本项目主要介绍麻疹、水痘、猩红热、流行性腮腺炎患儿的护理。重点为麻疹、水痘、猩红热、流行性腮腺炎流行特点及护理措施，难点为麻疹、水痘、猩红热、流行性腮腺炎患儿的护理。

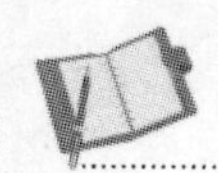

任务一　小儿传染病认知

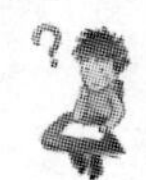

问题导学

1. 你知道哪些疾病是传染病？
2. 你小时候患过传染病吗？患过哪种传染病？
3. 小儿传染病该如何护理？

传染病是指病原微生物和寄生虫感染人体后产生的具有传染性的疾病。小儿时期免疫功能低下，传染病发病率较成人高，且起病急、症状重、病情复杂多变，易发生并发症，做好传染病的护理管理极为重要。

【传染病的特点】

1. 基本特征　有病原体、传染性、流行性、季节性、地方性，免疫性。

2. 病程发展分期　①潜伏期：指病原体侵入机体之后至出现临床症状之前的这一阶段。②前驱期：指起病至出现本病明显症状之前。③症状明显期：出现该传染病所特有的症状、体征。④恢复期：患儿症状、体征基本消失。如较长时间机体功能仍不能恢复正常则称为后遗症期。

3. 传染病的流行环节　传染病流行过程的3个基本环节是传染源、传播途径、易感人群。

【预防措施】

1. 控制传染源　对传染病患儿必须做到"五早"即：早发现、早诊断、早报告、早隔离、早治疗。

2. 切断传播途径　消化道传染病病房采取"三管一灭"：即管理水源、饮食、粪便，灭蚊蝇、蟑螂等。

3. 保护易感人群　远离传染源，进行预防接种。

任务二　麻疹、水痘、猩红热认知

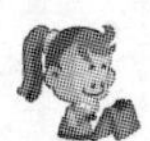

案例导学

宝宝，3岁，发热2 d，皮疹1 d入院。查体：体温38.5 ℃，神清、精神差，咽部充血，前胸及后背可见散在红色斑丘疹及卵圆形透亮小水疱，周围有红晕。余(-)。血常规示：白细胞 3.6×10^9/L，中性粒细胞0.23，淋巴细胞0.77。

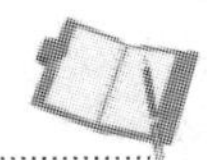

案例思考：

1. 你知道宝宝发生了什么吗？
2. 如何评估宝宝的目前状况？
3. 宝宝存在哪些健康问题？如何实施护理？

活动1 认知疾病知识

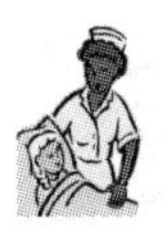

活动引入

问题：

1. 麻疹、水痘、猩红热病原体是什么？有何途径传播？
2. 麻疹、水痘、猩红热、皮疹各有什么特点？皮疹与发热有什么关联？

【麻疹、水痘、猩红热特点】

麻疹、水痘、猩红热的特点见表13-1。

表13-1 麻疹、水痘、猩红热的特点

疾病	麻疹	水痘	猩红热
病原体	麻疹病毒	水痘带状疱疹病毒	A组β溶血性链球菌
好发年龄	7个月~5岁	2~10岁	易感儿接触病人均可发病
传染源	麻疹患者是唯一传染源	水痘患者是唯一传染源	猩红热病人及带菌者
传播途径	呼吸道飞沫	直接接触、飞沫	呼吸道飞沫
潜伏期	7~14 d	7~21 d,平均14 d左右	2~5 d
前驱期	约3 d	1~2 d	1 d左右
隔离期	出疹前5 d至出疹后5 d	出疹前1 d至疱疹全部结痂	症状消失1周
发热与皮疹的关系	发热3~4 d后出疹，出疹期体温更高	发热1~2 d进入出疹期	发热2~3 d后出疹

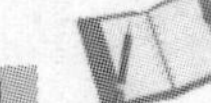

续表 13-1

疾病	麻疹	水痘	猩红热
皮疹特点	红色斑丘疹，疹与疹之间有正常皮肤，自后发际→头面部→颈→躯干→四肢，疹退后留棕色色素沉着和糠麸状脱屑	分批出现的红色斑疹或斑丘疹，迅速发展为清亮、卵圆形、露珠状小水疱，3～5 mm，周围有红晕；皮疹分布呈向心性分布，开始为躯干，以后至面部、头皮、四肢远端较少、瘙痒较重，部分小儿可发生在口腔、咽喉、结膜、生殖器等处。丘疹、新旧水疱和结痂同时存在为水痘的重要特征	皮肤弥漫充血密集针尖大小丘疹，皮疹首先见于颈、胸、腹部，1 d 遍及全身，皮肤皱褶处较密集，3～5 d 疹退，1 周后大片脱皮
全身症状及其他特征	呼吸道卡他症状，结膜炎，发热 2～3 d 后颊黏膜有麻疹黏膜斑（Koplik 斑），全身表浅淋巴结肿大	低热、不适、厌食、头痛、咽痛、咳嗽等上呼吸道感染症状。偶有轻度白细胞增加	高热、中毒症状重，咽峡炎、扁桃体炎，初为草莓舌，2～3 d 后为杨梅舌，口周苍白圈。白细胞计数增高，分类中性粒细胞增高
常见并发症	支气管肺炎、喉炎、心肌炎、麻疹脑炎	继发细菌感染、水痘脑炎、水痘肺炎	急性肾小球肾炎、风湿热
辅助检查	鼻咽分泌物、眼泪中分离出麻疹病毒	血常规示白细胞正常或偏低	血常规示白细胞明显增高，分类以中性粒细胞为主；咽拭子培养可见 β 溶血性链球菌
治疗要点	对症治疗、中药透疹治疗	对症治疗、抗病毒治疗	抗生素治疗：首选青霉素类

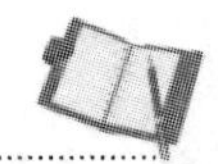

活动2　疾病护理知识认知

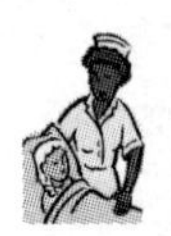

活动引入

1. **情景**：宝宝，3岁，发热2 d，皮疹1 d以水痘收入院。

2. **问题**：

(1)如何评估宝宝目前状况？

(2)针对宝宝的护理问题制订护理措施。

【入院护理评估】

1. 健康史评估要点

(1)询问患儿疫苗接种情况，传染病病人接触史。

(2)麻疹患儿注意询问既往有无麻疹或结核病等病史，还应详细询问皮疹出现的时间顺序。

(3)水痘患儿注意询问所在地区有无水痘流行，近2～3周有无水痘接触史和预防接种史、糖皮质激素和免疫抑制剂等药物应用史。

2. 身体状况评估要点

(1)评估患儿生命体征变化及精神状态。

(2)麻疹患儿注意观察上呼吸道症状，有无口腔黏膜斑及皮疹的颜色、分布等。

(3)水痘患儿注意皮疹特点：斑丘疹、水疱及结痂同时存在是水痘的重要特征，有无继发感染。

(4)猩红热患儿注意评估有无咽痛、发热、畏寒、头痛、呕吐等表现，以及全身皮疹情况。

3. 社会心理因素　应注意评估家长对传染病认识程度及护理能力，严防因不良生活习惯和错误的护理方法造成疾病恶化和传播。

【护理诊断】

护理诊断与相关因素见表13-2。

表13-2　护理诊断与相关因素

护理诊断	相关因素
体温过高	与病毒血症，继发感染有关
有皮肤完整性受损的危险	与皮肤出疹并有瘙痒或继发感染有关
潜在并发症：支气管肺炎、喉炎、脑炎	与麻疹病毒感染有关

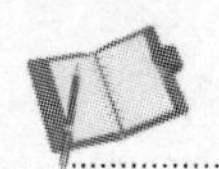

【护理措施】

1. 维持正常体温

(1)急性期卧床休息至皮疹消退、体温正常;保持室内空气新鲜,避免对流风,保持室温于 18 ~ 22 ℃,湿度 50% ~60%;衣被穿盖适宜,忌捂汗,出汗后及时擦干更换衣被。

(2)降温:①出疹期不宜用物理降温,尤其禁用冷敷及乙醇擦浴,尤其是麻疹患儿影响透疹,体温过高时遵医嘱使用小剂量解热剂;②水痘患儿有高热时,可用物理降温或适量退热剂,忌用阿司匹林。出疹期禁用糖皮质激素。

2. 加强皮肤黏膜的护理

(1)每日用温水擦浴更衣 1 次(忌用肥皂),勤剪指甲防抓伤皮肤继发感染。麻疹患儿如出疹不畅,可用鲜芫荽煎水服用并抹身,以促进血液循环和出疹,需防烫伤。

(2)注意口腔护理,多喂白开水,可用生理盐水或 2% 硼酸溶液洗漱,保持口腔清洁、舒适;麻疹患儿做好眼部护理,先用生理盐水清洗双眼,再滴入抗生素滴眼液或眼膏,可服用维生素 A 预防干眼;及时清除鼻痂,保持气道通畅。

(3)皮肤瘙痒时,疱疹无破溃者,可涂炉甘石洗剂或 5% 碳酸氢钠溶液,也可遵医嘱口服抗组胺药物;疱疹已破溃、继发感染者局部涂 0.1% 孔雀绿或抗生素软膏,或遵医嘱给抗生素口服控制感染。

3. 饮食护理　发热期间给予清淡、易消化的流质或半流质饮食,如稀粥、豆浆等,少量多餐,以增加食欲,利于消化。鼓励患儿多饮水,以利排毒、退热、透疹。恢复期应给予高蛋白、高维生素的食物。

4. 注意病情的观察　麻疹出疹期如透疹不畅、疹色暗紫、持续高热、咳嗽加剧、发绀、肺部湿性啰音增多,可能并发肺炎,重症肺炎可致心力衰竭;如出现频咳、声嘶、吸气性呼吸困难、三凹征,可能并发喉炎;如出现嗜睡、惊厥、昏迷为脑炎表现,上述并发症若出现,及时报告医生并给予相应护理措施。

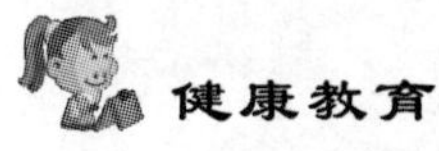

健康教育

1. 向家长介绍疾病的流行特点、病程、隔离时间、早期症状、并发症和预后,使其有充分的心理准备,积极配合治疗和护理。

2. 指导家长对患儿居室定期使用紫外线消毒,保持室内清洁,空气新鲜,阳光充足。用过的餐具煮沸处理。玩具、用物定期拿到户外阳光下暴晒。

3. 对哭闹、不合作的患儿,指导家长耐心劝导、为患儿安排游戏活动,如看电视、画报,玩喜欢的玩具等,鼓励患儿适量活动,保持良好情绪,促进疾病康复。

4. 注意观察患儿体温、精神、食欲及有无呕吐等,如异常及时到医院就诊。

5. 向家长及社区群众介绍预防传染病的措施,如保持室内空气流通,阳光充足,麻疹流行期间易感儿应尽量避免去公共场所,托幼机构应加强晨间检查,8 个月以上未患过麻疹者均应接种麻疹减毒活疫苗等。

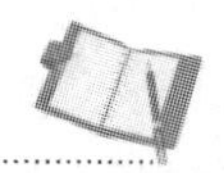

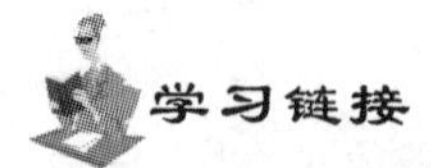

手足口病

手足口病是由科萨奇 A16 病毒引起的传染病，多发生于5岁以下儿童，可引起手、足、口腔等部位的疱疹，少数患儿可引起心肌炎、肺水肿、无菌性脑膜炎等并发症。手足口病的传染源是患者和隐性感染者，主要经粪-口和飞沫传播。四季均可发病，以夏秋季多见。

临床症状：急性起病，多在出疹前1～2 d有发热，38 ℃左右，也可呈高热。皮疹多见于手、足和臀部，也可见于臂、腿及躯干，初为红色斑丘疹，很快发展为2～4 mm的水疱，疱壁薄，疱液澄清，周围有红晕，水疱溃破后形成浅溃疡面。口腔黏膜充血，出现粟米样斑丘疹、小疱疹及溃疡，周围有红晕，以舌、颊黏膜等处多见，也可波及软腭、牙龈、扁桃体和咽部，疼痛明显。因疼痛，患儿可出现流涎、拒食等症状。部分患儿可伴有咳嗽、流涕、食欲不振、恶心、呕吐、头疼等症状。该病为自限性疾病，多数预后良好，不留后遗症。

针对手足口病患儿，如无并发症，只要及时治疗，多在一周便可痊愈。在患病期间，应加强患儿护理，注意口腔卫生，进食前后可用生理盐水或温开水漱口，食物应以流质及半流质等无刺激性食品为宜。手足疱疹部位避免摩擦、挤压，要勤剪指甲、勤洗手、避免不良洗涤液的刺激。因手足口病可合并心肌炎、脑炎、脑膜炎等，患儿应及时就诊、复查。

任务三　流行性腮腺炎认知

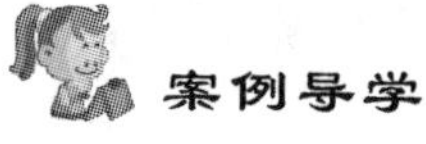

宝宝，6岁，发热3 d，伴左耳胀痛1 d就诊。查体：体温38.7 ℃，左耳垂明显肿大，触痛明显，上颌第二磨牙相对应的颊黏膜处，可见红肿的腮腺管口，无脓性分泌物。余(－)。血常规示：白细胞总数5.0×10^{9}/L，中性粒细胞0.36，淋巴细胞0.62。

案例思考：

1. 宝宝发生了什么？什么原因引起的？
2. 宝宝现在需要解决的健康问题有哪些？
3. 请为宝宝的家属进行健康指导。

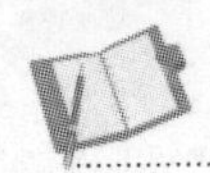

活动1　疾病知识认知

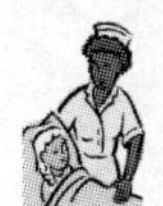

活动引入

1. 情景:宝宝,6 岁,发热 3 d,伴左耳胀痛 1 d 就诊。

2. 问题:

(1)宝宝患的什么病? 什么原因引起的?

(2)临床表现有何特点?

流行性腮腺炎是由腮腺炎病毒引起的急性呼吸道传染病,以腮腺非化脓性肿痛为主要特征,并累及其他腺体。多见于儿童期及青少年,以冬春季节多见。

病人在腮腺肿大前7 d至腮肿后9 d可从唾液中排出病毒,隐性感染者排毒时间与病人一样。病毒通过直接接触、飞沫、唾液污染物传播。人群对本病普遍易感,感染后具有持久免疫。

【临床表现】

1. 潜伏期　14 ~ 25 d,平均 18 d。前驱症状轻,主要表现为发热、头痛、乏力等。

2. 腮腺肿大期　常一侧腮腺先肿大,2 ~ 4 d 后又累及对侧,也有两侧同时肿大或始终限于一侧者。肿大部位以耳垂为中心向前、下、后发展,色泽亮,质地坚韧、触痛,边界不清。进食(酸)、咀嚼时疼痛加重。在上颌第二磨牙旁的颊黏膜处,可见红肿的腮腺导管口。严重时颌下腺、舌下腺、颈部淋巴结可受累。

3. 并发症

(1)神经系统并发症　腮腺炎病毒是嗜神经组织病毒,脑膜脑炎是腮腺炎最常见的并发症。预后良好,偶见死亡及神经系统后遗症者。

(2)生殖系统　睾丸炎是男孩常见的并发症,7% 青春后期女性患者可并发卵巢炎,但不影响日后生育功能。

【辅助检查】

1. 血常规　白细胞计数正常或稍低,后期淋巴细胞相对增多。

2. 血清和尿淀粉酶测定　增高程度与腮腺肿大的程度成正向关系。

3. 血清学检查　血清中特异性 IgM 抗体增高。

4. 病毒分离　患儿唾液、脑脊液、血液及尿液中可分离出病毒。

【治疗概述】

本病为自限性疾病,主要为对症处理。急性期避免刺激性食物,多饮水、给予营养丰富的流质和半流质饮食。早期可试用利巴韦林 15 mg/(kg · d)静脉滴注,疗程 5 ~ 7 d,并发脑膜脑炎者给予镇静、降颅压等治疗,并发睾丸炎时应局部冰敷并用阴囊托将睾丸抬高减轻疼痛,可用肾上腺皮质激素进行治疗 3 ~ 7 d。

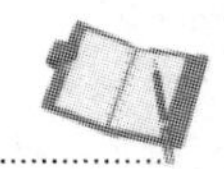

活动2　住院患儿的护理

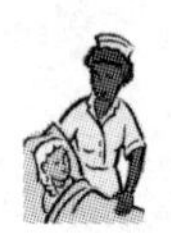

活动引入

1. **情景**:宝宝,6岁,发热3 d,伴左耳胀痛1 d入院。

2. **问题**:

(1)你接诊患儿时需要完成哪些工作任务?

(2)如何评估宝宝目前的状况?

(3)请为宝宝制订一份合理的护理计划。

【入院护理评估】

1. 健康史评估要点　询问本地区有无流行性腮腺炎流行及发病前有无与腮腺炎患儿接触史和疫苗接种史。

2. 身体状况评估要点　评估腮腺肿痛特点,其疼痛与进食和咀嚼是否有关,局部皮肤是否发红、感觉过敏,有无胀痛和压痛,腮腺导管开口处有无红肿,压之有无脓性分泌物等。腮腺炎可伴多腺体受累,注意检查颌下腺、睾丸有无肿大,有无神经系统体征和发热情况。

3. 社会心理因素　应注意评估家长对疼痛的认识及护理能力,目前部分地区在小儿生后14个月常规给予减毒腮腺炎活疫苗或麻疹、风疹、腮腺炎三联疫苗(MMR),99%可产生抗体,已获满意效果。

【护理诊断】

见表13-3。

表13-3　流行性腮腺炎的护理诊断与相关因素

护理诊断	相关因素
1. 疼痛	与腮腺非化脓性炎症有关
2. 潜在并发症:脑膜脑炎、睾丸炎、胰腺炎	与病毒侵入中枢神经系统及其他腺体有关
3. 体温过高	与病毒感染有关

【护理措施】

1. 减轻腮腺肿胀

(1)局部冷敷,以减轻炎症充血及疼痛,亦可用中药如青黛散调醋局部湿敷。

(2)给予富有营养、易消化的半流质食物或软食;忌酸、辣、干硬食物,以免唾液分泌及咀嚼使疼痛加剧。

(3)常用温盐水漱口,多饮水,以减少口腔内食物残留,防止继发感染。

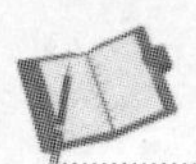

2. 病情观察

(1)若患儿腮腺肿大后1周左右，出现持续高热、烦躁不安或嗜睡、剧烈头痛、呕吐、颈项强直等，提示可能发生了脑膜炎。及时报告医生，并予以相应护理。

(2)若患儿如出现睾丸肿大、触痛，睾丸鞘膜积液和阴囊水肿，提示发生了睾丸炎。可用丁字带托起阴囊消肿或局部冰袋冷敷止痛，或遵医嘱采用药物治疗。

(3)若患儿腮腺肿胀数日后，如出现中上腹剧痛，有压痛和肌紧张，伴发热、寒战、呕吐、腹胀等，提示可能发生了胰腺炎。及时报告医生，并予以相应护理。

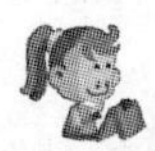

健康教育

情景：

宝宝，6岁，发热3 d，伴左耳胀痛1 d入院。医生诊断为腮腺炎。请你为宝宝及家属进行健康指导。

1. 向家长及患儿介绍本病的原因及流行病学特点，告知家长及患儿急性期卧床休息，多饮水，保持口腔清洁。

2. 无并发症的患儿一般在家中隔离治疗，指导家长隔离患儿至腮腺肿大消退后3 d。

3. 注意观察病情，如出现剧烈呕吐、头痛，男性患儿睾丸肿大等，应及时到医院就诊。

4. 给予富有营养、易消化的半流质食物或软食，忌酸、辣、干、硬食物，以免疼痛加剧。

5. 对8个月以上易感儿童接种腮腺炎减毒活疫苗，有效保护期可达10年。腮腺炎流行期间，避免带孩子到人群密集的场所。

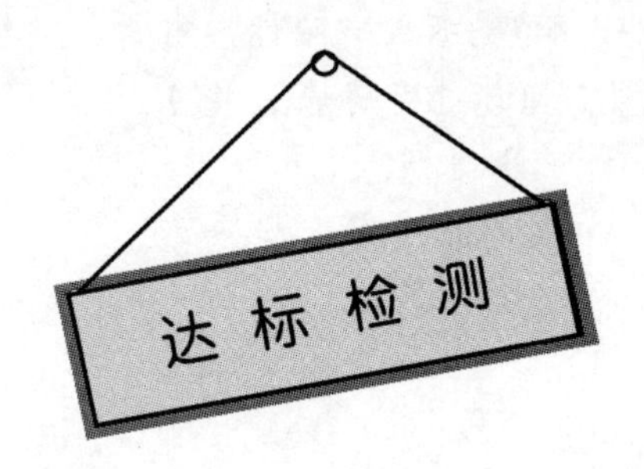

知识拷贝

【A1 型题】

1. 麻疹前驱期最主要的特征是(　　)

A. 发热　　B. 麻疹黏膜斑

C. 结膜充血　　D. 咳嗽

E. 斑丘疹

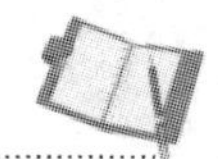

2. 猩红热的病原体是(　　)

A. 金黄色葡萄球菌
B. 大肠杆菌
C. A 组 β 溶血性链球菌
D. 铜绿假单胞菌
E. 肺炎链球菌

3. 流行性腮腺炎主要的传染源是(　　)

A. 早期患儿和隐性感染者
B. 受感染的动物
C. 慢性患儿
D. 恢复期患儿
E. 慢性带毒者

【A2 型题】

4. 3 岁麻疹患儿,近 1 d 出现咳嗽加剧、气促、呼吸困难加重,听诊两肺满布细湿性啰音,可能并发了(　　)

A. 喉炎
B. 心肌炎
C. 脑炎
D. 支气管肺炎
E. 肺结核

5. 患儿,2 岁,发热 3 d,体温高达 40.5 ℃,自耳后发际出现淡红色斑丘疹,大小不等,压之褪色,疹间皮肤正常,目前患儿最突出的护理问题是(　　)

A. 皮肤完整性受损
B. 营养失调:低于机体需要量
C. 体温过高
D. 有感染的危险
E. PC:支气管肺炎

6. 患儿,5 岁,2 周前与水痘患儿有密切接触。现该患儿体温为 39 ℃,胸前区出现红色斑疹、丘疹,降温不宜应用(　　)

A. 布洛芬口服
B. 阿司匹林口服
C. 对乙酰氨基酚口服
D. 吲哚美辛栓剂直肠用药
E. 温水擦浴无皮疹处

7. 患儿,8 岁,发热 2 d,体温高达 39 ℃,咽痛,咽部有脓性渗出物。周身可见针尖大小的皮疹,全身皮肤鲜红。该患儿最可能的疾病是(　　)

A. 麻疹
B. 水痘
C. 猩红热
D. 脓疱疮
E. 腮腺炎

【A3/A4 型题】

(8 ~ 12 题共用题干)

2 岁小儿,发热、咳嗽、畏光 4 d 就诊,体温达 40 ℃,结膜充血,有分泌物,耳后发际可见红色斑丘疹,疹间皮肤正常。

8. 最可能的疾病是(　　)

A. 猩红热
B. 风疹
C. 幼儿急疹
D. 麻疹
E. 肠道病毒感染

9. 为明确病原应选择的检查是(　　)

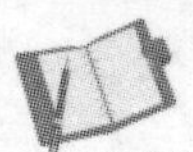

A. 皮疹涂片找抗原　　B. 血常规
C. 呼吸道分泌物病毒分离　　D. 血培养
E. 咽拭子培养

10. 为预防眼干燥症,在眼部护理同时可给患儿加服(　　)
A. 抗生素　　B. 地塞米松
C. 维生素 B_2　　D. 维生素 A
E. 维生素 C

11. (假设信息)患儿住院后咳嗽加重,声嘶,犬吠样咳嗽,伴吸气性呼吸困难,口周发绀,可能并发了(　　)
A. 肺炎　　B. 喉炎
C. 气管炎　　D. 呼吸衰竭
E. 心力衰竭

12. 此患儿应隔离至出疹后(　　)
A. 5 d　　B. 8 d
C. 10 d　　D. 15 d
E. 20 d

(13～15 题共用题干)

患儿,6 岁,发热,乏力,头痛,右耳下疼痛 3 d,体温 39 ℃,右腮腺肿胀,质硬,有明显触痛;腮腺管口早期可有红肿,但无分泌物。血清和尿液中淀粉酶增高,脂肪酶增高。

13. 此期患儿血清和尿液中出现增高的酶主要是(　　)
A. 蛋白酶　　B. 淀粉酶
C. 脂肪酶　　D. 碱性磷酸酶
E. 肌磷酸激酶

14. 为减轻疼痛,宜采取的措施是(　　)
A. 局部热敷　　B. 酸性饮料
C. 食醋调中药敷患处　　D. 辛辣食物
E. 粗糙食物

15. 患儿采取呼吸道隔离时间应至腮腺肿大完全消退后(　　)
A. 3 d　　B. 4 d
C. 5 d　　D. 6 d
E. 7 d

知识应用

1. 麻疹、水痘、猩红热的皮疹有什么不同?

2. 如何做好腮腺炎患儿的饮食护理?

3. 案例:宝宝,5 岁,发热 3 d,全身皮疹 1 d 就诊。查体:体温 39.0 ℃,急性病容,面部及全身皮肤布满针尖大小的红疹,疹间皮肤潮红,用手压可暂时转白,口周皮肤苍白,肘窝、腹股沟皮疹密集,色深红,舌乳头红肿,咽充血,扁桃体Ⅱ度肿大,表面有脓性分泌物。余(-)。血常规示:白细胞总数 18×10^9/L,中性粒细胞 0.90,淋巴细胞 0.10。

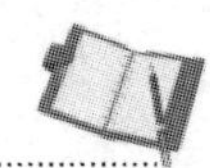

思考问题：

(1)宝宝是什么病？什么原因引起的？

(2)宝宝现在需要解决的健康问题有哪些？

(3)请为宝宝的家属进行健康指导。

（李　兰）

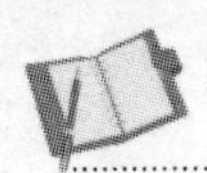

项目十四

结核病患儿的护理

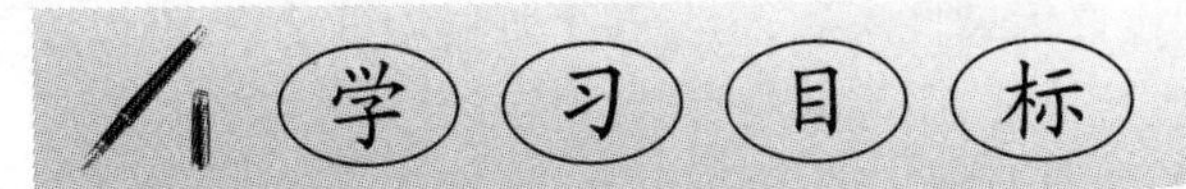

知识与技能目标

1. 理解小儿结核病的特点。

2. 通过学习能对结核菌素试验结果进行评估。

3. 能对原发型肺结核和结核性脑膜炎患儿进行入院评估，制订护理计划，实施护理。

5. 能运用所学知识对社区、家庭进行健康教育。

过程与方法目标

1. 案例导学，让学生通过各种途径（课本、互联网、图书阅览室等）查阅学案中题目答案，对所学内容先有所了解。

2. 根据案例，模拟进行“结核病患儿”护理评估。

3. 通过小组合作学习，体验团队合作过程，学会学习。

情感态度与价值观

1. 通过模拟接诊，锻炼学生的沟通能力。

2. 培养学生关心体贴儿童的态度及实际工作中的团队合作精神。

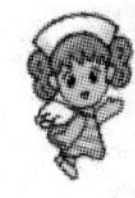

项目分析

本项目主要介绍结核病的总论、原发型肺结核和结核性脑膜炎。重点为结核菌素试验结果判断、阳性的临床意义，原发型肺结核和结核性脑膜炎的整体护理；难点为结核菌素试验结果判断及阳性的临床意义。

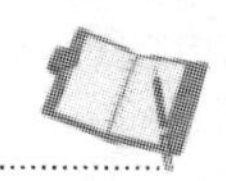

任务一　小儿结核病认知

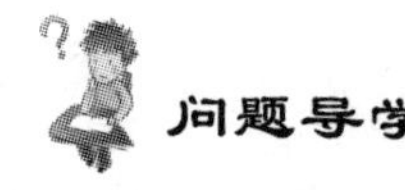

1. 在古代，结核病又称之为“痨病”，如同癌症一样让人闻风丧胆，你了解它吗？
2. 小儿患了结核病会有哪些表现？
3. 结核病应该如何预防？

结核病是由结核杆菌引起的一种慢性传染性疾病，全身各个脏器均可受累，但以原发型肺结核最常见，严重病例可发生血行播散，引起粟粒型肺结核或结核性脑膜炎。其中，结核性脑膜炎是小儿结核病致死的主要原因。

活动1　小儿结核病基础知识认知

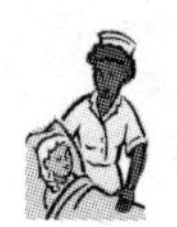

情景：

乐乐，男，2岁。近几天出现咳嗽、发热症状，妈妈以感冒给乐乐服药治疗，可总不见好，到医院诊治，医生怀疑是结核病，需要给乐乐做进一步检查，妈妈很想知道：这么小的孩子怎么会得结核病？严重吗？需要做哪些检查？怎么做？

【病因】

1. 病原体　为结核分枝杆菌，革兰氏染色阳性，抗酸染色呈红色。结核杆菌分人型、牛型、鸟型、鼠型，引起人类结核病的致病菌主要是人型结核杆菌，牛型结核分枝杆菌次之。
2. 传染源　排菌的结核病人是主要的传染源。
3. 传播途径　主要传播途径是呼吸道，小儿吸入带菌的飞沫或尘埃即引起感染，其次是经消化道传播，也有少数经破损的皮肤、黏膜或胎盘传播。

【小儿结核病的特点】

1. 起病急、进展快、症状重，易发生并发症。若能早发现、及时治疗，病情恢复较快，否则可于短期内病情恶化。
2. 小儿对结核菌及其代谢产物敏感性较高，常有结节性红斑、疱疹性结膜炎等过敏反应。
3. 原发型肺结核易发生血行播散，故小儿粟粒型肺结核及结核性脑膜炎多见。
4. 易侵犯淋巴系统，肺门淋巴结最易受累。

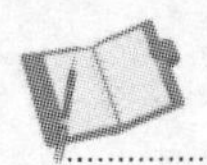

5. 小儿结核病若能早发现，诊治及时，痊愈快，痊愈的形式主要是钙化。

【辅助检查】

1. 结核菌素试验　可测定受试者是否感染过结核杆菌。小儿感染结核杆菌 4～8 周后，做结核菌素试验可呈阳性反应。

（1）常用试剂　有旧结核菌素（OT）和结核菌提纯蛋白衍生物（PPD）两种。

（2）试验方法　常用的结核菌素试验为皮内注射 0.1 mL 含结核菌素 5 个单位的纯蛋白衍生物（PPD）。一般在左前臂掌侧中下 1/3 交界处做皮内注射，使之形成 6～10 mm的皮丘。若患儿结核变态反应强烈，如患疱疹性结膜炎等，宜用 1 个结核菌素单位的纯蛋白衍化物试验。

（3）结果判断　注射后 48～72 h 观察反应结果，以 72 h 为准，测定局部硬结的直径，取纵、横两者的平均直径来判断其反应强度。判断标准见表 14-1。

表 14-1　结核菌素试验判断标准

反　应	符　号	反应性质和强度
阴性	-	红肿硬结直径<5 mm
阳性	+	红肿硬结直径为 5～9 mm
中度阳性	++	红肿硬结直径为 10～19 mm
强阳性	+++	红肿硬结直径≥20 mm
极强阳性	++++	除红肿硬结直径≥20 mm 以外局部还有坏死和水疱

（4）临床意义

1）阳性反应：①接种卡介苗后；②年长儿无明显临床症状仅呈一般阳性反应，表示曾感染过结核杆菌；③婴幼儿尤其是未接种卡介苗者，阳性反应多表示体内有新的结核病灶，年龄愈小，活动性结核可能性愈大；④强阳性反应者，表示体内有活动性结核病灶；⑤由阴性转为阳性反应，或反应由原来的“+”增加到“++”时表示新近有结核感染。

2）阴性反应：①未感染过结核；②虽已感染或已接种卡介苗，但在 4～8 周内尚未产生变态反应；③假阴性反应，由于机体免疫功能低下或受抑制所致，如重症结核病，急性传染病（如麻疹、水痘、风疹、百日咳等），重度营养不良等，原发或继发免疫缺陷病，糖皮质激素或其他免疫抑制剂使用期间等；④技术误差或试剂失效。

2. 实验室检查

（1）结核杆菌检查　从痰、胃液、脑脊液及浆膜腔穿刺液中（包括淋巴结穿刺液、胸水等）找到结核菌，是确诊小儿结核病的重要手段。

（2）X 射线检查　X 射线检查是诊断小儿肺结核常用的重要方法之一，可以确定结核病灶的范围、部位、性质、病灶活动情况及进展情况，定期复查可以观察治疗的效果。必要时可做高分辨率 CT 扫描。

（3）血沉　血沉增快为结核病活动性指标之一，但无特异性。

3. 其他检查　纤维支气管镜检查有助于支气管内膜结核及支气管淋巴结结核的诊

断；周围淋巴结穿刺液涂片检查可发现特异性结核病变等。

【预防】

1. 控制传染源　开放性肺结核的患者是小儿结核病的主要传染源。早期发现、早期隔离、合理治疗是预防小儿结核病的根本措施。

2. 接种卡介苗　是预防小儿结核病的有效措施，可降低发病率和死亡率。下列情况禁止接种卡介苗：①先天性胸腺发育不全症或严重联合免疫缺陷病患者；②急性传染病恢复期；③注射局部有湿疹；④结核菌素试验阳性。

3. 预防性用药　用异烟肼(INH)，10 mg/(kg·d)，连用6个月。

活动2　常用结核病治疗药物的特点

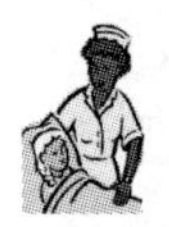

活动引入

活动1情景中，2岁乐乐如果确诊得了结核病该如何治疗？用哪些药物？这些药物对孩子今后的成长有无影响？

【治疗概述】

治疗原则是加强营养，适当休息，合理应用抗结核药物；目的是杀灭病灶中的结核菌，防止血行播散。用药原则：早期、适量、联合、规律、全程、分段。

1. 常用的抗结核药物(表14-2)

(1)杀菌药物　①全效杀菌药：异烟肼(INH)和利福平(RFP)；②半效杀菌药：链霉素(SM)和吡嗪酰胺(PZA)。

(2)抑菌药物　常用的有乙胺丁醇(EMB)及乙硫异烟胺(ETH)。

表14-2　小儿常用抗结核药物

药物	每日剂量(mg/kg)	给药途径	主要副作用
异烟肼(INH或H)	10(≤300 mg/d)	口服	肝毒性、末梢神经炎、过敏、皮疹和发热
利福平(RFP或R)	10(≤450 mg/d)	口服	第八对脑神经损害、肾毒性、过敏、皮疹和发热
链霉素(SM或S)	20～30(≤750 mg/d)	肌内注射	肝毒性、高尿酸血症、关节痛、过敏和发热
吡嗪酰胺(PZA或Z)	20～30(≤750 mg/d)	口服	皮疹、视神经炎
乙胺丁醇(EMB或E)	15～25	口服	第Ⅷ对脑神经损害、肾毒性、过敏、皮疹和发热

2. 治疗方案

(1)标准疗法　一般用于无症状的原发型肺结核。异烟肼、利福平和乙胺丁醇每天服用。疗程9～12个月。

(2)两阶段疗法　适用严重的结核病，如结核性脑膜炎。①强化治疗阶段：联用

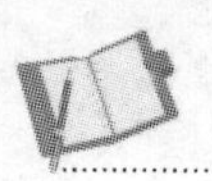

3～4 种杀菌药物，以快速杀灭生长繁殖快的结核菌。在长程疗法时，此阶段一般需 3～4 个月；短程疗法时一般为 2 个月。②巩固治疗阶段：联用 2 种抗结核药物，杀灭残存的结核菌，防止再次发作。在长程疗法时，此阶段可长达 12～18 个月；短程疗法时，一般 4 个月。

(3)短程疗法　是结核病现代疗法的重大进展，主要作用是杀灭处于不同生长繁殖期细胞内外的结核菌。可选用以下几种 6 个月短程化疗方案（数字为月数）：①2HRZ/4HR；②2SHRZ/4HR；③2EHRZ/4HR。若无 PZA 则将疗程延长至 9 个月。

任务二　原发型肺结核患儿的护理

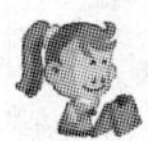

案例导学

果果，女，3 岁。因发热 4 周，咳嗽 5 d 入院。发热午后明显，精神萎靡，盗汗，食欲减退，呼吸稍促，颈部淋巴结肿大，右肺可闻及干性啰音，胸片提示右侧肺门淋巴结肿大，结核菌素试验为强阳性反应。临床诊断为原发型肺结核。

案例思考：

1. 如何评估果果的当前状况？
2. 果果当前有哪些健康问题需要解决？
3. 针对果果的病情，你需要做什么，怎么做？
4. 怎样做好家属的卫生宣教工作？

活动 1　疾病知识认知

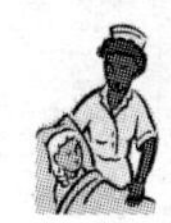

活动引入

问题：

1. 什么是原发型肺结核？
2. 为什么案例中果果会出现盗汗、食欲减退、呼吸稍促、颈部淋巴结肿大等表现？
3. 你知道原发型肺结核患儿应该做哪些辅助检查吗？

原发型肺结核为结核杆菌初次侵入机体后发生的原发感染，是小儿最常见的一个结核病类型，包括原发复合征和支气管淋巴结结核。

【临床表现】

轻者可无症状，或仅有类似感冒、支气管炎的表现，如低热、轻咳、食欲减退等。在 X 射线检查时被发现。婴幼儿及重症患儿起病较急，出现高热，体温可高达 39～40 ℃，1～3 周后转为低热，伴明显结核中毒症状、干咳和轻度呼吸困难。支气管淋巴结肿大

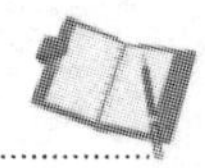

时可产生一系列压迫症状:①压迫气管分叉处可出现类似百日咳样痉挛性咳嗽;②压迫支气管使其部分阻塞时可引起喘鸣;③压迫喉返神经可致声音嘶哑;④压迫静脉可致胸部一侧或双侧静脉怒张。

【辅助检查】

1. 结核杆菌检查　从痰、胃液中找到结核杆菌是确诊的重要手段。

2. X 射线检查　X 射线胸片可见由肺部原发病灶、肺门肿大的淋巴结及两者之间发炎的淋巴管形成的哑铃状“双极影”,此时为原发性综合征,若见肿大的肺门淋巴结影,为支气管淋巴结结核菌素试验阳性或由阴性转为阳性。

3. 结核菌素试验　呈强阳性或由阴转阳者,应做进一步检查。

【治疗概述】

合理营养,对症治疗,抗结核药物应用,无明显临床症状的原发型肺结核采取标准疗法,活动性原发型肺结核选用短程疗法。

活动 2　原发型肺结核患儿的入院评估

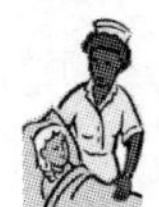

活动引入

情景:果果入院治疗。

(1)接诊果果应完成哪些工作任务?

(2)请你结合所学的知识为果果进行护理评估。

【护理评估】

1. 健康史评估要点　询问患儿有无与开放性肺结核病人接触史。是否接种过卡介苗。既往健康状况如何,是否患过其他急性传染病,如麻疹、水痘、百日咳等。有无大量或长期应用糖皮质激素等药物。

2. 身体状况评估要点　注意询问患儿是否精神萎靡、纳差、活动少、有无明显消瘦、盗汗等。注意检查有无全身浅表淋巴结肿大,尤其是颈部。

3. 社会心理因素评估　原发型肺结核经正规治疗一般预后良好,但因需要长期服药,给家庭带来一定的困难。加之大部分患儿一般情况尚好,容易使家长放松警惕而不能坚持给患儿正规治疗。因此应注意评估家长对该病长期治疗的了解程度和坚持长期护理的能力和对患儿的隔离要求。

活动 3　原发型肺结核患儿的住院护理

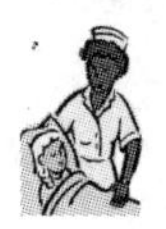

活动引入

情景:

经过你对案例中果果的入院评估:

1. 你发现果果当前有哪些护理问题需要解决?

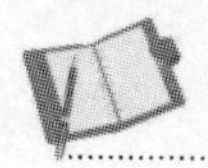

2. 针对果果的护理问题,请你为果果制订一份合理的护理计划。

3. 护理中应注意观察哪些内容?

【护理诊断】

肺结核的护理诊断与相关因素见表14-3。

表14-3　肺结核的护理诊断与相关因素

护理诊断	相关因素
1. 营养失调:低于机体需要量	与食欲差、疾病消耗过多有关
2. 活动无耐力	与结核杆菌中毒有关

【护理措施】

1. 保证营养供给　结核病是慢性消耗性疾病,加强饮食护理特别重要,给予高蛋白、高热量、高维生素及含钙丰富的饮食。尽量提供患儿喜爱的食品,以增加食欲。

2. 建立合理生活制度　建立合理的生活制度,保证足够的休息,注意室内空气新鲜、阳光充足,适当进行户外活动。患儿出汗过多,要做好皮肤护理。避免与开放性肺结核病人接触,以免重复感染。小儿呼吸道抵抗力差,防受凉引起上呼吸道感染。积极防治各种急性传染病,如百日咳、麻疹等,防止病情恶化。

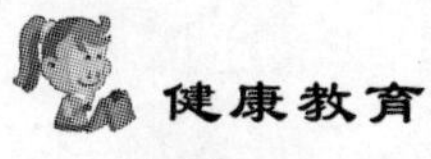

情景:

果果,3岁,因发热4周,咳嗽5 d入院。临床诊断为原发型肺结核。请你为其进行健康指导。

1. 告诉患儿家长此病病情及早期、合理、长期应用抗结核药的意义,以及药物应用的剂量、方法和不良反应的观察方法,若患儿出现厌油、腹胀、恶心、呕吐、视物模糊、听力减退等症状,应立即停药,并及时就诊。定期到医院复查尿常规、肝功能和X射线胸片。

2. 说明结核病患儿活动期应实行呼吸道隔离,避免与其他急性传染病如麻疹、百日咳等患儿接触,以免加重病情。

3. 向患儿家长介绍结核病的预防知识。

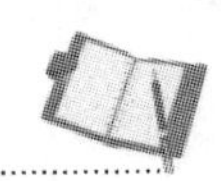

任务三　结核性脑膜炎认知

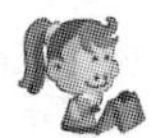

案例导学

宝宝,男,2 岁,因发热 3 d,抽搐 1 d 入院,其母亲患有粟粒型肺结核,正在服抗结核药治疗。查体:体温 39.2 ℃,脉搏 140 次/min,呼吸 30 次/min。颈强直,两肺呼吸音粗,无干湿性啰音,心(-),肝肋下未触及,神经系统:左侧凯尔尼格征阳性、巴宾斯基征阳性。脑脊液检查:压为增高,外观为毛玻璃样,糖及氯化物下降,蛋白增高,细胞数增高,以淋巴细胞增高为主。胸片检查未见异常。

案例思考:

1. 如何评估宝宝的当前状况?
2. 宝宝当前有哪些健康问题需要解决? 请列出宝宝的首优护理问题?
3. 怎样做好家属的卫生宣教工作?

活动 1　疾病知识认知

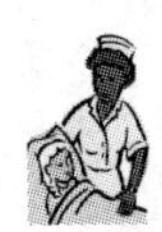

活动引入

问题:

1. 结核性脑膜炎是怎样引起的?
2. 早期临床表现有哪些?
3. 脑脊液检查结果是怎样的?

结核性脑膜炎简称结脑,是小儿结核病中最严重的类型。为结核杆菌侵犯脑膜引起的炎症,是全身血行播散性结核病的一部分。常在结核原发感染后 1 年以内发生,尤其在初染结核 3 ~6 个月最易发生结脑。多见于 3 岁以内婴幼儿,约占 60% ,四季均可发病,但冬春季多见,是小儿结核致死的主要原因。

【临床表现】

1. 早期(前驱期)　持续 1 ~2 周,主要表现为小儿性格改变,如激惹、呆滞、嗜睡、凝视、食欲减退、消瘦、便秘、发热、年长儿可诉头痛。

2. 中期(脑膜刺激期)　持续 1 ~2 周,表现为剧烈头痛、喷射性呕吐、嗜睡或烦躁不安、惊厥等颅内压增高的症状。脑膜刺激征明显,定向力障碍及运动、语言异常,脑神经受累严重引起肢体瘫痪。

3. 晚期(昏迷期)　持续 1 ~3 周,意识障碍进一步加重,进入昏迷期。颅内压明显增高,肢体松弛瘫痪,或呈去大脑强直状态。患儿极度消瘦,呈舟状腹。常有水、电解质紊乱。

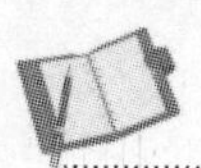

【辅助检查】

1. 脑脊液检查　脑脊液压力增高，外观透明或呈毛玻璃状。白细胞总数多为$(50\sim500)\times10^6/L$，分类以淋巴细胞为主。糖和氯化物均降低是结脑的典型改变。脑脊液静置12～24 h后，可有蜘蛛网状薄膜形成，取其表面薄膜涂片可查到抗酸杆菌。脑脊液培养阳性则可确诊。

2. 胸部X射线检查　85%结脑患儿X射线胸片有结核病变，如原发型肺结核或粟粒型肺结核。

3. 结核菌素试验　阳性对诊断有帮助，但晚期可呈假阴性。

4. 眼底检查　可见脉络膜上有粟粒状结节病变。

【治疗概述】

1. 抗结核治疗　联合应用易透过血-脑屏障的抗结核杀菌药物，分阶段治疗。①强化治疗阶段联合使用INH、RFP、PZA及SM，疗程3～4个月；②巩固治疗阶段继续应用INH、RFP或EMB 9～12个月。抗结核总疗程不少于12个月或脑脊液恢复正常后继续治疗6个月。

2. 降低颅内压　常用脱水剂如20%甘露醇。

3. 应用肾上腺糖皮质激素　早期使用可减轻炎症反应，降低颅内压，并可减少粘连，防止或减轻脑积水的发生。一般使用泼尼松，疗程8～12周。

活动2　结核性脑膜炎患儿的入院评估

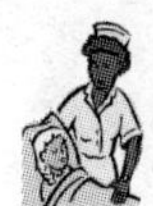

活动引入

1. 情景：宝宝入院治疗。

2. 问题：

（1）接到宝宝入院电话后，你应该完成哪些工作任务？

（2）请结合所学知识为宝宝进行入院评估？

【护理评估】

1. 健康史评估要点　除原发性肺结核患儿评估要点的内容外，还需要询问患儿有无结核病史，是否接受过正规治疗。

2. 身体状况评估要点

（1）测量生命体征、体重。

（2）观察患儿有无结核中毒症状、性情改变、精神呆滞、喜哭、易怒、睡眠不安、喷射状呕吐、便秘、剧烈头痛、嗜睡、惊厥，有无意识朦胧、昏迷现象。

（3）检查有无脑膜刺激征及脑神经受损和肢体瘫痪表现。

3. 社会心理因素　了解家长对疾病预后及治疗要求的了解程度，有无焦虑，有无信心。评估家长对患儿护理能力，便于进行有关指导。

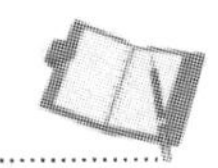

活动3 结核性脑膜炎患儿的住院护理

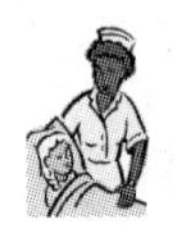

活动引入

情景：

经过你对宝宝的入院评估：

1. 你发现宝宝当前有哪些护理问题需要解决？请提出护理诊断、列出首优问题？

2. 针对宝宝的护理问题，请你为宝宝制订一份合理的护理计划。

【护理诊断】

结核性脑膜炎的护理诊断与相关因素见表14-4。

表14-3 结核性脑膜炎的护理诊断与相关因素

护理诊断	相关因素
1. 营养失调：低于机体需要量	与摄入不足及消耗增多有关
2. 有皮肤完整性受损的危险	与长期卧床、排泄物刺激有关
3. 潜在并发症：脑疝	与颅内压增高有关

【护理措施】

1. 维持营养，保持水、电解质平衡　供给患儿含足够热量、蛋白质及维生素的食物，增强机体抗病能力。采取少量多餐，耐心喂养。昏迷不能进食者采取鼻饲和肠外营养，维持水、电解质平衡。鼻饲时压力不能过大，以免呕吐。病情好转能自行吞咽时，停止鼻饲。

2. 维持皮肤、黏膜的完整性　保持床单干燥、整洁，皮肤清洁；定时翻身、拍背防止坠积性肺炎发生；骨突处垫气垫或海绵垫，防止褥疮发生；每日清洗口腔2～3次，保持口腔清洁；注意眼部护理，保护好角膜，有闭眼困难可用涂眼膏的纱布覆盖于眼部。

3. 协助降低颅内压

（1）观察体温、脉搏、呼吸、血压、神志、惊厥情况，双侧瞳孔大小及对光反应情况等，早期发现颅内高压或脑疝，便于及时采取抢救措施。

（2）卧床休息，抬高头肩侧卧位。保持室内空气新鲜、安静，护理操作尽量集中进行，减少对患儿刺激。

（3）遵医嘱使用肾上腺皮质激素、脱水剂。合理使用抗结核药物，注意药物的副作用。

4. 配合医生做好腰穿或侧脑室引流　以减低颅内压，做好术后护理，腰穿后去枕平卧6～8 h，防止脑疝发生。

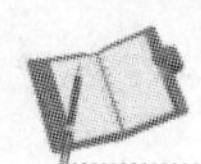

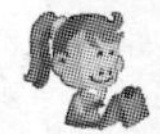

健康教育

情景：

宝宝以结核性脑膜炎入院。请你运用所学知识为宝宝的家属进行健康指导。

1. 告知家长要有长期治疗的思想准备，坚持全程、合理用药。
2. 做好病情及药物毒副作用的观察，为患儿制定合理的生活制度，注意饮食。
3. 做好对昏迷患儿眼睛、口腔、皮肤的护理。
4. 告诫家长在为患儿做腰椎穿刺后去枕平卧 6 h，以免头痛。
5. 恢复期适当进行户外活动，定期门诊复查，防止复发。
6. 指导留有后遗症的患儿家长对瘫痪肢体进行功能锻炼。

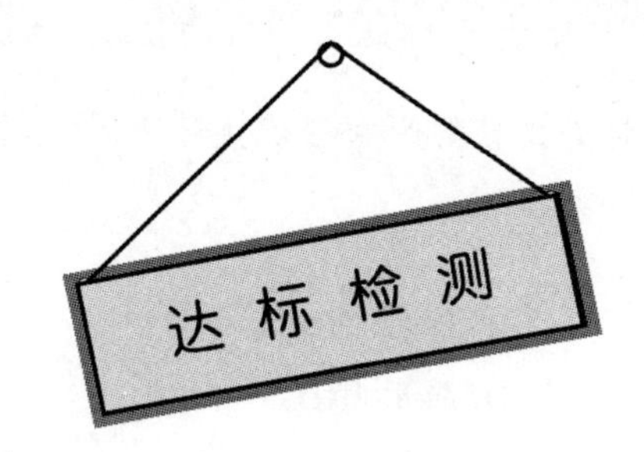

知识拷贝

【A1 型题】

1. 小儿最多见的结核病类型是(　　)
   A. 原发型肺结核　　B. 空洞性肺结核
   C. 浸润型肺结核　　D. 急性粟粒型肺结核
   E. 结核性脑膜炎
2. 结核菌素试验的部位在(　　)
   A. 右前臂掌侧中、下 1/3 交界处　　B. 右前臂掌侧中、下 1/3 交界处
   C. 左前臂掌侧中、下 1/3 交界处　　D. 左前臂掌侧中、下 1/3 交界处
   E. 左上臂三角肌下端
3. 结核菌素试验观察结果的时间是(　　)
   A. 3 ~ 6 h　　B. 6 ~ 12 h
   C. 12 ~ 24 h　　D. 24 ~ 48 h
   E. 48 ~ 72 h
4. 抗结核治疗必选的药物是(　　)
   A. 对氨水杨酸　　B. 链霉素
   C. 异烟肼　　D. 乙胺丁醇
   E. 利福平

【A2 型题】

5. 原发型肺结核患儿，2 岁，近来烦躁、盗汗，体温 38.2 ℃，食欲差、头痛、呕吐，脑

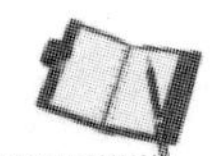

膜刺激征(+),X射线胸片正常,脑脊液:白细胞300×10^6/L,中性粒细胞65%,糖0.5 g/L,氯化物108 mmol/L,静置后有薄膜形成。可能发生了(　　)

A. 化脓性脑膜炎
B. 结核性脑膜炎
C. 病毒性脑膜炎
D. 中毒性脑病
E. 乙型脑炎

6. 患儿2岁,近1个月低热、咳嗽,夜间多汗,消瘦,PPD试验(+++),为明确病情下一步应进行的检查是(　　)

A. 血沉测定
B. 胸部CT检查
C. 胸部X射线摄片
D. 纤维支气管镜检查
E. 支气管造影检查

【A3/A4 **型题**】

(7~8题共用题干)

患儿,1岁,未接种卡介苗,与患开放性肺结核的阿姨密切接触2周,结核菌素试验阴性。

7. 处理措施正确的是(　　)

A. 服用RFP
B. 接种卡介苗
C. 注射丙种免疫球蛋白
D. 服用INH
E. 继续观察

8. 该药物的服用时间为(　　)

A. 1~3个月
B. 3~6个月
C. 6~9个月
D. 9~12个月
E. 12~15个月

(9~11题共用题干)

患儿,8个月,起病较急,发热、食欲减退、盗汗、乏力,体检:体温39.5 ℃,肺未闻及细湿性啰音,X射线检查见哑铃状"双极影",结核菌素试验+++。

9. 目前最重要的护理问题是(　　)

A. 体温过高
B. 营养失调:低于机体需要量
C. 活动无耐力
D. 焦虑
E. 知识缺乏

10. 最合理的治疗方案是(　　)

A. 2HZE/4HZ
B. RSZ/4RS
C. 2HRS/4HR
D. 2HRZ/4HR
E. 2HSZE/4HS

11. (假设信息)患儿在治疗过程中出现了少言、懒动、烦躁、易怒等性格改变,可能发生了(　　)

A. 急性粟粒型肺结核
B. 结核性脑膜炎
C. 化脓性脑膜炎
D. 病毒性脑膜炎
E. 中毒性脑病

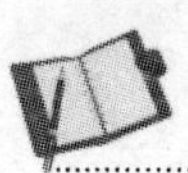

知识应用

1. 结核菌素试验阳性的临床意义有哪些?
2. 如何预防小儿结核病?

（李　兰）

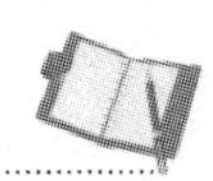

附录

附录一　课程框架及学时分

认知模块	项目领域	学时	
		理论	实践
模块一　学科认知	项目一　绪论	1	
模块二　儿科护理基础知识认知	项目二　儿科护理基础	6	4
	项目三　儿科常用护理技术操作	1	2
模块三　住院儿童护理	项目四　常见急症患儿的护理	2	
	项目五　新生儿与患病新生儿护理	5	6
	项目六营养性疾病患儿的护理	4	2
	项目七　消化系统疾病患儿护的理	5	4
	项目八　呼吸系统疾病患儿的护理	5	2
	项目九　循环系统疾病患儿的护理	4	
	项目十　血液系统疾病患儿的护理	4	2
	项目十一　泌尿系统疾病患儿的护理	4	2
	项目十二　神经系统疾病患儿的护理	3	
	项目十三　常见传染性疾病患儿的护理	2	
	项目十四　结核病患儿的护理	2	
合计		48	24

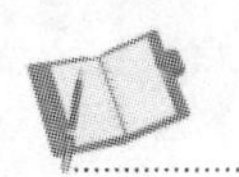

附录二　实训课内容及学时分配

实训模块	序号	实训内容	学时
儿科常用护理技术操作认知	1	视频课:观看儿科护理技术操作教学片	2
基础操作训练	2	体格发育常用指标测量	2
	3	小儿喂养	2
	4	婴儿盆浴法	1
	5	婴儿抚触法	1
	6	约束法	1
	7	更换尿布法	1
协助治疗操作训练	8	光照疗法	1
	9	暖箱使用法	1
综合能力训练	10	维生素 D 缺乏性佝偻病患儿护理	2
	11	腹泻患儿的护理	2
	12	腹泻患儿液体疗法练习	2
	13	肺炎患儿的护理	2
	14	贫血患儿的护理	2
	15	急性肾小球肾炎患的儿护理	2
合计	15		24

附录三　儿科技能操作评分标准

一、小儿体重、身高(长)测量法

项目	操作标准	分值	扣分细则	得分
护士准备评价	1. 着装规范衣帽整齐,符合护士仪表礼仪;	3	一项不符合要求扣 1 分	
	2. 行为举止大方、优雅	2	不符合要求扣 1 分	
准备质量评价	1. 物品准备齐全	3	物品少一样扣 1 分	
	2. 环境评估	2	不评估或评估错误扣 2 分	
	3. 口述小儿体重、身高(长)、乳牙计算方法	5	错一项扣 1 分	

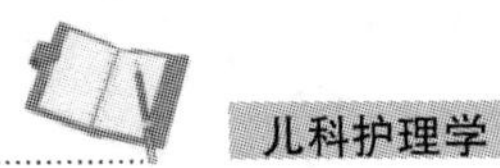

续表

项目	操作标准	分值	扣分细则	得分
操作质量评价	1. 婴儿体重测量法 (1)把清洁尿布铺在婴儿台秤上	2	未做扣 2 分	
	(2)调整台秤至零点	3	未做扣 3 分	
	(3)脱去婴儿衣服和尿布	2	一项未做扣 1 分	
	(4)将婴儿轻放于台秤中央	2	不符合要求扣 1 分	
	(5)准备查看读数至 10 g 并记录	4	酌情扣分	
	(6)给婴儿穿衣服、更换尿布	2	少做一项扣 1 分	
	2. 儿童体重测量法　(1)调整磅秤至零点	3	未做扣 3 分	
	(2)用脚尖固定秤盘	2	未做扣 2 分	
	(3)小儿站于秤盘中央站稳后脚尖松开	3	未做扣 3 分	
	(4)年幼儿取座位测量	2	不符合要求扣 1 分	
	(5)平静时读数至 50 g 并记录	4	酌情扣分	
	3. 婴儿身长测量法 (1)将清洁布铺在测量板下	2	未做扣 2 分	
	(2)将婴儿卧位于上面	2	不符合要求扣 1 分	
	(3)使婴儿头顶轻贴测量板顶端	2	不符合要求扣 1 ~2 分	
	(4)测量者左手按住婴儿双膝,使两腿伸直	3	不符合要求扣 1 ~3 分	
	(5)测量者右手推动滑板至脚底,并记录数值(身长)	3	不符合要求扣 1 ~3 分	
	(6)抬婴儿双腿,推滑板至臀部记录数值(坐高)	3	不符合要求扣 1 ~3 分	
	4. 儿童身高测量法 (1)小儿脱去鞋帽	3	一项未做扣 1 ~2 分	
	(2)站在立位量器前	2	不符合要求扣 1 ~2 分	
	(3)面向前、两眼正视前方、两手下垂、立正姿势	4	一项不符合要求扣 1 分	
	(4)头、两肩胛间、臀、脚跟四点紧贴立柱	4	一项不符合要求扣 1 分	
	(5)轻推滑板至头顶,使板底与颅顶接触	3	不符合要求扣 1 ~3 分	
	(6)准确读数至 0.1 cm 并记录	4	酌情扣分	
	5. 叙述体重测量时的注意事项	6	错误一项或少一项扣 2 分	
全程质量评价	1. 操作程序正确、熟练、动作规范	5	酌情扣 1 ~5 分	
	2. 观察结果准确	3	错误一项扣 1 分	
	3. 操作中神态自然、态度和蔼、关心体贴小儿	3	不符合要求扣 1 分	
	4. 按规定时间内完成	4	每超 20 秒扣 1 分	
备注	计时部分为操作质量评价的 1 ~4 项			

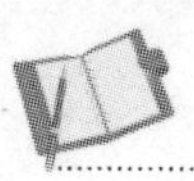

二、更换尿布法

项目	操作标准	分值	扣分细则	得分
护士准备评价	1. 着装规范衣帽整齐,符合护士仪表礼仪	3	一项不符合要求扣1分	
	2. 行为举止大方、优雅	2	不符合要求扣1分	
准备质量评价	1. 物品准备齐全,放置有序	5	物品少一样扣1分	
	2. 环境评估	2	未评估或错误扣2分	
	3. 修剪指甲,洗手,戴口罩	3	少一样扣1分	
	4. 口述更换尿布的目的	5	未述或错误无分,不全酌情扣分	
操作质量评价	1. 携用物至床边,拉下一侧床档,放床边	3	放置位置不方便操作扣2分	
	2. 将患儿盖被下端揭开	2	不符合要求影响操作扣1分	
	3. 打开被污湿的尿布	2	不符合要求扣1分	
	4. 用一手握住婴儿的双脚轻轻上提,露出臀部	2	不符合要求扣1分	
	5. 另一手用尿布洁净的上端轻擦会阴及臀部	5	不符合要求扣3分	
	6. 取下污湿尿布,将污湿部分卷折于内面,放入尿布桶内	2	不符合要求扣1分	
	7. 抱起患儿,以温水清洗臀部: ①一手托住婴儿大腿根部及臀部,并以同侧前臂及肘部护住婴儿腰背部	6	一项不符合要求扣3分	
	②另一手清洗臀部(会阴—臀部—腹股沟—男婴清洗阴囊下部)	8	顺序错误一步扣2分,少一项扣2分	
	③用毛巾将臀部水分吸干	2	未做扣2分	
	8. 将婴儿放床上,用手握住婴儿的双脚轻轻上提,使臀部略抬高	3	不符合要求影响操作扣1~2分	
	9. 垫上干净折好的尿布(尿布折成长条形、宽窄、厚薄适中),撒爽身粉	5	尿布不符合要求扣2分,未撒爽身粉扣2分	
	10. 尿布长短适宜、包扎松紧合适	5	不符合要求扣1~5分	
	11. 拉平衣服,整理床单位	4	未做扣4分	
	12. 拉好床档	2	未做扣4分	
	13. 洗手后,记录婴儿臀部情况	4	一项未做扣2分,记录错误扣2分	
	14. 口述更换尿布的注意事项	10	口述错误一项扣3分	
全程质量评价	1. 操作程序正确熟练、动作规范	5	酌情扣1~5分	
	2. 操作过程动作轻巧	3	酌情扣1~3分	
	3. 操作过程中关心体贴婴儿(避免受凉)	3	酌情扣1~3分	
	4. 按规定时间内完成	4	每超20秒扣1分	
备注	计时部分为操作质量评价的1~13项			

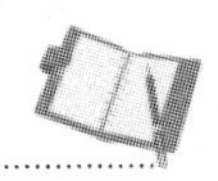
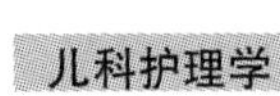

三、婴儿盆浴法

项目	操作标准	分值	扣分细则	得分
护士准备评价	1. 着装规范衣帽整齐，符合护士仪表礼仪	3	一项不符合要求扣1分	
	2. 行为举止大方、优雅	2	不符合要求扣1分	
准备质量评价	1. 物品准备齐全，放置有序	5	物品少一样扣1分	
	2. 环境评估	2	未评估或错误扣2分	
	3. 修剪指甲，洗手，戴口罩	3	少一样扣1分	
	4. 口述婴儿盆浴的目的	5	未述或错误无分，不全酌情扣分	
操作质量评价	1. 携用物至床旁并按顺序摆好，浴盆置于床边凳上（或放操作台上）	5	放置位置不方便操作扣2分	
	2. 折盖被于三折至床尾	3	不符合要求扣2分	
	3. 脱衣服，保留尿布，用大毛巾包裹婴儿全身	6	错误一项扣2分	
	4. 擦洗面部 （1）用单层面巾由内眦向外眦擦拭眼睛	3	错误扣3分	
	（2）擦耳	3	错误扣3分	
	（3）擦面部	3	错误扣3分	
	5. 擦洗头部：（1）抱起患，用左手托住婴儿枕部，腋下夹住患儿躯干	3	不符合要求扣1~3分	
	（2）左手拇指和中指分别堵住外耳道，用清水淋湿婴儿头部	3	错误扣2分	
	（3）右手将肥皂涂于手上，洗头、耳后，然后用清水冲洗吸干（边操边口述）	3	错误扣3分	
	6. 于浴盆底部铺垫一块浴巾，移去大毛巾和尿布	4	少一项扣2分	
	7. 抱婴儿入盆：①左手握住患儿左臂靠近肩处；②使其颈枕于护士手腕处；③再用右前臂托住婴儿双腿；④右手握住婴儿左腿靠近腹股沟处；⑤将婴儿轻放于水中	10	错误一步扣2分	
	8. 松开右手，用另一毛巾淋湿婴儿全身，抹肥皂按如下顺序洗颈下、胸、腹、腋下、臂、手、背、会阴、臀部、腿、脚，随洗随冲净	10	顺序一步错误扣2分	
	9. 洗毕，按入盆方法抱出婴儿，用大毛巾包裹婴儿全身并将水分吸干，检查全身	6	错误一项扣2分	
	10. 撒爽身粉，更衣，垫尿布，必要时修剪指甲	5	少一项扣2分	
	11. 整理物品，物归原处	2	一项未做扣1分	
	12. 洗手，记录婴儿皮肤情况	4	一项未做扣2分，记录错误扣2分	
全程质量评价	1. 操作程序正确熟练、动作规范	5	酌情扣1~5分	
	2. 操作动作轻柔	3	酌情扣1~3分	
	3. 操作过程中关心体贴婴儿（避免受凉）	3	酌情扣1~3分	
	4. 按规定时间内完成	4	每超20秒扣1分	
备注	计时部分为操作质量评价的1~11项			

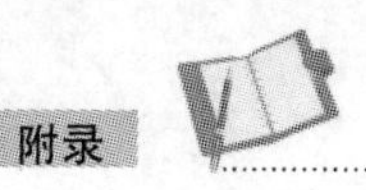

四、婴儿抚触法

项目	操作标准	分值	扣分细则	得分
护士准备评价	1. 着装规范衣帽整齐,符合护士仪表礼仪	3	一项不符合要求扣1分	
	2. 行为举止大方、优雅	2	不符合要求扣1分	
准备质量评价	1. 物品准备齐全,放置有序	3	物品少一样扣1分	
	2. 环境评估	2	未评估或错误扣2分	
	3. 修剪指甲,洗手,戴口罩	3	一项未做扣1分	
	4. 口述婴儿抚触法的目的	7	未回答或错误无分,不全酌情扣1~3分	
操作质量评价	1. 携用物至床旁(或放操作台上)	3	放置位置不方便扣1分	
	2. 选择合适姿势	2	不合适扣1分	
	3. 脱衣服暴露皮肤,注意保暖	2	一项未做扣1分	
	4. 取少量按摩油于手掌中,涂布均匀,每个部位反复做两边(1)头部抚触:①双手拇指指腹从眉间向两侧滑动,逐次上移到发际,	4	不符合要求酌情扣1~2分	
	②双手拇指从小儿下颌中央向两侧外上方滑动	4	不符合要求酌情扣1~2分	
	③一手托住婴儿的头,用另一只手的指腹从前额发际向上、向后滑动,至后、下发际,止于两耳后乳突处	4	不符合要求酌情扣1~2分	
	(2)胸部抚触:两手四指并拢,指腹轻柔分别从小儿胸部的外下方向对侧上方交叉推进至两肩	4	不符合要求酌情扣1~2分	
	(3)腹部抚触:左手固定婴儿的右侧大腿,右手四指并拢,指腹轻柔依次从右下腹至上腹向左下腹移动,呈顺时针方向画半圆	4	不符合要求酌情扣1~2分	
	(4)四肢部抚触:将两手示指和拇指弯成圈从四肢的近端开始向远端滑动	4	不符合要求酌情扣1~2分	
	(5)手足部抚触:用拇指指腹从掌(足)根向指尖滑动	4	不符合要求酌情扣1~2分	
	(6)背部及臀部抚触:①两手示指和中自上而下分别从脊柱向两侧滑动按摩	4	不符合要求酌情扣1~2分	
	②双手横放在婴儿背的上方靠近肩部,从上往下交叉滑动至对侧臀部	4	不符合要求酌情扣1~2分	
	③将一只手掌放于婴儿骶尾凹陷处,顺时针方向按摩数次	4	不符合要求酌情扣1~2分	
	5. 抚触结束穿衣服,更换尿布	4	少一项扣2分	
	6. 整理床单位,物归原处	2	一项未做扣1分	
	7. 洗手,记录	2	一项未做扣1分	
	8. 口述婴儿抚触法的注意事项	10	未述无分,少述一项扣2分	
全程质量评价	1. 操作程序正确熟练、动作规范	5	酌情扣1~5分	
	2. 操作动作轻柔	3	酌情扣1~3分	
	3. 操作过程中关心体贴婴儿(避免受凉)	3	酌情扣1~3分	
	4. 按规定时间内完成	4	每超20秒扣1分	
备注	计时部分为操作质量评价的1~6项			

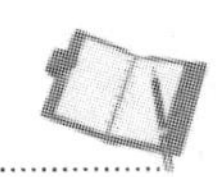

五、约束法

项目	操作标准	分值	扣分细则	得分
护士准备评价	1. 着装规范衣帽整齐，符合护士仪表礼仪	3	一项不符合要求扣 1 分	
	2. 行为举止大方、优雅	2	不符合要求扣 1 分	
准备质量评价	1. 物品准备齐全，放置有序	3	物品少一样扣 1 分，放置无序扣 1 分	
	2. 环境评估	2	未评估或错误扣 2 分	
	3. 洗手，戴口罩	2	一项未做扣 1 分	
	4. 口述婴儿约束法的目的	5	未回答或错误无分，少一项扣 3 分	
操作质量评价	1. 携用物至患儿床前	2	放置位置不方便扣 1 分	
	2. 核对床号、姓名	4	一项未做扣 2 分	
	3. 将大浴巾或大单折成适当长度（患儿肩至踝长）	4	不符合要求影响操作扣 3 分	
	4. 将患儿至于中间	2	不符合要求影响操作扣 1 分	
	5. 以大浴巾（或大单）一边紧裹患儿近侧上肢、躯干、双下肢，直至对侧腋窝处，患儿舒适	7	不符合要求影响操作扣 3 分	
	6. 拉平大浴巾（或大单）	2	不符合要求扣 1 分	
	7. 将其上、下端分别掖于患儿腋下和身下，使患儿舒适	6	不符合要求影响操作扣 2 ~ 4 分	
	8. 再将大浴巾（或大单）另一边紧裹患儿对侧上肢，使患儿舒适	6	不符合要求影响操作扣 2 ~ 4 分	
	9. 紧裹整个躯干，使患儿舒适	5	不符合要求影响操作扣 1 ~ 3 分	
	10. 剩余部分掖于身下，使患儿舒适	5	不符合要求影响操作扣 1 ~ 3 分	
	11. 口述患儿过于躁动可加布带固定	4	未述扣 4 分	
	12. 注意观察约束后血液循环	5	未做扣 5 分	
	13. 整理床单位，物归原处	2	一项未做扣 1 分	
	14. 洗手，记录	2	一项未做扣 1 分	
	15. 口述约束法的注意事项	7	回答错误无分，少一项扣 2 分	
全程质量评价	1. 操作程序正确熟练、动作规范	5	酌情扣 1 ~ 5 分	
	2. 操作动作轻柔	3	酌情扣 1 ~ 3 分	
	3. 约束后患儿姿势舒适，松紧适宜	5	一项不符合要求扣 3 分	
	4. 操作过程中关心体贴患儿（避免受凉）	3	酌情扣 1 ~ 3 分	
	5. 按规定时间内完成	4	每超 20 秒扣 1 分	
备注	计时部分为操作质量评价的 1 ~ 13 项			

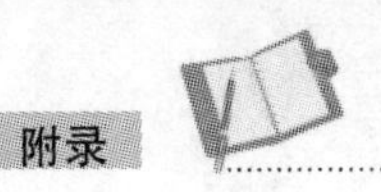

六、婴儿口服喂药法

项目	操作标准	分值	扣分细则	得分
护士准备评价	1. 着装规范衣帽整齐,符合护士仪表礼仪	3	一项不符合要求扣1分	
	2. 行为举止大方、优雅	2	不符合要求扣1分	
准备质量评价	1. 物品准备齐全,放置有序	5	物品少一样扣1分,放置无序扣1分	
	2. 洗手,戴口罩	2	一项未做扣1分	
	3. 口述药液倒取方法、剂量正确	3	少述一项扣1分	
操作质量评价	1. 将药车推至床尾,核对床号、姓名、药名、剂量、浓度、用法、时间	9	少述一项扣1分	
	2. 患儿取合适体位	5	不符合要求影响喂药扣3分	
	3. 喂药　(1)围小毛巾位置正确	3	未做无分	
	(2)固定病儿前额手法正确	4	不符合要求影响操作扣1~4分	
	(3)喂药部位、动作正确	6	不符合要酌情扣1~6分	
	(4)药杯停留片刻,直至其咽下药物	4	酌情扣1~4分	
	(5)喂服少许温开水	4	未做扣4分	
	(6)喂药后体位正确	5	酌情扣1~5分	
	4. 再次核对无漏项	4	未做扣4分	
	5. 观察服药后反应(口述)	6	酌情扣1~6分	
	6. 整理床单位	3	未做扣3分	
	7. 清理用物	3	未做扣3分	
	8. 洗手,记录	4	一项未做扣2分	
	9. 口述婴儿口服喂药的注意事项	10	回答错误无分,少一项扣2分	
全程质量评价	1. 操作程序正确熟练、动作规范	5	酌情扣1~5分	15
	2. 操作动作轻柔	3	酌情扣1~3分	
	3. 操作过程中关心体贴患儿(避免受凉)	3	酌情扣1~3分	
	4. 按规定时间内完成	4	每超20秒扣1分	
备注	计时部分为操作质量评价的1~7项			

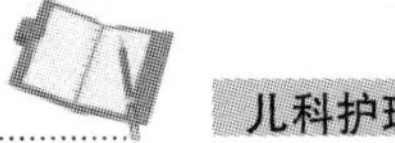

七、暖箱使用法

项目	操作标准	分值	扣分细则	得分
护士准备评价	1. 着装规范衣帽整齐,符合护士仪表礼仪	3	一项不符合要求扣 1 分	
	2. 行为举止大方、优雅	2	不符合要求扣 1 分	
准备质量评价	1. 物品准备齐全	3	少一样扣 1 分	
	2. 环境评估	2	未评估扣 2 分	
	3. 洗手,戴口罩	3	一项未做扣 1 分	
	4. 口述使用暖箱的目的	7	未回答或错误无分,不全酌情扣分	
操作质量评价	1. 核对患儿姓名,床号	2	少一项扣 1 分	
	2. 评估患儿情况	6	未评估无分,少一项扣 2 分	
	3. 打开注水槽,加蒸馏水	2	未做扣 2 分	
	4. 湿化器水槽中注满蒸馏水	3	不符合要求扣 2 分	
	5. 接通电源	2	不符合要求扣 2 分	
	6. 打开暖箱电源开关	2	不符合要求扣 2 分	
	7. 口述根据患儿体重、出生日龄及体温设定暖箱温度并预热至适宜温度(28 ~ 30 ℃)	8	未述无分,少一项扣 2 分	
	8. 将患儿放入暖箱内	3	不符合要求扣 2 分	
	9. 逐渐调整箱内温度至患儿适中温度并保持(口述调整箱内温度的方法)	6	未述无分,少一项扣 2 分	
	10. 保持箱内湿度在 55% ~65%(口述)	5	未述或错误无分	
	11. 定时测体温,并做好记录(口述)	4	未述无分,少一项扣 2 分	
	12. 出箱时:先抱出婴儿,后关闭电源	5	顺序错误无分	
	13. 整理物品,物归原处	3	一项未做扣 1 分	
	14. 洗手,记录患儿出箱时间、生命体征	4	一项未做扣 2 分,少记一项扣 1 分	
	15. 口述使用温箱的注意事项	10	回答错误一项或少一项扣 2 分	
全程质量评价	1. 操作程序正确熟练、动作规范	5	酌情扣 1 ~5 分	
	2. 动作轻快,符合节力原则	3	酌情扣 1 ~3 分	
	3. 操作过程中关心体贴患儿	3	酌情扣 1 ~3 分	
	4. 规定时间内完成	4	每超 20 秒扣 1 分	
备注	计时部分为操作质量评价的 1 ~13 项			

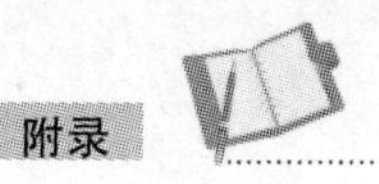

八、光照疗法

项目	操作标准	分值	扣分细则	得分
护士准备评价	1. 着装规范衣帽整齐，符合护士仪表礼仪	3	一项不符合要求扣 1 分	
	2. 行为举止大方、优雅	2	不符合要求扣 1 分	
准备质量评价	1. 物品准备齐全	3	少一样扣 1 分	
	2. 患儿准备：①保持患儿皮肤清洁，禁忌在皮肤上涂粉或油类；②剪短指甲，防止抓破皮肤；③戴护眼罩保护双眼；④保护会阴（口述）	6	未评估或错误无分；少一项扣 2 分	
	3. 洗手，戴口罩	2	一项未做扣 1 分	
	4. 口述光照疗法的目的	4	回答错误无分，不全酌情扣分	
操作质量评价	1. 核对患儿姓名，床号	2	少一项扣 1 分	
	2. 评估患儿情况：①生命体征；②皮肤等	6	未评估无分，少一项扣 3 分	
	3. 打开注水槽，加蒸馏水	2	未做扣 2 分	
	4. 湿化器水槽中加蒸馏水至 2/3 处	3	不符合要求扣 2 分	
	5. 接通电源检查灯管亮度	3	未做或顺序错误扣 3 分	
	6. 预热光疗箱，使箱内温度升至患儿的适中温度 28 ~ 32 ℃（边操作边口述）	5	不符合要求扣 3 分	
	7. 保持箱内湿度在 55% ~ 65%（口述）	4	未口述无分，不符合要求扣 2 分	
	8. 将患儿全身裸露放入光疗箱中（戴眼罩、包裹会阴部）	5	少一项扣 3 分	
	9. 记录入箱时间	3	未做扣 3 分	
	10. 使患儿皮肤均匀受到蓝光照射（口述双面光疗和单面光疗方法）；观察生命体征、患儿精神、食欲、大、小便及黄疸等情况、有无皮疹并做好记录	6	未做扣 6 分，一项未做扣 2 分	
	11. 口述出箱前准备及方法	5	未做扣 5 分，不符合要求扣 1 ~ 4 分	
	12. 整理物品，物归原处	2	一项未做扣 1 分	
	13. 将患儿抱回病房，整理床单位	3	一项未做扣 2 分	
	14. 洗手，记录患儿出箱时间、生命体征	6	一项未做扣 2 分，少记一项扣 1 分	
	15. 口述光照疗法的注意事项	10	回答错误无分，不全酌情扣分	
全程质量评价	1. 操作程序正确熟练、动作规范	5	酌情扣 1 ~ 5 分	
	2. 动作轻快，符合节力原则	3	酌情扣 1 ~ 3 分	
	3. 整个操作过程中关心体贴患儿	3	酌情扣 1 ~ 3 分	
	4. 规定时间内完成	4	每超 20 秒扣 1 分	
备注	计时部分为操作质量评价的 1 ~ 13 项			

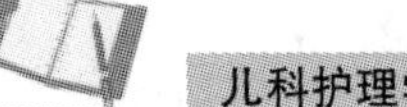

九、乳瓶喂乳法

项目	操作标准	分值	扣分细则	得分
护士准备评价	1. 着装规范衣帽整齐,符合护士仪表礼仪	3	一项不符合要求扣 1 分	
	2. 行为举止大方、优雅	2	不符合要求扣 1 分	
准备质量评价	1. 物品准备齐全	7	少一样扣 1 分,放置无序,取用时不方便扣 1 分	
	2. 更换鞋,洗手,戴口罩	3	一项未做扣 1 分	
操作质量评价	1. 取出温好的乳液,口述注意保温	2	不符合要求扣 1 分	
	2. 核对床号、姓名、乳液种类、乳量	4	少一项扣 1 分	
	3. 选择合适的无菌乳嘴,按无菌操作将无菌乳嘴套在瓶口上	3	酌情扣 1 ~3 分	
	(1)3 ~4 个月婴儿,乳瓶倒置时乳汁一滴一滴流出,2 滴间稍有间隔	3	酌情扣 1 ~3 分	
	(2)4 ~6 个月婴儿,乳瓶倒置时乳汁连续流出	3	酌情扣 1 ~3 分	
	(3)6 个月以上婴儿,乳瓶倒置时乳汁连续流出,呈一细流	3	酌情扣 1 ~3 分	
	4. 携用物至床旁	2	放置位置不方便扣 1 分	
	5. 做好喂前准备工作　(1)为婴儿更换尿布	2	未做扣 2 分	
	(2)用毛毯包裹好婴儿	2	未做扣 2 分	
	(3)洗手	2	未洗手扣 2 分	
	6. 正确喂乳姿势 (1)抱起婴儿护士坐在合适的椅子上	2	酌情扣 1 ~2 分	
	(2)围好饭巾	2	未围饭巾扣 2 分	
	(3)将婴儿头部枕在护士左臂上成半卧位,头部垫高	2	酌情扣 1 ~2 分	
	7. 右手将奶瓶倒转,使瓶颈处充满乳液	2	酌情扣 1 ~2 分	
	8. 先以 1 ~2 滴滴与护士手腕内侧试乳液温度及流速	3	酌情扣 1 ~3 分	
	9. 合适后使婴儿含住乳嘴吸吮	2	酌情扣 1 ~2 分	
	10. 观察婴儿吸吮能力、食欲情况	3	少一项扣 2 分	
	11. 喂毕抱起婴儿使其竖起,头部伏在护士肩上,轻拍背部驱气,并右侧卧位约半小时	8	少一项扣 2 分	
	12. 整理用物,物归原处	2	少一项扣 1 分	
	13. 洗手,记录喂哺乳量及喂乳情况	3	少一项扣 1 分	
	14. 口述乳瓶喂乳注意事项	10	少一项扣 2 分	
全程质量评价	1. 操作程序正确熟练,动作规范	4	酌情扣 1 ~4 分	
	2. 认真查对,准确无误	4	酌情扣 1 ~4 分	
	3. 整个过程注意无菌操	5	酌情扣 1 ~5 分	
	4. 整个过程体贴关心患儿	3	酌情扣 1 ~3 分	
	5. 按规定时间内完成	4	每超 20 秒扣 1 分	
备注	计时部分为操作质量评价的 1 ~13 项			